现代肿瘤精准放射治疗丛书

丛书总主编　于金明

现代放射治疗剂量测量学

主　编　卢　洁　巩贯忠　张　伟

U0262706

科学出版社

北　京

内 容 简 介

本书是应当前肿瘤精准放射治疗中剂量测量工作的临床实践、科研、教学的实际需求而编写的。本书共分为十二章，内容主要有肿瘤放射治疗概述，肿瘤放射治疗剂量测量学的重要概念及应用，常见剂量测量设备，常规直线加速器设备验收，直线加速器物理数据采集及计划系统数据建模，直线加速器常规剂量学质控项目，TomoTherapy 物理数据采集及常规 QA，CyberKnife 系统物理数据采集及常规 QA，质子治疗系统物理数据采集及常规 QA，Unity 物理数据采集及常规 QA，IMRT 计划剂量验证，肿瘤放射治疗相关政策法规等。

本书旨在为广大放射治疗从业人员了解、学习、应用及研究剂量测量提供一本全面的系统化专业教材，可供从事本专业的医师、物理师、学生学习。

图书在版编目（CIP）数据

现代放射治疗剂量测量学 / 卢洁，巩贯忠，张伟主编. —北京：科学出版社，2023.6
（现代肿瘤精准放射治疗丛书 / 于金明总主编）
ISBN 978-7-03-074537-8

Ⅰ. ①现… Ⅱ. ①卢… ②巩… ③张… Ⅲ. ①辐射剂量学 Ⅳ. ①R144.1

中国国家版本馆 CIP 数据核字（2023）第 011152 号

责任编辑：朱 华 / 责任校对：宁辉彩
责任印制：赵 博 / 封面设计：陈 敬

科学出版社 出版
北京东黄城根北街 16 号
邮政编码：100717
http://www.sciencep.com
北京九天鸿程印刷有限责任公司 印刷
科学出版社发行 各地新华书店经销
*
2023 年 6 月第 一 版　开本：787×1092　1/16
2023 年 6 月第一次印刷　印张：18 1/2
字数：534 000
定价：258.00 元
（如有印装质量问题，我社负责调换）

《现代放射治疗剂量测量学》
编写团队名单

丛书总主编	于金明	山东省肿瘤医院
主　审	邱　杰	中国医学科学院北京协和医院
	尹　勇	山东省肿瘤医院
主　编	卢　洁	山东省肿瘤医院
	巩贯忠	山东省肿瘤医院
	张　伟	烟台毓璜顶医院
副主编	刘　峡	中国医学科学院北京协和医院
	陈进琥	山东省肿瘤医院

编　者（按姓名笔画排序）

于　浪	中国医学科学院北京协和医院
马　攀	中国医学科学院肿瘤医院
王　贝	中国医学科学院北京协和医院
王秀华	山东省肿瘤医院
邓　伟	山东省肿瘤医院
刘　潇	山东省肿瘤医院
刘建强	山东省肿瘤医院
齐　亮	山东省肿瘤医院
关玉敏	烟台毓璜顶医院
孙洪强	医科达（上海）医疗器械有限公司
李成强	山东省肿瘤医院
李俞慧	山东省肿瘤医院
李振江	山东省肿瘤医院
杨　波	中国医学科学院北京协和医院
汪之群	中国医学科学院北京协和医院
张　新	瓦里安医疗器械贸易（北京）有限公司
陈　利	中山大学肿瘤防治中心
庞延田	中国医学科学院北京协和医院
赵阳阳	瓦里安医疗器械贸易（北京）有限公司
莫　钊	北京华光普泰科贸有限公司
徐寿平	中国医学科学院肿瘤医院
徐慧军	解放军总医院第五医学中心
陶　城	山东省肿瘤医院
韩　序	复旦大学附属肿瘤医院
韩柱君	烟台毓璜顶医院

丛 书 序

肿瘤作为危害我国人民群众健康的重大疾病,其精准诊治势在必行。放射治疗是肿瘤综合治疗的主要手段之一,随着设备与技术的不断发展,其精确度、安全性得到了显著提高,取得了令人鼓舞的疗效。然而放射治疗工作在我国却面临着设备分布不均、技术应用不规范、精确度与安全性缺乏保障的困境,究其原因在于放射治疗设备新旧程度不一,从业人员对新设备和新技术的学习及临床应用滞后性明显,新技术的临床转化速度较慢等。

在2004年,本人主编了国内首部《肿瘤精确放射治疗学》,推动了肿瘤精确放射治疗技术在我国的普及应用。快20年过去了,肿瘤放射治疗的发展突飞猛进,过去很多"先进"的技术目前已经成为常规技术,部分技术面临淘汰。而随着人工智能、大数据及网络技术的发展,放射治疗技术已经不可与过去同日而语。如何让广大放射治疗从业人员更好地了解和系统地学习放射治疗新技术,是我一直以来思考的问题。

山东省肿瘤医院放疗科无论在设备、专业技术水平、人员配置及临床规模方面稳居国内前列,开展了很多创新性的工作。为了更好地让广大放射治疗从业人员学习好、利用好新技术,同时系统地掌握现代化放射治疗发展历程,我们组织了一批专家编写这套"现代肿瘤精确放射治疗"丛书。

本丛书从现代放射治疗设备、现代放射治疗剂量测量、磁共振引导放射治疗新技术等方面入手,依次对肿瘤精确放射治疗的各个方面进行了系统介绍。

本丛书的出版宗旨是让年轻同志获得系统、专业的培训;让年资高、有经验的同志更好地了解新设备、新技术,加速临床转化;促进我国肿瘤放射治疗工作标准化、规范化、高端化及同质化的开展,全面提升技术服务水平。

最后,衷心地感谢各位专家、各位同仁对本丛书出版的支持与帮助。

中国工程院院士

2022 年 5 月 6 日

前　　言

放射治疗在肿瘤综合治疗中的作用日趋重要且不可替代。据世界卫生组织统计，约有70%的肿瘤患者在治疗各个阶段需要接受放射治疗。放射治疗作为一种对设备依赖性最强的治疗方式，对精确度和安全性具有非常高的要求。

近年来，我国肿瘤精确放射治疗工作有了突飞猛进的发展，但与国外同行相比，仍然具有很大差距，其主要原因在于缺乏系统化、规范化的放射治疗技术培训。在这方面，作为肿瘤放射治疗质量控制、质量保证的重要组成部分——放射治疗剂量测量学的专业教材少之又少。

放射治疗剂量测量设备、技术的发展日新月异，这为广大从业人员认识、了解、应用和研究放射治疗剂量测量工作提出了严峻的挑战。我们在中国工程院于金明院士的指导下，组织专家编写了《现代放射治疗剂量测量学》。

本书最大的特点在于以放射治疗剂量测量临床实践为导向，分别从剂量测量原理、测量设备与技术、临床应用及测量规范等方面进行了系统阐述。同时，本书对一些特殊设备如TomoTherapy、CyberKnife治疗系统、质子治疗系统的剂量测量进行了全面介绍。

本书是目前肿瘤放射治疗剂量测量学中内容最全面的教材之一，旨在让广大放射物理从业人员提升剂量测量工作水平，切实保障肿瘤放射治疗工作的安全性与精度，造福更多肿瘤患者。

本书适用于肿瘤放射治疗、放射物理专业的专科生、本科生、研究生及进修生进行剂量测量的系统学习及开展科研、教学工作；也可作为医院医学装备相关部门进行剂量测量设备采购的参考书。

书中不当之处，敬请广大同仁批评指正。

2022 年 5 月

目　　录

第一章　肿瘤放射治疗概述

放射治疗（放疗）是指用放射线（X 射线、β 射线、γ 射线、质子束、重离子束及中子束等）治疗恶性肿瘤（及部分良性病变）的临床治疗方法。在给予肿瘤精确剂量照射的同时，尽可能保护周围正常组织，达到根治肿瘤、延长患者生存时间、保证患者生活质量的目的。可以接受放疗的肿瘤包括人体各部位实体肿瘤及部分血液系统肿瘤。

除上述根治性目的外，放疗在缓解疼痛和减轻压迫症状等姑息性治疗及与外科联合保留器官功能的综合治疗中发挥了重要作用。据估计，约 70% 的肿瘤患者在病程不同阶段需要放疗，部分肿瘤可由放疗治愈。

世界卫生组织（WHO）于 1999 年发布了 Tubiana 等的报告，约 45% 的恶性肿瘤可治愈，其中手术治愈 22%，放疗治愈 18%，化学药物治疗治愈 5%。这仅是 20 世纪放疗在恶性肿瘤治疗中的贡献。进入 21 世纪，随着计算机技术和医学影像学的进步，放疗新设备及技术不断涌现，对肿瘤照射更精准，正常组织得到了更好的保护，放疗在肿瘤治疗中的作用和地位日趋重要且不可替代。

第一节　肿瘤放射治疗发展简史

放射治疗发展经历了从简单二维普通放疗到高精确度、高效率的三维适形调强放疗、图像引导放疗、自适应放疗的历程，放疗的精确度、安全性及疗效不断提升。

本节将对放疗技术、放疗设备、放射生物学等的发展史做一个简单回顾。放疗是从 19 世纪末发现 X 射线和镭以后不久开始的，在 20 世纪中期以后真正成为一种治疗恶性肿瘤的常规手段。

1895 年 11 月，德国物理学家伦琴发现了 X 射线。在伦琴宣布该发现后仅一两个月，Schiff 和 Freund 医师就建议用 X 射线治疗一些疾病，并于 1896 年用 X 射线治疗了第 1 例皮肤癌患者。

1896 年，法国科学家贝克勒尔发现了铀盐放射性。在随后的科学实验中，科学家注意到，长时间接触电离辐射，皮肤会出现红斑、皮炎甚至溃疡，这被认定是电离辐射引起的生物反应，这种生物反应引起了医师关注。

1896 年 11 月，维也纳皮肤科医师 Leopold Freund，首先用 X 射线治疗一例色素性多毛痣病例，患者是一个 4 岁女孩，病变从背部一直延伸到两臂上部，长达 36cm。经过分上下两部分的 X 射线照射，其毛发脱落，治疗后未再复发，但反复发生皮肤溃疡，愈合很慢。1973 年，K.H.Karcher 医师见到这位 77 年前经过 X 射线治疗的患者，她已 82 岁，有 1 个儿子和孙子，除因溃疡形成的瘢痕影响了脊柱发育外，她身体健康，并无其他异常。

1898 年 12 月 26 日，法国物理学家居里夫妇从沥青矿中提炼出天然放射性核素镭（^{226}Ra），并首次提出"放射性"概念。

1899 年，人们第一次在斯德哥尔摩用电离辐射治疗癌症。在以后数年内，不断有放疗有效的病例报道，形成了一股放疗热潮，电离辐射适用于治疗几乎所有的慢性疾病。直到 1912 年，有科学家在肯定其临床价值的同时，也意识到放疗危险的一面，并联合提出了研制专业放疗设备、研究电离辐射的质和量及其测量方法、规范放疗工作的想法。

1899 年，由于对放射损伤及防护一无所知，一名研究人员因超量接触放射线而发生手部皮肤放射性损伤现象。1902 年截肢，1903 年因转移癌致死，成为首例有报道的放射线致死病例。

1900 年，科学家开始用 ^{226}Ra 治疗皮肤癌。

1901 年，科学家用 ^{226}Ra 进行首例脑间质内治疗。

1902 年，在已知 X 射线致癌之后的第 3 年，X 射线被应用于治疗皮肤癌。放射线致癌与治癌概念在同一历史年代出现。

1903 年，Strebel 等把一根导管插入肿瘤，将放射性 ^{226}Ra 送到肿瘤内进行治疗，开创了手工后装组织间插植近距离放疗的先河。

1903 年，Bell 提出将放射性粒子植入治疗肿瘤的建议。

1905 年，居里夫人与 Damlos 和 Dominici 发明了将 ^{226}Ra 用铂金封成管状线源治疗皮肤癌和宫颈癌的方法，开创了近距离敷贴放疗和腔内放疗新技术的先河。

1906 年，人们发现电离辐射仅对一部分病种及病例有效，也发现了一些治疗后的放射性损伤，因当时没有可靠的放疗设备，无法测量电离辐射的质和量，公众和大部分医师对放疗失去了信心，认为电离辐射非常危险。放疗从热潮跌入低谷。

1906 年，Trebondeau 基于照射大鼠睾丸的效应试验，提出了基本的放射生物学法则，即有丝分裂活动旺盛、形态上分化低的细胞对射线更敏感，这条法则直到 20 世纪 60 年代才做了大幅度修订。同年，Bergorin 提出了细胞和组织对放射的敏感性问题，即细胞和组织的放射敏感性与其分裂活动成正比，并与其分化程度成反比。

1910 年，美国科学家 Coolidge 研制成钨丝热阴极 X 射线管。

1913 年，美国科学家 Coolidge 研制出了 140kV X 射线机，人类首次制造出可控制质和量的射线。

1914 年，瑞典科学家 Forssell 等创立了近距离治疗的斯德哥尔摩法。

1914 年，德国科学家 Schwarz 提出了分次照射和治疗比的理论。

1920 年，美国科学家 Coolidge 建立了放射线剂量测量方法，并制定出了放射剂量的单位伦琴（R）。

1920 年，我国北平协和医院（现称北京协和医院）安装了浅层 X 射线治疗机。

1922 年，美国科学家 Coolidge 研制出了 200kV X 射线机用于放疗，以后还研制出了 800kV 和 1000kV 深部 X 射线机，进一步扩大了应用范围。X 射线管和 X 射线机的发明为放疗提供了千伏（kV）级 X 射线放疗。kV 级 X 射线能量较低，其最大剂量位于皮肤表面，由于皮肤等正常组织剂量的限制，深部肿瘤很难获得足够的处方剂量。

1922 年，巴黎国际肿瘤大会上，Coutard 和 Hautant 报道了放射线治愈晚期喉癌的病例，从而确立了放疗在肿瘤治疗中的地位。

1923 年，等剂量线分布图首次应用在放疗计划中。

1923 年，上海医院安装了 200kV 深部 X 射线治疗机。同年，北京协和医院有了 500mg 镭及放射性氡发生器。

1924 年，Failla 首次倡导将含有氡气的金属离子永久性置入肿瘤组织内，开始了正规的近距离治疗。

1927 年，北京协和医院放射科聘用美籍放射物理师，我国第一次有了专业放射物理师。

1930 年，英国 Paterxon 和 Parker 建立了曼彻斯特系统，描述了组织间插植的剂量分布规律，推动了近距离放疗的发展。

1931 年，美国 Van de Graff 发明电子静电加速器。

1934 年，Joliot Curie 发明人工放射性。

1934 年，Coutard 发明分割照射技术，其与等剂量线分布技术共同成为放疗的基本规范，一直沿用至今。

1936 年，Moottramd 等提出了氧在放射敏感性中的重要性，开启了放疗作用机制和放射生物学研究的新时代。与此同时，物理学界建立了放射物理剂量单位——伦琴，使得人类对放射线的测量有据可循，并有了"量"的概念。

1937 年，美国 New York Memorial Hospital 纽约纪念医院和英国 St Bartholomew 医院安装了 1 兆电子伏（1MeV）电子静电加速器，后来提高到 2.5MeV，还采用过 2MV 共振变压器来提供兆伏（MV）级 X 射线治疗。因这类高压装置体积庞大，不适合医院使用而停止生产，未获得深入发展。

1938 年，美国 Stone 开始用回旋加速器进行快中子治疗试验。由于当时缺少对中子生物效应的了解，患者反应严重，快中子治疗停顿了长达 20 年之久。

20 世纪 40 年代后期，科学家们对放射生物学开展了系统研究。

1940 年，美国 Kerst 发明了第一台电子感应加速器。

1942 年，Fermi 设计建成了第一个核反应堆。

1944 年，苏联 Veksler 提出了电子回旋加速器原理。

1946 年，美国 Wilson 提出了质子治疗应用。

1947 年，英国 Fry 等及美国 Hansen 等 1948 年各自独立发明行波电子直线加速器。

1949 年，美国应用电子感应加速器进行放疗。

1950 年，开始用重水型核反应堆获得人工放射性核素 ^{60}Co，促成了远距离 ^{60}Co 治疗机的问世。同年，加拿大科学家利用反应堆生产的人工放射性核素 ^{60}Co 制成了远距离治疗机。^{60}Co 可以发射 1.17MeV 和 1.33MeV 两种 γ 射线，其深度剂量分布与能量 2.8Mev 的电子加速器相当。

1950 年，Howard-Flanders 等提出了等中心放疗原理。

1951 年，^{60}Co 远距离治疗机开始应用于临床，医生使用 ^{60}Co 远距离治疗机大面积照射霍奇金淋巴瘤，使其成为首个可放疗治愈的血液系统肿瘤，并从此开创了高能射线治疗深部恶性肿瘤的新时代。

1951 年，瑞典 Leksell 提出立体定向放射外科原理。

1953 年，英国 Hammersmith 医院首次用一台 8MeV 行波医用电子直线加速器开展放疗。

1953 年，英国 Gray 发现了放射中氧效应不久，英国一位放射学家 Adams 提出了著名的"亲电子理论"。

1953 年，Howard 和 Pelc 使用放射自显像技术揭示了细胞增殖周期。

1954 年，Tobias 等在美国加利福尼亚大学 Lawrence Berkeley 实验室进行了世界上首例质子治疗。

1955 年，Newbery 等首次将等中心治疗原理应用于医用电子直线加速器。

1955 年，Thomlison 和 Sray 报道了对肺癌的组织学研究，从微观角度阐明了供血、供氧条件对肿瘤生物学行为的影响。他们认为在实体瘤内部含有一定数量的乏氧细胞，并推断这可能是放疗失败的原因所在。

1956 年，Puck 和 Marcus 利用单个哺乳动物细胞可以增殖为集落的能力，发展了与检测细菌存活率相似的接种技术，绘制出历史上第一条离体细胞存活率曲线，阐述了增大剂量使细胞损伤百分比增加、存活概率下降的现象。

1956 年，谢家麟在美国研制成功了能量最高为 45MeV 行波医用电子直线加速器。

1959 年，Elkind 和 Sufron 发现哺乳动物细胞具有在受到亚致死性放射损伤后恢复的能力，对于修复损伤具有重要意义。

1959 年，英国重新开始研究快中子治疗。

1959 年，美国的 Wright 提出了用同步挡块法进行适形放疗的方法。患者坐在一种特制的旋转椅上，挡块固定在一个架子上，与患者同步旋转。利用放射源做水平照射，保证在任何照射位置，经挡块和准直后的射束形状总是与靶区形状一致。

1959 年，日本 Takahashi 博士及其同事提出适形放疗原理，并在 1965 年提出利用多叶准直器实现适形放疗的方法，即当时所谓的"原体照射"。

1959 年，英国 Green 首次提出了另一种 3D-CRT 适形放疗实施方法，称为循迹扫描法。在治疗机架旋转的同时，治疗床也做纵向配合运动，形成一层层连续旋转切片式照射野，使得靶区每个切片的中心总是位于治疗机旋转中心。此技术采用窄束围绕靶区轴向扫描照射，通过控制治疗床运动速度，可使出束时间随照射野大小和组织深度而变化。循迹扫描法能在靶区纵轴方向及其垂直截面内获取与靶区形状一致的高剂量分布，可谓之真正的 3D 适形放疗。

从 20 世纪 60 年代起，放疗得到了快速发展，逐渐形成了一门独立的医学学科。

1962 年，苏联 Kapitza 提高了电子回旋加速器的加速效率。

1964 年，美国 Knapp 等发明共振耦合驻波质子直线加速器。

1964 年，Tubiana 提出肿瘤细胞在细胞动力学周期中可处于静止状态或增殖状态，成为放射耐受的生物学基础。将 ^3H 标记胸腺嘧啶与癌细胞放在一起培养，观察 ^3H 标记胸腺嘧啶结合到细胞周期中的数量，即"标记指数"（LI）来确认。

1965 年，Ellis 提出剂量归一（nominal standard dose，NSD）概念。

1968 年，Leksell 发明了以 ^{60}Co 为辐射源的立体定向放射外科治疗装置，用 201 个 ^{60}Co 放射源 γ 辐射，通过准直孔聚焦照射治疗颅内病变，通称 γ 刀（伽马刀）。

20 世纪 70 年代，瑞典 Brahme 提出三维调强适形放疗（3DC-IMRT），不但要求高剂量分布形状与靶区形状一致，而且要求靶区内剂量分布要符合所设定的要求。同期，以英国学者 Steel 为代表的放射生物学家，开展了一系列细胞动力学的放射生物学研究。最终 Withers 系统地提出了放疗中需要考虑的生物因素，建立了放射生物学所谓的"4R"概念。

1970 年初，Hounsfield 发明了计算机断层成像（CT），大大促进了医学影像学的发展。同年，美国 Sable 等发明了 4MeV 驻波医用电子直线加速器。驻波电子直线加速器是基于共振耦合原理而来。

1971 年，英国发表详细报告，指出前期快中子治疗的失败在于不了解快中子的相对生物效应大于 X 射线，此后，快中子放疗又一次进入热潮，并出现了专门用于快中子放疗的医用回旋加速器及 D-T 密封中子管。

1972 年，瑞典 Reistad 等研制出医用电子回旋加速器。

1972 年，P.C.Lauterbur 提出利用磁共振现象建立人体影像，随后磁共振成像（MRI）进入临床应用。同年，中国开始了医用电子感应加速器的研究。

1973 年，Orton 提出了简便可行的 TDF 体系，把"局部耐受量"概念引入 NSD 体系中，使之更具体可行。

20 世纪 70 年代以来，单光子发射计算机断层成像（SPECT）系统和正电子发射断层显像（PET）在临床中逐步得到推广应用。

1973 年，Brown 大学的研究小组研制出真正具有临床意义的 3D 治疗计划系统，标志着放疗进入 3D 计划时代。

1974 年，美国 Larsson 等建议用医用电子直线加速器代替 ^{60}Co 作为立体定向放射外科治疗。

1974 年，中国北京、上海及南京同时开展医用电子直线加速器的研究。

1974 年，美国建成 Los Alamos 介子物理工厂，主体是一台 Knapp 等研制的 800MeV 的驻波质子直线加速器。该加速器建成以后尝试用所产生的 π⁻ 介子进行放疗，后因 π⁻ 介子临床试验效果不突出、造价非常昂贵而未付诸实施。

1974 年，Adams 等先后报道了甲硝唑和米索硝唑可作为放疗增敏剂，提高临床放疗的疗效。

1975 年，美国劳伦斯伯克利实验室（Lawrence Berkeley National Laboratory）开始利用其 BEVALAC 同步回旋加速器进行重离子治疗试验。

1975 年中国引进了第一台医用电子直线加速器，标志着中国放疗设备开始了以医用电子直线加速器为主要辐射源的放疗新时代。

1976 年，瑞典 Scanditronix Medical 研制成 MM50 ARTS 医用电子回旋加速器。调强适形放疗最先是在医用电子回旋加速器上实现的。

1977 年，美国 Bjangard 等提出调强适形放疗原理。

1978 年，法国 Pierquin 和 Dutreix 提出关于间质镭疗的一整套全新的"巴黎体系"，使近距离放疗剂量分布更加合理化。

1979 年在 Key-Biscayne 召开了首届国际放射增敏会议。20 世纪 80 年代，放射增敏成为热点。

1977～1983 年中国北京、上海及南京先后研制出行波医用电子直线加速器。

1982 年，科学家分离出第一个癌基因 *Ras*。

1984 年，Betti 和 Derechinsky 及 Colombo 和 Hartman 等在 1985 年先后报道了用医用电子直线加速器以非共面弧形照射形式进行立体定向放射的外科装置，通称 X 刀。

1986 年，美国三个实验室分别独立克隆 *Rb* 基因。自此，肿瘤生物学研究进入了一个新时代，即分子时代。

1987 年，中国研制出驻波医用电子直线加速器。

1990 年，美国 Loma Linda 建成了专用的医用质子加速器，采用零梯度同步加速器方案，能量 70～250MeV（18MeV 对应射程为 10cm），于 1991 年开始放疗。

1991 年，Souhami 等提出用立体定向放射外科（SRS）技术对肿瘤进行分次立体定向放疗的理念，即立体定向放疗（SRT）。

1993 年，Mackie 等提出了将 kV-CT 与加速器结合的概念，并描述了室内图像引导流程。同年，Earol 等提出了断层适形调强放疗的概念，其方法类似于 CT 断层扫描，对肿瘤靶区采取分层照射。

1994 年，瑞典 Ingmar ILax 等开发了体部立体定向定位系统。

1998 年，密歇根大学的团队描述了一种在治疗机房内的诊断 X 射线成像系统，它包括一对安装在墙上的 X 射线管和一个新型便携式以电荷耦合器件（CCD）为基础的成像仪，用于获得正交 kV X 射线图像。

2000 年，Shirato 等引入了一个使用四个安装在天花板上的透射镜成像仪和四个相对安装在地板上的 kV 源的成像系统，来实时追踪植入到体内的标记。Accuray 公司在 20 世纪 90 年代中期和 Brain LAB 公司在 2001 年完成了天花板式/落地式 kV 成像方法的独立开发。

2002 年 1 月，TomoTherapy 获得美国食品药品监督管理局（FDA）认证，允许进入临床使用。

2003 年，第一台非研究性质的 TomoTherapy Hi-ART 系统正式交付临床使用。

2003 年，Elekta 公司 Synergy 加速器利用每个射线源有专门的 CCD 成像设备实现图像引导放疗（IGRT），同期 Varian 公司推出了 On-Board Imager（OBI）kV 成像系统；两款设备的 IGRT 系统均配备了动态透视成像、二维 kV 正交成像、三维锥形束（cone beam CT，CBCT）成像功能。

2004 年，Varian 公司发布了 Trilogy Tx 系统，在 Trilogy 基础上对 SRS 技术进行了优化和改进，配置了改进型非晶硅（a-Si）平板图像引导系统，其具备开展 3D-CRT、IMRT、IGRT、动态自适应放疗（DAR），以及颅内和颅外立体定向放疗的能力。

2009 年，MR-LINAC 的雏形机设计完成，并进行了初步临床测试。

2010 年，Varian 公司发布了无均整器（flattening filter free，FFF）的 TrueBeam Tx 系统，其基于全新的控制系统和硬件配置，可以在无均整器（FFF）模式下实现 6MV FFF 1400MU/min 和 10MV FFF 2400MU/min，自此治疗时间长的问题不再是放疗，尤其是高剂量 SRS 的主要瓶颈。

2013 年 1 月，Varian 公司开发了专用于 SRT 放射外科系统的新型直线加速器 Edge，该直线加速器系统的设计是为了满足放射外科和分次 SRT 的需求（除了 Profile 较 True Beam 系统小）。Edge 进行颅内 SRS 时利用光学体表监测系统（optical surface monitoring system，OSMS）和患者的 3D 体表映射为放射外科治疗提供实时追踪和运动管理，以及确保在整个治疗时间段内，肿瘤始终在射束的辐射路径上被电磁追踪的系统 Calypso™。

2013 年，Xcision 医疗系统和马里兰大学联合开发了新型的乳腺癌专机专用 SRT 治疗系统 Gamma Pod。

2014 年，瑞典 Elekta 公司推出了第七代数字化双模四维直线加速器。同年，Elekta 在中国推出了 Versa HD 直线加速器，配备新一代的 Agility TMMLC，具有 160 片叶片，可以开展 VMAT、SRS、SRT 等治疗。

2015 年，Accuray 公司发布了带有多叶准直器（multileaf collimator，MLC）的第二代

CyberKnifeInCise^{TM}V2。

2015 年 3 月，Elekta 在国内推出 Infinity 系统，用于开展立体定向放射手术和立体定向放疗。该系统采用数字化控制，引入高速高精确度 MLC 及先进的影像引导技术。Infinity 加速器配备的多叶光栅系统是新一代高速、高分辨率的 Agility^{TM} 多叶光栅系统，该系统具有 160 片叶片，每片叶片在加速器等中心处的投影宽度都为 5mm，叶片的最大运动速度达到 6.5cm/s，MLC 叶片漏射率低于 0.5%，半影小于 5.5mm。

2015 年 4 月 25 日，在西班牙巴塞罗那欧洲放疗年会上，Elekta 正式推出了新一代、具有超高精确度的微放射外科设备 Leksell 伽马刀 Icon^{TM}。与上一代的主要区别是，Icon 增加了影像引导（CBCT）、实时位移管理、在线计划剂量调整、在线剂量估算。在保留原来有创框架固定基础上，增加了 CBCT 无创图像引导功能。

2016 年 9 月，MRIdian Linac 系统（ViewRay，美国）通过欧洲 CE 认证，2017 年 2 月通过美国 FDA 认证。MRIdian Linac 系统可以利用每天 3D-MRI 影像引导摆位，开展磁共振（MR）引导的 3D-CRT、图像引导放疗（IGRT）、体部立体定向放疗（SBRT）、自适应放疗（ART），在肿瘤或器官的运动管理上采用 MR 影像引导追踪的方式自动控制射束的开与关。MR 引导的优势在于软组织分辨率高，无电离辐射，无须植入金属标记。

2017 年 5 月，在维也纳举办的第 36 届欧洲放疗与肿瘤学年会上，Elekta 公开发布了 1.5T MR 引导的放疗系统 Unity，这是世界上首款高场强 MR 引导的放疗设备，Varian 公司发布了新的容积调强适形放疗系统 Halcyon。Halcyon 采用与 CT 系统相似环形机架设计，孔径约 100cm，可以被方便地固定在地板上；MLC 采用双层设计，可以执行快速束流调制，并且降低叶片之间的泄漏，减少了 CBCT 的扫描时间（<15s），增大了机架旋转速度，治疗流程也大大简化，治疗时间大大减少。

2018 年 12 月，Elekta 的放疗系统 Unity 正式获得 FDA 认证，并于 2020 年 7 月份获得我国国家药品监督管理局（NMPA）认证，正式开始应用于肿瘤放疗临床工作，目前国内采购量已超过 8 台。

第二节　我国肿瘤放射治疗发展简史及现状

我国肿瘤放疗工作始于 20 世纪 30 年代，当时上海镭锭医院设有独立的放疗科，北京协和医院肿瘤科设有放疗组，成员有张去病、徐海超、丁德泮（后两位是放射物理及放射生物学家）。

至 1949 年，全国仅在北京、上海、广州及沈阳等地约有 5 家医院拥有放疗设备。中华人民共和国成立后，我国老一批肿瘤放疗先驱不遗余力地发展放疗学科，使得我国的放疗技术得到了较大的发展。

20 世纪 80 年代以来，一批国外先进放疗设备开始引进到中国，越来越多的中国放疗医生和工程技术人员开始走出国门到国外学习先进的放疗技术，放疗取得了巨大的进步，使我国广大肿瘤患者就医治疗状况得到较大的改善。

1986 年中华医学会放射肿瘤学分会成立，当时全国开展放疗的医院有 264 家，从事放疗的专业医务人员 4679 人，其中专业医师 1715 人，直线加速器 71 台，^{60}Co 远距离治疗机 224 台。之后的近 30 年，我国放疗事业迅速发展壮大（表 1-1）。

表 1-1　中国放疗单位、设备、医生的变化情况（1986～2019 年）

年份	放疗单位（个）	直线加速器（台）	放疗专业医师（人）
1986	264	71	1715
1994	369	164	2764
1997	453	286	3440
2001	715	542	5113

续表

年份	放疗单位（个）	直线加速器（台）	放疗专业医师（人）
2006	953	918	5247
2011	1192	1296	9895
2015	1413	1931	15 841
2019	1463	2021	14 575

根据中华医学会放射肿瘤学分会 2019 年的调查，不完全统计我国有放疗单位 1463 家。从事放疗的工作人员共 29 096 人，其中放疗专业医师 14 575 人、物理师 4172 人、技师 8940 人、维修师 1409 人。共有直线加速器 2021 台（含进口和国产），^{60}Co 远距离治疗机 66 台，近距离治疗机 339 台，质子重离子机 5 台，常规模拟机 1453 台，CT 模拟机 355 台。能开展二维放疗的单位有 1002 家，三维适形放疗 1272 家，静态调强适形放疗 1121 家，RapidArc 145 家，容积旋转调强适形放疗 279 家，立体定向放疗 297 家，近距离治疗 273 家，全身 X 射线治疗 75 家，全身电子线治疗 73 家，TomoTherapy 断层治疗 38 家。病床 97 836 张，放疗年治疗人数 1 259 602 人。全国内陆地区放疗单位数目缓慢增长，放疗从业人员较前稍减少，开展放疗新技术的单位逐年增加。尽管如此，全国每百万人口放疗设备（加速器+^{60}Co 远距离治疗机）仅 1.5 台，低于 WHO 标准（2～4 台），更低于发达国家和地区（每百万人口 6～12 台）的水平。

本次调查还发现我国放疗物理师队伍建设也得到较大发展，物理师数量稳步增加，2015 年全国调查放疗医师与物理师比例为 4.81∶1，此次调查显示为 3.51∶1，而且中高级职称物理师占 51.9%，在今后相当长的时间内，我们仍要加大对放射物理师的培养力度。专业、系统的执业培训对放射物理师熟悉并掌握相关知识，保证放疗的精确度、安全性及疗效至关重要。

第三节　常见放射治疗技术发展概述

放疗发展了上百年的时间，有几次大的技术飞跃促进了放疗的快速发展，也体现了放疗朝向精确度更高、速度更快、疗效更好的方向发展的趋势。下面对常见的几种放疗技术进行简述，让大家更好地了解放疗技术变化发展及相关技术的特点，为大家理解和学习后面的剂量测量章节奠定理论基础。

一、^{60}Co 治疗系统

^{60}Co 外照射治疗系统，最早在 20 世纪 50 年代投入使用，并首次实现 MV 级放疗。第一台 ^{60}Co 远距离治疗机在加拿大生产，并在此后的很多年里得到了广泛应用。^{60}Co 系统简单、可靠，其可靠程度远高于现代化直线加速器。与加速器相比，^{60}Co 系统的几何半影大、射束能量低，因此其较加速器射束的穿透能力弱，其次 ^{60}Co 系统只能产生 γ 射束，不能产生电子束。在距离辐射源 100cm 处，加速器的剂量率可达 600cGy/min 甚至更高，远高于 ^{60}Co 系统。目前，治疗颅内肿瘤的 γ 射线立体定向放射外科治疗系统（γ 刀）仍在全世界范围内广泛使用。

^{60}Co 在核反应堆中产生，半衰期是 5.26 年，每个月衰减约 1%。当利用剂量率计算出照射时间时，应该至少每个月对剂量率校正 1 次。经验法则认为 ^{60}Co 系统剂量率每月衰减约 1%，使用这个经验法则一定要谨慎，因为其只适用最初的几个月。如果按照经验法则，50 个月后，^{60}Co 系统的剂量率应该减少了 50%，显然这种估算方法误差很大。^{60}Co 发生的是 β 衰变，原子核处于激发态，在回到基态过程中，释放出 1.13MeV 和 1.37MeV 两种能量的 γ 射线，平均能量为 1.25MeV。

^{60}Co 源采用双层不锈钢密封，具有多种形状，如实心圆柱体、小球或圆盘。不锈钢圆柱采用双层焊接密封，可有效避免泄漏。圆柱直径一般为 1～2cm。由于源尺寸较大，^{60}Co 系统

的几何半影要比加速器大。新的 ^{60}Co 源往往拥有很高的活度，可达 10^4Ci。对于这种源，在距离源 80cm 处标称剂量率为 240cGy/min。

^{60}Co 系统的结构设计与加速器有很多相同之处。现代化 ^{60}Co 系统，源-轴距（source-axis distance，SAD）一般为 80cm，有些可达 100cm，与常规加速器 SAD 相同。射束关闭后，源存储到治疗头的屏蔽体中。在外部供电中断时，放射源也能在机械系统控制下自动退回到屏蔽体中。对于 ^{60}Co 系统（以及浅表和中低电压 X 射线治疗系统），照射剂量由计时器来确定。计时器的设置不一定和源启动的时间一致，因为射束开启时，源需要一定时间才能运行到出束位置；治疗结束后，源退回到屏蔽体中也需要一定时间。计时器误差必须要算入计时器中，才能得到射束启动有效时间。但要注意，计时器误差可能是负值。计时器误差和实际照射量率由测量结果确定。测量的照射量就是实际照射量率乘以有效射束时间。

随着放疗技术进步，基于 ^{60}Co 系统 IMRT 照射技术已经成为可能，放疗精确度有了显著提高，但是仍然逃脱不了被淘汰的命运。不得不承认，^{60}Co 系统在肿瘤早期放疗中发挥了不可替代的作用，经 ^{60}Co 系统治疗后获得长期生存的患者不在少数。然而射线能量低、半影大、辐射防护要求高等因素造成了 ^{60}Co 系统逐步被直线加速器所替代的现状。

二、适形放疗的发展

现代精确放疗有两个革命性的进步，一个是适形调强放疗技术的发明及应用，另一个是图像引导放疗技术，调强适形放疗实现肿瘤放疗从二维到三维的跨越，而图像引导放疗大大提高了肿瘤放疗精确度。

适形放疗概念的提出及其临床研究最早开始于 1959 年，日本的高桥（Takahashi）等首次提出了适形放疗的基本概念及实施方法，他们用自行设计的机械控制系统控制多叶准直器（MLC）的形状，使其与照射野方向的靶区投影形状一致，围绕患者进行适形治疗。

Proimos 等提出了同步挡块旋转照射方法，同步挡块法是将特殊设计的铅挡块安装在患者和机头准直器之间，并且挡块能够随机架或患者旋转做同步运动，保证挡块的形状实时与照射靶区投影形状一致。1959 年赖特（Wright）介绍了此种方法，即放射源水平照射，患者同步旋转。特朗普（Trump）等于 1961 年应用相同原理设计了一个非常复杂的挡块治疗宫颈癌。

Green 于 1959 年提出循迹扫描放疗方法，并在英国伦敦皇家北区医院投入使用，当时使用的是 250kV Marconi 旋转型深部 X 射线治疗机。所谓循迹法，就是依靠治疗机和治疗床的配合运动，使得靶区每个截面中心总是位于机器的旋转中心上，而照射野形状和大小靠准直器扩缩及治疗床纵向（与机器旋转平面垂直）运动得到。循迹扫描的结果使得高剂量区横、纵向形状均与靶区一致。显然治疗范围即照射野大小由准直器及治疗床的纵向运动范围共同确定，而机架旋转角度和治疗床纵向运动的速度决定剂量的大小。

Green 等的研究证明，循迹法可治疗任意形状和大小的肿瘤，特别是对治疗食管、脊髓、盆腔、胸壁等部位形状复杂的肿瘤更有利。继 Green 之后，英国 TEM 工厂生产了 ^{60}Co 循迹扫描治疗原型机，并于 1970 年安装在伦敦皇家自由医院，在 1973 年治疗了第 1 例患者。Davy 于 1975 年阐述了该机器的安装情况和治疗计划的设计方法。由于当时机器仍靠模拟系统进行控制，还不够方便和安全。后来在此基础上，科学家们进一步研发了数字计算机控制的循迹扫描式 ^{60}Co 治疗机。循迹扫描方法采用窄束沿靶区（人体）纵轴方向扫描，每个截面靶区中心又能与等中心旋转轴一致，控制床纵向运动速度可以使出束时间随照射野大小和组织深度变化。因此循迹扫描法不仅能在垂直截面内，而且能在靶区纵轴方向上得到与靶区形状适形的均匀剂量分布。虽然窄条间输出剂量率和照射时间可沿纵轴方向变化，但每个窄条野内的输出剂量率和照射时间不能改变，剂量分布的调节能力较弱。循迹扫描技术现已被序贯式断层点（如 NOMOS 的 MIMIC 系统）和螺旋断层（如 TomoTherapy）调强技术所代替。

1971 年，Umegaki 在 Varian Clinc-6 直线加速器上安装了一组多叶准直器，由一个旋转盘面进行模拟控制。准直器装有 8 个叶片，其中 6 片由伺服系统控制，每片在等中心处形成的照射野宽 3cm。东芝公司在 LMR-16 型直线加速器上应用模拟控制的多叶准直器，装有 12 组叶片，单片照射野在等中心处形成的宽度为 2.5cm，起初靠手动控制，后来有学者改用微电机控制，从而得到动态的适合肿瘤形状的剂量分布。多叶准直器提供了一种实用的适形治疗方法，它是对常规治疗准直器的一种改进，使得射野形状可随靶区形状改变。

20 世纪 70 年代，Bjarngard、Kijeuski 及其同事提出调强适形放疗（intensity modulated radiation therapy，IMRT）概念，由于当时计算机技术和剂量计算模型限制，IMRT 还未能在临床上使用。多叶准直器及计算机控制系统的发展为 IMRT 铺平了道路。Brahme 教授提出的逆向计划设计概念，连同笔形线束剂量计算模型的建立和发展，为调强放疗提供了先决条件。NOMOS 公司率先在加速器上利用 MIMIC 准直器实现了调强放疗。

三、肿瘤放疗中的强度调节技术

1987 年，瑞典医学物理学家 Brahme 在对靶区内剂量分布进行优化计算时发现，要使不规则形状的靶区获得期望的剂量分布，其各个入射束的剂量强度分布应当是不均匀的。放疗中使用楔形板和补偿器就是为了改善剂量分布，这些装置可以调节或改变射束二维方向上的强度，可把射束上任意点的强度设为 0～100%，且不受相邻点强度的影响，这就是强度调节的概念。这种射束强度可调节的治疗，就称作调强适形放疗。其主要的实现形式是 IMRT。IMRT 是放疗中的复杂技术之一，这种技术已在全球广泛应用，现已成为最主流的治疗技术。

IMRT 技术可以为特定患者定制射束强度，能产生非常适形的剂量分布。剂量适形度的增加，使剂量提升成为可能。剂量适形度的提高能够增加照射肿瘤的剂量，但不会增加并发症发生率。

要在垂直于中心轴的平面内实现射线强度的连续变化，目前在技术上无法实现。但在横断面上，射束可以被分成若干个小射束，称为子射束。这些子射束的强度是一致的，这些强度可以被限制在不连续的数值之间，常见的设置是 1cm×1cm 的子射束，一个 10cm×10cm 的照射野就可以被划分为 100 个子射束。在垂直于中心轴的平面上，每个点强度值的集合称为强度图。

肿瘤病灶放疗后病情进展的一个重要原因是局控效果差，剂量增加则往往会增加邻近器官受照剂量。这种提高肿瘤局部控制率所需的高剂量与保护正常器官降低照射剂量的矛盾日益尖锐。在解决这个矛盾时，可以考虑使用 IMRT。IMRT 对治疗四面被正常器官包绕的肿瘤非常有用。当然，IMRT 对孤立的多病灶也非常有用，如其在脑转移瘤中也显示了良好的剂量学优势。IMRT 已广泛应用于脑肿瘤、头颈部肿瘤、间皮瘤、乳腺癌、脊椎旁肿瘤及前列腺癌的治疗。几乎之前所有可以用普通放疗的部位，现在都可以用 IMRT。

与普通放疗相比，IMRT 也有一定缺点，如治疗计划设计需更多的时间和精力，治疗时间为传统治疗的 2 倍，剂量适形度太高也会产生一些不利因素等。临床应用时应根据实际情况确定，应考虑到靶区准确度、摆位不确定度、体位固定和器官运动等问题。

IMRT 治疗产生的剂量分布通常比传统治疗的剂量分布更加不均匀，患者全身接受的低剂量照射可能是普通放疗的 2～3 倍。

IMRT，通常涉及计算机控制的多叶准直器（multileaf collimator，MLC），强度图的确定通常需要"逆向治疗计划"来实现。逆向治疗计划首先要明确治疗计划目标，然后计算机负责寻找实现这些目标的最佳强度图。要在物理上完全实现所设定的特定目标也许不现实，因此逆向治疗计划软件会计算出最接近目标的强度图，以实现剂量分布最优化。

四、IMRT 技术

以往采用楔形板进行放疗剂量强度调节，这是一个比较简单的方法，它是在一维方向上进行强度调节，但是沿着楔形板坡度方向子射束强度会互相影响。用补偿器进行强度调制，是一种稍复杂的强度调节方法。但是，补偿器有局限性，其强度不能在 0～100% 范围内调制。补偿器材料有最大厚度限制，比如说，最大相当于 60% 的最小穿射；补偿器厚度为零，穿射最大可接近 100%。对补偿器而言，所有位置穿射时都会比最低值高。

真正的 IMRT 照射，是使用计算机控制的 MLC 来实现，穿射可以从（接近）0～100% 范围内调节系统。有 3 种主流的基于 MLC 的 IMRT 照射系统：断层放疗系统、锥形束 IMRT 系统或容积调强放疗（IMAT 或 VMAT）系统。每种照射系统都需要独特的治疗计划系统和剂量学特点，我们将在下面分别讨论。

1993 年，Earol 等提出断层调强放疗方法，类似于 CT 中的断层扫描，采取对靶区分层（slice）旋转照射，与经典 CRT 循迹扫描法不同之处在于，该方法在照射野内实行调强。采用这种方法，首先要在治疗床上附加固定及移位装置。当机架绕患者旋转照射时，治疗床沿纵向移动一段距离。其次要在辐射头安装精密 MLC。在机架不同照射角度，根据逆向计划计算出 IMRT，由计算机控制 MLC 叶片运动来实现照射强度条件要求。断层放疗，从字面上可理解为"切片治疗"，与螺旋断层 CT 扫描有几分相似。

有两种方法可以实现断层放疗：连续（或序贯）断层放疗、螺旋断层放疗。连续（或序贯）断层治疗有时也称步进式断层治疗。两种方法中，机架都绕着患者旋转，通过调节射束发出很薄的扇形辐射束来实现 IMRT 治疗。连续断层放疗中，一次只能治疗患者纵轴向上一个层面。治疗下一个层面时，需将治疗床精确地移动到指定位置。治疗床移动过程中出现任何误差，都会导致局部区域重复照射而造成剂量过大（剂量增加）或因为没有接受到足够的照射造成剂量不足。NOMOSMIM 系统是典型的连续断层放疗系统，随着机架弧形旋转，气动系统快速打开或关闭叶片。这个系统的好处在于可以装在普通加速器上，加速器可以没有内置 MLC；缺点是进行 IMRT 治疗时需要装上，而进行普通放疗时要移走 NOMOSMIM 的 MLC。

螺旋断层放疗以螺旋的形式提供扇形射束（类似螺旋 CT）放疗。当放射源绕患者旋转照射时，治疗床不断地连续前进。TomoTherapy 公司研发和生产的螺旋断层放疗设备或系统具有环状的机架，与 CT 机很像。在机架内，有一个紧凑型 6MV 直线加速器，配置扇形射束 MLC，治疗床运载患者连续前进运动时，MLC 绕着患者旋转。加速器未安装均整器（均整器的用途是产生均匀的离轴比曲线），TomoTherapy 的加速器不要均整器，因为治疗中需要对射束强度进行调制。加速器能够以类似于螺旋 CT 机的方式获取和重建患者断层影像，但与 CT 不同的是它获取的是 MV 级影像。这样就可以参照患者的定位影像，在治疗前或治疗中调整患者的位置。

使用传统的直线加速器和 MLC 开展的锥形束 IMRT，是最常见的 IMRT 治疗方式。MLC 在计算机控制下运行产生调强射束。传统加速器产生的射束形状为锥形，存在射束发散现象，因此称为锥形束 IMRT。锥形束 IMRT，射束打开时，机架是固定不变的。在计划设计时，选择多个角度入射，通常有 5～9 个角度。射束方向由治疗床角和机架角决定。治疗计划系统决定每个射束的最佳调制，这样选出的射束经调制后就能产生最佳的剂量分布。通过 MLC 叶片运动产生子射束，子射束的大小利用计划系统逆向计算和优化得到。

传统非 IMRT 治疗，在整个照射过程中，MLC 设计为特定的形状，叶片的位置相对固定。有两种常见的方法可实现锥形束 IMRT，其中一种是动态 MLC（DMLC，有时称为"滑窗"技术），在射束开启的同时 MLC 叶片一直移动。叶片移动时，剂量率（单位是 MU/min，即每分钟的机器跳数）可以变化，叶片根据计算机设计的方案移动，以产生设计好的强度图。叶片的速度、剂量率及叶片之间的间距决定叶片每个移动方向上每个位置的最终照射剂量。

在分步式 MLC-IMRT（SMLC，称作"静态窗口，步进式照射静态调强"）中，叶片形成一系列固定的照射野形状，以产生所需的强度图，这是使用最广泛的一类 IMRT。SMLT 操作步骤：MLC 叶片形成初始照射野，射束打开，产生一定数量的 MU（机器跳数）；之后射束关闭，叶片移动到另一个照射野，再次出束照射，产生不同数量的 MU。这个过程将持续直至形成需要的强度图。只有在叶片停止移动时行出束照射。每个 MLC 照射野称为"子野"。子野数量的差异很大，这取决于治疗方案和治疗设备的硬件配置，一般需要 30～40 个子野。照射野形状和每一个照射野的 MU 数，在一定的设置下产生期望强度图。"控制点"这个术语常用来表示治疗过程中的某个特定点的变化，如射束开或关、一组新叶片位置（窗）的设置。控制点数量等于子野数量的 2 倍减去 1。

通过电磁偏转扫描技术也可以实现调强放疗。它与独立准直器、MLC 动态调强相比，具有 X 射线光子利用率高、治疗时间短的优点，可实现电子束、质子束调强放疗等。

以 MM5O 电子回旋加速器为例，其在治疗机头上安装有两对正交（四极）偏转磁铁，通过计算机控制其偏转电流大小，在几微秒就可以形成 50cm×50cm（X 射线）的照射野。按照设定程序，控制偏转磁铁的电流，改变电子发射（电子束治疗）或电子击靶（X 射线治疗）方向，产生方向不同、强度各异的电子笔形线束或 X 射线笔形线束，这些笔形线束在患者体内叠加，形成所需要的强度分布或剂量分布。假设脉冲频率（5～300Hz 可变）为 200Hz，则完成 200 个笔形线束矩阵的照射野，只需 1s 的时间。每个扫描脉冲宽度在 1～6s 内可变，射线强度调制与照射野宽度调制相结合，在照射剂量快要结束的最后几次扫描，利用它们微调，以精确达到要求的剂量。个体化特殊设计的穿射电离室，由 16 组子部分组成，每个子部分在等中心处的监测面积为 4cm×4cm。根据每个电离室的信号、监测单元束的位置和剂量，若扫描位置或单元脉冲的剂量发生偏差，设备中的验证系统可立即终止照射或采取补偿措施修正偏差。

治疗计划系统计算出期望的强度图之后，需要计算出叶片位置，以尽可能得到准确的强度图，用于完成这项任务的算法则称作叶片顺序运算，目前有很多种叶片顺序运算。SMLC 中，叶片顺序运算生成系列静态叶片配置（子野）以及要照射到每一个子野上的 MU 数。DMLC 中，叶片顺序运算则生成叶片位置与 MU 数的关联函数表。叶片顺序运算可能无法得到完美结果，最后产生的强度图和最佳强度图会存在一定偏差。因此，治疗计划系统通常在叶片顺序运算后得到最终的剂量分布图，即为实际照射的剂量。通过直接优化机器叶片位置和子野 MU 数，可以避免中间的叶片顺序运算步骤。确定叶片顺序时，还要考虑其他因素，把 MU 总数降至最低、剔除 MU 过少的子野等。随着 MU 数量增加，输出效率也随之降低。此外，大量 MU 会导致全身低剂量范围增加，对屏蔽提出了更高要求。尺寸小于 2cm×2cm 的子野，产生的 MU 可能不准确，因为输出因子也存在一定不确定度。

五、IMAT 技术

调强弧形放疗（intensity modulated arc therapy，IMAT）是利用加速器内置标准 MLC 来实现的。美国马里兰大学物理学家于新生教授开发了调强弧形放疗，这种调强将动态 MLC 与弧形治疗相结合，用机架旋转中的连续照射来实现优越的剂量分布。这种技术同样需要先制定调强放疗计划，人为选择弧形野、数目及入射角度，再由计划系统对射束权重进行优化，并计算出临床要求的强度分布或更广的角度，转换为 MLC 驱动文件。

在 IMAT 治疗中，机架围绕患者旋转，MLC 叶片位置每隔 10°或更小的角度变化 1 次，以便使用多个共面或非共面弧形随靶区形状完成照射，最终的计划输出结果被输入叶片序列生成器中。这个生成器直接复制每个射束 MU 数并通过 MLC 运动形成射束，在出束期间由计算机控制加速器实施弧形治疗，同时控制 MLC 动态地逐步完成一系列照射野形状。

IMAT 可以实现所有弧形野的累积剂量分布与计划期望的分布一致，达到调强放疗的目的。IMAT 使用传统 MLC 产生锥形束，射束打开时，MLC 叶片同步运动，机架也相应同步旋转，实施弧形照射的调强放疗。当照射超出机架角的运动范围，可以使用单个或多个弧形照射野，这使得 IMAT 比其他形式的锥形束 IMRT 能得到更好的剂量分布。

IMAT 是一种将旋转治疗的剂量学优势与调强放疗的剂量雕刻能力相结合的放疗方式，通过连续旋转治疗为获得理想的剂量分布提供了极大灵活性。相较于固定野照射的调强放疗，

IMAT 在剂量学上更具优势。其次，不间断连续照射使得 IMAT 治疗更加高效。2008 年推出的具有 IMAT 功能的治疗系统，其最重要的创新之处在于可在旋转治疗的过程中动态地调整剂量率、机架速度和 MLC 叶片位置。与固定野 IMRT 相比，IMAT 逆向计划计算更为复杂。在 IMAT 治疗计划中，算法必须考虑相邻控制点之间子野形状的衔接，这主要是受 MLC 叶片移动速度的限制，照射弧内相邻射野角度间构成子野的射束分布的变化只能控制在一定的范围，因此在制订计划时必须考虑到且满足上述限制才能保证治疗的顺利实施。此外，确保实际照射剂量与计划剂量一致也是 IMAT 计划中限制 MLC 叶片运动的原因之一。IMAT 计划设计的基本过程与 IMRT 非常相似：物理师首先添加一个 IMAT 照射野，设定治疗床数值、准直器和照射野角度，然后设定剂量限值，执行 IMAT 优化程序。在设计 IMAT 计划时，还需要对 IMAT 特有的参数进行设定，其中最关键的参数是弧形野的数目。此外，还需要定义的参数是机架每旋转一度 MLC 叶片容许的运动范围等。

　　于新生教授在关于 IMAT 的研究论文中讨论了使用多个重叠弧进行 IMAT 照射的可行性。该研究中的一个关键概念是应用多个重叠弧，在每个照射野方向均实现强度调制。由此可见，IMAT 本质上是一种 IMRT 技术。以 3 个共面弧为例，每个照射野角度将有 3 个不同形状的子野，每个子野有其各自的 MU 值根据权重将子野叠加，可获得对应照射野方向的强度调制。IMAT 治疗计划设计中的一个关键问题是确定弧形野的数目，通常采用多弧有助于提高计划质量，但其照射效率降低的事实不容忽视。单弧照射时须设置大量的子野，照射的高效性是其潜在优势。以前列腺肿瘤、部分脑肿瘤或胰腺肿瘤为例，其靶区体积相对较小、形状相对规则，与单弧计划比较，多弧 IMAT 计划并不具备显著的剂量学优势。但随弧形野的数量增多，从 1 个弧到 2 或 3 个弧，照射时间显著延长。对于复杂病例，例如对盆腔或头颈部病灶施行放疗时，多弧治疗方式在改善靶区剂量覆盖和均匀度方面的优势更加明显。如果使用单弧治疗，通常需要更多的强度调制方达到可接受的计划质量，涉及增加更多的控制点或允许相邻控制点间 MLC 叶片运动幅度扩大，这些措施将不可避免地增加单弧计划的照射时间。因此，对于复杂靶区，无论采用单弧或多弧 IMAT 计划，总治疗时间差异并不显著。在临床放疗实践中，在决定 IMAT 计划弧形野数目时，应兼顾计划质量和照射效率。

六、螺旋断层放疗技术

　　螺旋断层放疗系统（TomoTherapy Hi-ART）实现了 CT 影像引导和 IMRT 技术的有机融合。其为一台 6MV 的直线加速器安装在 CT 机架滑环上，在患者随治疗床移动的同时，围绕患者进行旋转治疗。扇形束照射野最大开度为 40cm，钨门可以实现 1.0cm、2.5cm、5.0cm 宽度条件，配合 64 片二元气动多叶光栅，具备了较强的强度调制能力，其连续螺旋照射方式有效避免了层与层衔接处冷、热点出现。其由于治疗床移动最大距离为 160cm，可治疗的最大靶区范围达到 60cm×160cm。TomoTherapy 可对体积长度大、形状复杂的肿瘤实施高度适形调强放疗，并有效地避免对危及器官的照射。同时，其同源的兆伏级 CT（MVCT）可以每天都对患者进行摆位验证，确保了肿瘤靶区的精确照射。螺旋断层放疗的主要优势在于螺旋照射方式、气动二元 MLC 及自适应放疗。

　　1. TomoTherapy　TomoTherapy 的照射方式为螺旋断层照射，通过 MLC 进行强度调制的扇形射线，环绕机械等中心做 360°连续旋转照射。机架旋转的同时，治疗床沿纵轴方向连续进床，射束围绕患者产生一个螺旋形状的照射通量图。治疗过程中机架按照既定恒速旋转，每旋转 1 圈有 51 个方向的调制照射野（机架每旋转 7°算 1 个照射野方向）。连续螺旋照射方式可有效避免层与层衔接处的剂量不均匀问题。在一个螺旋照射通量图中 TomoTherapy 有几万个子野。子野是照射野的基本组成元素，通常 TomoTherapy 照射计划会有几百个调制照射野。1 个子野就是通过 1 片多叶光栅在特定的机架角度调制的射线，子野宽度为 0.625cm（叶片在等中心处的投影宽度），子野的长度则由治疗计划所选择的钨门宽度（1.0cm、2.5cm、5.0cm）

决定。每个子野的强度与相应叶片打开的时间成正比，都为总剂量分布的最优化做出贡献。

因为在 360°螺旋照射中 TomoTherapy 使用几万个子野分布，所以治疗不会受到特定照射角度的限制。也就是说 TomoTherapy 可以选择任何角度对患者进行照射，而且更多的子野角度意味着设计治疗计划有更大的调制能力。

2. 气动二元 MLC　TomoTherapy 采用气动二元 MLC 设计，64 片互锁设计的二元叶片调制 40cm 宽的扇形束照射野。"二元"是指在治疗过程中，叶片只有开和关两种状态，通过开关时间来调制子野强度。二元光栅要求叶片开关速度非常快，所以使用压缩空气来驱动叶片运动，叶片只需要 20ms 就可以完成打开和关闭运动。MLC 的叶片厚度为 10cm，每个叶片在等中心处的投影宽度定为 6.25mm。64 片 MLC 组成的照射野宽度为 40cm，由次级准直器控制的照射野长度最大为 5cm，所以最大照射野尺寸为 5cm×40cm。MLC 为互插式，分为 29 组。MLC 的材质为钨合金（95%），叶片通过凹凸槽结构插值减少片间漏射。叶片的凹凸部厚度为 300μm，通常情况下有 150μm 遮挡。优化程序结果决定了叶片运动序列和开闭时间，完成对子野强度的调制，64 片叶片的共同作用实现了临床医师的剂量要求。对于 TomoTherapy，螺旋照射和 MLC 高调制能力共同决定了照射野宽度和剂量分布的适形度，可以精细地调制累积剂量（即剂量雕刻）。

3. Sinogram　Sinogram 是旋转圈数（或床的位置）与机架角度的函数所表示的射线强度。Sinogram 是连续的螺旋照射中 MLC 叶片打开时间的模式，可以把它看作一维图的堆积，每一层对应着特定转数、特定机架角度时每个叶片打开的时间。Sinogram 一个元素代表着一个子野强度，正是这几万个子野强度组成了一个治疗计划的完整 Sinogram。在 Sinogram 中众多子野强度堆叠后，通常呈现出正弦波形状。正弦波形状的变化是因为在机架连续螺旋照射中，为达到照射靶区剂量分布要求而打开特定 MLC 叶片，或为保护相应危及器官而关闭特定 MLC 叶片。目标靶区离机架旋转中心越远，Sinogram 正弦波振幅越大。

4. TomoTherapy 的自适应放疗　放疗的最终目标是在保护周围正常组织的前提下给肿瘤足够的处方剂量。许多影响因素都会造成实际剂量分布和计划剂量分布的差异，比如摆位重复性、解剖结构改变、患者体重改变等。影像引导让医师可以实时高精确和高质量地纠正患者位置和肿瘤位置，高精确度和高适形度的放疗变得切实可行。

TomoTherapy 采用放射源和成像源共用同一坐标系的同源双束设计，扇形光束既可以用来治疗也可以用来成像。使用机载 CT 机，可以在治疗前（后）对患者进行 MVCT 扫描，并与治疗计划的定位 CT 影像进行三维方向的手动或者自动配准，以验证肿瘤尺寸、形状、位置，确保治疗精确性。其影像也方便医师在每例患者每次治疗前观察软组织和其他器官的 3D 影像，以实时了解患者在治疗过程中靶区及危及器官的变化，并根据需要在日常 CT 影像基础上进行自适应计划调整。

通常，验证 MVCT 扫描时间为 1～5min，患者吸收剂量为 1.5～3.0cGy。TomoTherapy 放疗患者的吸收剂量比常规 kV 级影像引导要高很多，如果每天利用 MVCT 扫描获取患者影像时就必须要考虑其所受额外剂量。

七、射波刀机械放射外科手术治疗系统

机器人放射外科手术系统（cyberknife robotic radiosurgery system）（简称射波刀）的原理最初是由 Guthrie 和 Adler 在 1991 年提出。它综合了许多先进技术，如图像引导靶区定位、机器人执行照射、紧凑型 X 波段直线加速器、呼吸运动动态补偿等。

光子束聚焦照射最早在 1905 年被提出，到 1994 年首台射波刀安装在斯坦福大学时，聚焦照射已经应用 90 多年了。射波刀研究思路源于 Lars Leksell 提出的放射外科手术概念。1985 年，Leksell 在 Karolinska 学院发明了 γ 刀，使得消融大脑病变成为可能。同年，Adler 深入研究了 Leksell 的研究成果之后，很快提出聚焦照射在临床上可以用于脊椎、胸部或腹部等部位病灶的放疗。而基于框架定位技术 γ 刀放疗，在实际应用中很难扩展到颅外部位病变的治疗，这正是射波刀发明的起源。

首台射波刀于 1994 年被安装，2001 年 8 月获得 FDA 认证，用于全身各部位肿瘤的放疗。射波刀不是刀，它是将高能射线高度聚焦于肿瘤，致死性地摧毁肿瘤，以达到外科切除的效果。其独特的 5 大追踪系统：6D 骨追踪、脊柱追踪、金标追踪、肺追踪和同步呼吸追踪，对于静态目标照射精确度优于 0.95mm，动态目标的照射精确度优于 1.5mm。射波刀具有 6 个自由度的机械手，可自由、灵活地携带加速器精确到达预定位置，加速器发出的射线从身体外的半球空间中可以等中心、非等中心、非共面的形式聚焦照射肿瘤。在临床应用中，射波刀是一种适用于开展低分割治疗的专用设备，而非常规放疗设备。受准直器大小和本身技术特性的限制，随肿瘤体积增大，"刀"会变钝。射波刀大多数治疗是非等中心的，充当坐标系原点的参考点定义在治疗室内，机械臂和成像系统校准都使用这个治疗室中的参考点或几何等中心，由单晶光敏探测器安装在称为 Isopost 的刚性圆柱顶端。在大多数治疗采用的非等中心照射技术中，射束从工作区中的任意点入射到病灶处，射束的方向偏离几何等中心，经过优化后使剂量分布尽量与高度不规则的表面形状和体积区相适形。在单个等中心或不同大小准直器的多个等中心照射重叠的情况下，几何中心则有别于治疗中心。

射波刀治疗中，直线加速器产生 9.5GHz、X 波段 6MV 的 X 射线。LINAC 为紧凑型直线加速器，没有均整器，可安装固定准直器（A2、G3、G4）、Lirs 可变孔径准直器（G4、VSI）和多叶准直器（M6），由电子枪、驻波加速器管、真空系统、磁控管、微波波导管组件、脉冲转换器、水循环、穿射型监测电离室、激光灯等组成，由具有 6 自由度的机械手携带到达指定位置。剂量率因型号而异，A2 为 300MU/min，G3 为 400MU/min，G4 为 800MU/min，VIS 为 1000MU/min，M6 为 1000MU/min。圆形固定准直器由钨钢制作，共 12 组，孔径分为 5mm、7.5mm、10mm、12.5mm、15mm、20mm、25mm、30mm、35mm、40mm、50mm 和 60mm。准直器孔径不是指准直器孔际直径，而是指在 800mm 处照射野半高宽的直径。固定准直器安装在二级准直器筒内，12 组准直器可自由切换。还配置了针孔准直器和实心（无孔）准直器用于相关测试。

2008 年后，开发出可变孔径准直器（Iirs[TM] variable aperture collimator）。该准直器由上下两组钨片组成（每组 6 块），形成一个十二边形的照射野，孔径自动可调。可设置从 5mm 到 60mm 共 12 组照射野，标称上等于系统自带的 12 个圆形固定准直器的照射野大小。这允许单个治疗计划使用多个不同孔径的准直器，同时治疗中照射野孔径自动变化，进一步优化了剂量测量和治疗时间。Iris 准直器与固定准直器共用一个准直器平台，利用治疗机械手进行切换。Iris 准直器采用空气驱动的方式拆卸，通过快速转换法兰盘与固定准直器切换。M6MFI、M6FM 和 M6FIM 射波刀在 2012 年获得 FDA 的售前批准，2016 年获得国家食品和药品监督管理局（CFDA）认证。这些型号的射波刀可配备机器人治疗床，其中 FM 和 FIM 型号带有 Incise[TM] 多叶准直器。早期型号的 MLC（第一代）叶片数量为 82 片，叶宽为 2.5mm（SAD=80cm），钨合金材质，在 SAD 为 80cm 时最大照射野为 10cm×12cm。2013 年 2 月，在欧洲射波刀中心慕尼黑的 Crosshadern 利用该设备治疗了第一例患者。经过对 Incise MIC 进一步改进，2015 年开发出新型的 Incise[2]。Incise[2] 叶片数量为 52 片，叶宽为 3.85mm，SAD 为 80cm 时最大照射野为 11.5cm×10cm，运行更加稳定可靠。对于 MLC 治疗，头部有 171 个节点（固定和 Iirs 有 179 个），体部有 102 个节点（固定和 Iirs 有 117 个），节点密度分别减少了 4% 和 13%。

八、MR 引导肿瘤放疗系统

1. 磁共振直线加速器 MRI 在放疗模拟定位、肿瘤特性描述和治疗反应评估上有巨大的潜力。对几乎所有的肿瘤和正常组织来说，MRI 的软组织显像比其他任何的成像模式都优越。例如，对前列腺肿瘤来说，MRI 已是前列腺勾画的金标准，动态对比增强磁共振成像

（DCE-MRI）和弥散加权成像（DWI）可以用于确定前列腺内肿瘤的确切位置。MR 光谱成像可以用于肿瘤特性描述。淋巴结转移可以利用超顺磁性氧化铁颗粒（USPIO）联合全身弥散加权成像（DWIBS，俗称"类 PET"）来判断和追踪。近来，人们发现 DCE-MRI 和 DWI 都非常适合用于确定前列腺内肿瘤是否会复发以及复发的位置。MRI 允许进行多个高分辨率的电影成像，从而为自适应放疗提供可行方法。肿瘤消退可被轻易显像，同时 MRI 可以提供呼吸相关运动和肿瘤稳定的位置信息。MRI 不会对患者产生额外辐射剂量的巨大优势，决定了其可以被安全地实时利用。

磁共振直线加速器（MRI-Linac）通过治疗中肿瘤和周围正常组织的实时 MRI 显像，为治疗系统提供优越的软组织定位和追踪，包括不规律呼吸运动。研究证明，在辐射束开启时间内，诊断治疗的 1.5T MRI 允许使用 MRI 电影和导航进行追踪，以及使用 DWI 功能影像进行肿瘤特性描述。

MRI 与 Linac 融合看似是非常简单的事情，但实际过程中遇到了各种技术难题，包括 MRI 造成的直线加速器磁场畸变、直线加速器造成的 MR 主磁场 B_0，射频脉冲 RF 失真，磁场内扭曲的剂量分布、磁场内的绝对剂量学、几何精确度、坐标系的校准和对隔壁放射室中其他周围直线加速器系统的影响等。

2. MRI-Linac 的设计 Lagendijk 等于 2002 年和 2008 年描述了 MRI-Linac 的设计。为保证系统的图像质量，他们保留了闭合孔径 1.5T 飞利浦 Achieva 系统的基本设计，修改了系统超导磁体的有效屏蔽线圈，使得距低温恒温器外 80～100cm 处，形成一个没有磁场的区域。在这个围绕磁体的圆环形区域内，磁场强度低于 1mT。将直线加速器的电子枪部分放置在这个区域中，加速器受到磁场的干扰很小，系统间的耦合得以实现最小化，从而保证了加速器和 MRI 均能正常运行。将加速器放置在 MRI 的中心平面，意味着射束必须穿过 MRI。Lagendijk 等改造了磁体结构，在低温恒温器中创造了一个透明均匀的窗口，让射束穿过。所有线圈和其他组件都从中心平面移除，在等中心形成了一个 24cm 投影的缝隙。此外，倾斜梯度线圈，允许未扰动的射束通过。窗口的总质量尽可能低，以减少射束吸收和射向患者的光子散射。现有系统剩下的总厚度约等于 10cm 的铝，在最终的临床系统中，厚度进一步降低至约 5cm 的均匀铝。此外，由于设计的几何等中心和靶的距离约为 14cm，这要求有一个专门的高输出直线加速器和一个专用 MLC。

在 2009 年 3 月，系统标志性的 0 版本开始安装。该版本包括改装过的磁体、分离的梯度线圈和一个紧凑型 6MV 加速器。加速器无旋转机架，固定安装在一个木制的台上。MRI 中的直线加速器朝着等中心水平照射。磁体和梯度线圈均按照诊断功能设计，电子技术和外围设备均来自标准的飞利浦 Achieva 系统，所以成像证明是诊断级别的。为了防止 MRI 的 RF 变形，直线加速器放置在一个经过改造的法拉第笼外。磁场对邻近加速器的影响被抵消，2009 年直线加速器和 MRI 同步操作，用一块猪排进行成像试验。

照射中引起的剂量增加恰好处于临床相关范围之中。通过描述和修正磁场对标准电离室的影响，磁场内的绝对剂量学测量成为可能。有些模体具有剂量 MRI 依赖特性，可以和剂量输出同步读取，从而可能促进 4D 剂量定量化。更吸引人的是射束显像直接应用于患者体内的可能性。磁场对剂量分布的影响取决于磁场强度和照射野的宽度。在磁场 1.5T 时，电子回转效应（ERE）比 0.2T 时显著得多，尽管同样数量的电子回流到了模体。但是 0.2T 时，这些电子在照射野外再次进入了模体，其回旋半径更大。

3. MRIdian Linac 系统 MRIdian Linac 系统（ViewRay，美国）创新性地将 MRI 影像系统与直线加速器系统有机整合，以 MRI 做实时影像引导。MRIdian Linac 系统采用 S 波段加速器，产生 6MV X 射线，无均整器，剂量率为 600MU/min。MRIdian Linac 系统的加速器安装在一个环形机架上，绕机架旋转运动。配备两种不同结构设计的 MLC：单层 MLC 和双层 MLC。

双层 MLC 意思是沿射束方向有上下两套 MLC（结构类似常规加速器治疗头中的上下两

套钨门设计）。单层 MLC 采用双聚焦设计，有 60 个叶片，单个叶片的物理宽度是 0.5cm，在 SAD=90cm 处投影宽度是 1.43cm，在等中心处形成最大照射野尺寸是 25.7cm×25.7cm。双层 MLC 也采用双聚焦设计，有 138 个叶片（上层是 34 对，下层是 35 对），在 SAD=90cm 处的投影宽度是 8.30mm。双层 MLC 结构中上下两套 MLC 互相补偿，在 SAD=90cm 处的有效叶片宽度是 4.15mm，在等中心处可形成的最大照射野是 27.4cm×24.1cm。MLC 最大叶间泄漏 <1%，平均透射率<0.375%。

MR 影像系统具有多平面成像和容积成像功能，有三种影像序列：计划设计，用于计划或视觉模拟成像；位置验证，用于患者摆位成像；治疗监控，用于靶区位置的监测成像。

MRI 孔径为 70cm，球体容积直径（diameter spherical volume，DSV）为 50cm，这种大孔径设计允许患者携带体位固定装置进行治疗和成像。超导磁体采用分离式设计，中心间距为 28cm。在几何精确度方面，在 35cm DSV 中空间完整性优于 0.2cm，20cm DSV 优于 0.1cm。体部线圈的信噪比（signal to noise ratio，SNR）≥12，均匀度≥60%；头颈线圈矢状面/横断面 SNR≥30，冠状面 SNR=25，均匀度≥50%。安装该设备，治疗室的长宽最小尺寸为 7.6m×5.9m，最低高度≥2.9m。治疗室的门最小尺寸为 1.2m×2.1m（宽×高）。地板和天花板上，等中心横向和纵向 2m 范围内应为无磁场区，最理想的是这个区的天花板和地板中的钢筋也是无磁场的。

九、质子重离子治疗系统

1930 年，劳伦斯发明了回旋加速器；1946 年，威尔逊建议使用质子放疗；1961 年，哈佛大学加速器实验室与麻省总医院合作开展质子放疗。20 世纪 90 年代，Loma Linda 与麻省总医院分别开展了医院专用质子治疗系统的放疗。21 世纪初，笔形线束扫描开始代替传统散射质子放疗，并把三维影像引导技术引入质子治疗系统中。2004 年山东淄博万杰肿瘤医院引进比利时 IBA 公司的质子治疗系统，拥有 360°旋转束治疗室和水平固定束治疗室。2006 年甘肃兰州重离子治疗中心引进中国科学院近代物理研究所研发的配备一个水平固定束治疗装置的重离子设备。2015 年 6 月，上海市质子重离子医院引进德国西门子重离子治疗设备，有水平固定束和 45°斜角固定束两个治疗室。2015 年 11 月，中国台湾林口长庚质子治疗中心引进日本日立公司生产的质子治疗系统。

质子和重离子治疗离不开回旋加速器，回旋加速器通常提供单一固定能量，需采用基于降能器的能量选择系统，因而加速器室所需屏蔽墙厚度较大。运行时产生较高放射性活化，因此放疗结束后需等待一定时间才能进入机房。等时性回旋加速器（常温和超导）能够提供连续固定能量束流和较大流强可达数百纳安（nA），常温加速器（IBA 多室系统与住友系统）技术较简单，体积与重量较大（直径 7m，自重 200t），耗电量较高；超导加速器（瓦里安系统）技术较为复杂，体积与重量较小，耗电量较低。超导同步回旋加速器（IBA 单室系统与 MEVION 系统）能够产生高频脉冲固定能量束流，束流频率为 500~1000Hz，因而在临床上相当于连续束流；提供的流强略低可达数十纳安（nA），耗电量较低（不到常温加速器的一半）。

IBAProteus-One 质子治疗系统设有三种机架：一是 360°全向旋转机架，可独立提供照射需要的所有角度；二是半旋转机架，与治疗床配合提供所有照射所需角度；三是固定机架，多为水平束，由治疗床提供有限的照射角度。现代质子治疗系统均采用具有 6 自由度移动的治疗床（平移和旋转），治疗座椅与水平束机架配合治疗头颈部肿瘤。该系统可以开展三维适形放疗（3D-CPT）和扫描调强技术（PMRT 和 PMAT），在质孔（重离子）扫描调强技术中，束流能量选定为靶区最深处，使用小直径笔形线束（约 3m）对靶区平面高速扫描。质子（重离子）点扫描与光子束静态调强技术相似，束流关闭后移动到靶区中选定的一点，递送指定剂量后移动到下一点。质子（重离子）连续扫描与光束动态调强技术相似，束流递送剂量是连续的。每点接受剂量可调，各点之间剂量分布差别（靶区内部剂量调制梯度）取决于系统在每点可递送最大与最小剂量的差值。分层扫描，使用射程调制板高速降低束流能量（对应深度减少数毫米），调强扫描照射第二层，依此类推。

未来，为了提高质子扫描治疗速度与效率，会进一步提高每层扫描的速度、能量/层次切换速度、治疗室束流切换速度和影像引导定位的效率。对束流光斑直径、间距、扫描路径、分层厚度，可做出对患者、靶区、危及器官的个体化最优选择，如靶区周边使用小直径照射野以减少照射野半影与危及器官剂量，靶区中心使用大直径照射野以提高扫描速度。同时，会采用更加高效的照射方式，如宾夕法尼亚大学双拉弧的质子旋转调强放疗。

质子及质子治疗的潜在优势：众所周知，原子核是由若干个质子和电子组成的。质子是一个亚原子的粒子，与中子和电子一同构成原子的主要组成部分，这 3 种粒子是在约 1.4×10^{10} 年前的宇宙大爆炸后不久形成的。迄今为止，还没有任何实验观察到自由质子的自发性衰变。

质子治疗的主要原理和优势与布拉格峰剂量分布密切相关：质子穿过物质（如组织），逐渐失去能量，并发生或多或少的剂量沉积，直至在某一点质子停止运动，突然失去能量。因此，质子进入"坪区"后，深度-剂量曲线相当平坦，直到接近射程的末端，曲线突然上升（布拉格峰），之后回落到零点。可以通过改变入射质子的能量，调节布拉格峰：提高能量可以增加峰值。从布拉格峰的峰值与质子射束能量的函数关系中可以很清楚地看到，治疗深部靶区如深度为 30cm 时，需要的射束能量在 200～250MeV。

布拉格峰的宽度只有几毫米，因此，这些"未处理"的质子射束只能治疗一些小的病灶，但可以通过把不同能量的射束组合，得到一个扩展的布拉格峰。不同能量的质子束会产生许多不同深度的剂量曲线，这些曲线叠加产生所谓"扩展布拉格峰"（spread-out Bragg peak，SOBP）。如果各能量射束的强度选择适当，可以得到比较平坦的 SOBP。不同能量射束的数量可以调整，以适应靶区的范围。深度质子治疗的另外一个优势是随着距离的变化，剂量按照平方反比定律下降。光子的深度剂量下降迅速，源-轴距（SAD）一般为 100cm，而质子治疗设备 SAD 要长得多，通常超过 200cm。

质子治疗的优势几乎全部归因于其非常好的剂量分布，而不是其特殊的放射生物学特性。尽管质子的初始布拉格峰具有很高的传能线密度（LET），但是 SOBP 中的 LET 相对较低。SOBP 是几个低 LET 坪区和一个高 LET 布拉格峰的混合辐射区，这就显著降低了临床使用射束的平均 LET，使得质子治疗的生物效应尽可能最低。因此，临床使用的质子射束没有体现出高 LET 效应生物学优势，如肿瘤中乏氧细胞会减弱此效应。与光子相比，SOBP 中质子的生物效应有小幅提高，在给予处方剂量及比较临床结果时，必须考虑这一点。国际辐射单位与测量委员会（ICRU）78 号报告推荐，在比较质子和光子放疗剂量时，推荐的质子相对生物效应（RBE）为 1.1。也就是说，质子束 SOBP 产生的相对生物效应仅比光子高 10%。但这样有些过于简化，因为 RBE 取决于许多因素，如剂量率、照射次数、质子在感兴趣点的能谱等。有些参考文献引用 ^{60}Co 戈瑞当量（CGE），也就是剂量乘以 1.1。

典型的质子治疗设备主要由以下几个部分组成：①产生高能质子的加速器系统，并且带有能量选择装置；②射束传输系统，控制射束至治疗传递系统；③治疗照射系统。

照射系统包括几个子系统，如机架、治疗头端口、靶区追踪和射束门控装置、患者定位和固定系统。质子治疗设备的屏蔽外壳用于把加速器和射束传输系统从治疗室分开，目的是保护患者和工作人员。加速器及其能量选择、射束传输和治疗传递系统之间需要协调工作，才能产生期望的剂量分布和治疗效果。例如对靶区进行扫描照射时，要协同改变能量，这可能需要加速器循环周期或能量选择系统、射束传输系统、治疗头、射束端口做出某些相应改变。若要对身体内任何深度处的肿瘤实施有效照射则要求质子束具有足够的能量，并能从倾斜角度方向穿透身体最厚的区域。实际中，在人体组织内照射穿透深度必须达到 26～38cm，这就要求加速器产生的能量能够达到 200～250MeV。

小　结

　　本章对放疗的发展史及发展中的几种代表性技术进行了阐述,重点让大家了解肿瘤放疗的发展趋势及未来可能的方向。肿瘤放疗的疗效、安全性和精确度这三者是永恒的发展目标。而随着放疗设备/技术发展,肿瘤放疗精确度和效率已不可与过去同日而语。其次,放疗设备的机械、物理特异性决定了各自都具有特殊的剂量学表现,这也对放疗设备的质控提出了更加严格的个体化要求。没有了质控保证的放疗是非常危险的,有时不仅不能治疗肿瘤,还会加速患者死亡。因此肿瘤放疗质控至关重要,而系统性、标准化的剂量测量测试则是放疗质控中重中之重的项目。

参 考 文 献

郎锦义, 王培, 吴大可, 等, 2016. 2015 年中国大陆放疗基本情况调查研究[J]. 中华放射肿瘤学杂志, 25(6): 341-345.

王绿化, 2016. 肿瘤放射治疗学[M]. 北京: 人民卫生出版社.

徐慧军, 2018. 现代肿瘤放射物理与技术[M]. 北京: 中国原子能出版社.

张烨, 易俊林, 姜威, 等, 2020. 2019 年中国大陆地区放疗人员和设备基本情况调查研究[J]. 中国肿瘤, 29(5): 321-326.

第二章　肿瘤放射治疗剂量测量学的重要概念及应用

第一节　放射治疗剂量学相关概念

辐射剂量学是研究电离辐射场中靶组织因辐射产生的化学变化和生物学变化之间的定量关系的方法。它在宏观层面上通过整个辐照过程的若干平均物理参数的测定，估算预期辐射生物效应。它的局限性在于，无法通过平均物理量的测定得出受照体在电离辐射场中获得累积能量的统计学特性。

辐射剂量学临床应用的主要内容为吸收剂量的测算，当光子和电子束等电离辐射进入人体后，通过与人体组织中的原子相互作用，而传递电离辐射的部分或全部能量。

一、放射线的基本特性与放射治疗

放射治疗依赖于各种放射源（包括放射性核素和放射治疗机）产生的放射线。不同类型、不同能量的放射线，对肿瘤和正常组织有不同的剂量分布和生物效应，在临床上必须掌握其性能并合理地应用。对与放射治疗有关的核物理知识应有必要的了解。

人类自 1895 年发现 X 射线，1896 年发现放射性核素以来，人们对电离辐射的认识越来越深刻，应用越来越广泛。辐射是不需要介质参与而传递能量的一种自然现象。根据辐射性质不同，辐射可分为电磁辐射和粒子辐射两大类。电磁辐射本质是电磁波。电磁波以互相垂直的电场和磁场，随时间的变化而交变振荡、向前运动、穿过物质和空间而传递能量。X 射线、γ 射线和紫外线是涉及放射医学和放射生物学的主要电磁辐射。

粒子辐射是一些高速运动的粒子通过消耗自己的动能把能量传递给其他物质。粒子辐射包括电子、质子、中子、α 粒子、β 粒子、负 π 介子和带电重离子等。电磁辐射仅有能量而无静止质量；粒子辐射既有能量，又有静止质量。根据作用原理的不同，辐射又可分为电离辐射和非电离辐射。

高速的带电粒子，如 α 粒子、β 粒子、质子等，能直接引起被穿透的物质产生电离，属直接电离粒子；致电离光子（如 X 射线和 γ 射线）及中子等不带电粒子，是在与物质相互作用时产生带电的次级粒子而引起物质电离，属间接电离粒子。由直接或间接电离或两者混合所致的辐射，统称为电离辐射。只能引起原子或分子振动、转动或电子轨道能级改变，不能引起物质电离，称为非电离辐射。不同类型的电离辐射都有相同特性，放射治疗是依赖其中某些特性进行的。

二、肿瘤放射治疗常用放射源及照射方式

（一）放射治疗常用的放射源

1. 放射治疗同位素放射出的 α、β、γ 射线

（1）α 射线：一种带电粒子流，由于带电，它所到之处很容易引起电离。α 射线有很强的电离本领，这种性质既可利用，也对人体组织产生破坏能力。由于其质量较大，穿透能力差，

在空气中的射程只有几厘米，只要一张纸或健康的皮肤就能阻挡。

（2）β射线：一种高速带电粒子，其电离本领比α射线小得多，但穿透本领比α射线大，但与X、γ射线比，β射线射程短，很容易被铝箔、有机玻璃等材料吸收。

（3）γ射线：又称γ粒子流，是原子核能级跃迁退激时释放出的射线，是波长短于0.01Å的电磁波。放射性原子核在发生α衰变、β衰变后产生的新原子核往往处于高能量级，要向低能级跃迁，辐射出γ光子。γ光子不带电，原子核衰变和核反应均可产生γ射线。γ射线的波长比X射线要短，所以γ射线具有比X射线还要强的穿透能力。

2. 各类加速器产生的高能X射线和电子线

（1）X射线：当几千电子伏到几兆电子伏能量的光子与人体组织相互作用时，能发生光电效应、康普顿效应和电子对效应。不同能量的光子，三种效应的重要性不同，在临床上应加以注意。光子与被照射物质发生上述三种相互作用时，都有一定的概率。概率大小用原子截面来衡量。所谓原子截面，即表示一个入射光子与单位面积上一个靶原子发生作用的概率，用σ代表截面，截面单位为靶恩（b），1靶恩$=10^{-28}m^2$。光电效应、康普顿效应和电子对效应分别有三种独立的作用截面，分别以σ_{ph}、σ_e和σ_p表示。光子与物质相互作用的总截面σ应是这三部分截面之和，截面的大小与光子的能量和靶物质性质有关。在光子能量较低时，光电效应起主导作用；当光子能量达到1MeV时，则康普顿效应占优势；光子能量超过1.02MeV时，开始出现电子对效应，能量越大，该效应越显著。

1）光电效应时，截面大小（发生概率）与射线能量及物质原子序数的关系如（式2-1）。

$$\sigma_{ph} \propto Z^4/h\nu^3 \tag{2-1}$$

式中，σ_{ph}表示光电效应的原子截面，Z代表物质原子序数，$h\nu$代表光子能量。

从式（2-1）中可见，光电效应的截面大小（作用概率）与被照射组织的原子序数和光子能量关系十分密切。在能量很大时，这种效应几乎不发生；低能光子在高Z值的介质中时，光电效应出现的概率大，并以此为主要吸收方式；低能光子在低Z值物质中的光电效应并不重要。被照射物质的原子序数越大，吸收射线的能力越大，在放射治疗时，骨吸收明显增加，影响了骨组织后面的肿瘤剂量，而骨损伤加重。故照射深部肿瘤，特别当肿瘤前有骨骼遮挡时，不宜采用低能光子照射。

2）康普顿效应时，电子截面大小与射线能量及原子序数的关系为：

$$\sigma_e \propto Z/h\nu \tag{2-2}$$

式中，σ_e（电子截面）与Z成正比，近似地与光子能量成反比。在中等能量（≥1MeV）光子的情况下，Z值影响不大，以康普顿效应为主。与光电效应相比，康普顿效应截面随光子能量增加而下降的速率显然要慢得多。因康普顿过程主要是光子与照射物质的外层电子相互作用，而各种物质单位质量所含电子数几乎相同，因此在放射治疗时，采用以康普顿吸收为主的光子能量范围，则骨、软组织对光子能量的吸收情况大致相仿，在设计治疗计划时，不用过多考虑不同组织的吸收差异，在临床应用上就十分方便。

3）电子对效应时，人体组织原子的电子对效应截面（σ_p）随光子能量和组织的原子序数而变化：

$$\sigma_p \propto Z^2 \cdot (h\nu - 1.02) \tag{2-3}$$

当光子能量超过1.02MeV后，σ_p大小随光子能量的增加而增加，并与原子序数Z的二次方成正比。也就是说，高能光子（≥1.02MeV）在高Z值物质中时，电子对形成是主要的。而在低Z值介质中，只有在光子能量极高时，电子对形成才比较明显。在放射治疗时，骨组织对光子能量的吸收又开始增加，但吸收程度不像发生光电效应时严重。

根据上述，当光子能量在几千电子伏到几兆电子伏范围内，按能量不同，三种吸收过程的重要性不同。

（a）低能时（单能50kV以下，相当于X射线管电压峰值150keV）以光电效应为主，在单能 10kV 时，骨吸收比肌肉吸收多 6 倍能量。光子能量升高时，逐渐出现康普顿效应，在单能达 60~90kV（即管电压 180~300keV）时光电效应和康普顿效应同等重要。

（b）中能时（单能 2MV X 射线，^{60}Co，^{137}Cs 等）以康普顿效应为主，大于 2MV 的 X 射线几乎全部为康普顿效应，骨与软组织吸收相近。

（c）高能时（单能 5MV 以上）逐步出现电子对效应，骨吸收又有增高。单能 50MV 以上时主要为电子对吸收，骨吸收比软组织多 2 倍。

（2）电子线：高能电子束照射到人体组织，除电子本身的电离能力外，尚可与肿瘤和正常组织发生作用后引起弹性散射和非弹性散射。后者可产生特征辐射和轫致辐射，一方面有利于肿瘤治疗，另一方面对正常组织也增加了辐射损伤。另外，相对于 X 射线而言，电子束在介质中能进入的距离较短，电子束的这个特性决定了它适合于治疗浅表肿瘤。

（3）各类加速器产生的质子束、中子束、负 π 介子束及其他重粒子束

1）质子束：质子为带电粒子，质子在与组织的相互作用中主要通过与原子核外轨道电子的碰撞损失能量。因质子质量为电子质量的 1836.5 倍，质子与轨道外的电子碰撞后基本不改变方向。质子在行进中转移给组织的能量（质子能量损失）反比于质子运动速度的平方，接近射程末端，能量损失最大，在剂量学上呈现典型布拉格（Bragg）峰型，峰值前剂量约为峰值剂量的 20%。质子的这种剂量分布形式最早由 Bragg 和 Kleeman 于 1904 年观测到，故取名为 Bragg 型剂量分布。如果能够将病变精确地置于峰值位置，质子束单野就能取得很高的治疗增益比，这是质子区别于 X 射线和 γ 射线光子用于放射治疗最独特的优点。

2）中子束：中子束治疗即硼中子俘获治疗（boron neutron capture therapy，BNCT）。硼中子俘获治疗通过在肿瘤细胞内的原子核反应来摧毁癌细胞。它的原理是：先给患者注射一种含硼的特殊化合物，这种化合物与癌细胞有很强的亲和力，进入人体后，迅速聚集于癌细胞内，而在其他组织内分布很少。这种含硼化合物对人体无毒无害，对癌症也无治疗作用。这时，用一种中子射线进行照射，这种射线对人体的损伤不大，但中子与进入癌细胞里的硼能发生很强的核反应，释放出一种杀伤力极强的射线，这种射线的射程很短，只有一个癌细胞的长度。所以只杀死癌细胞，不损伤周围组织。这种有选择的只杀死形状复杂的癌细胞而不损伤正常组织的技术，称为硼中子俘获治疗技术。

3）负 π 介子束：将粒子加速器产生的 400MeV 以上的质子束对靶进行轰击，就会产生带负电荷的 π 介子。利用特殊形状的超导磁体，将 π 介子引导到人体内部，就能够进行破坏癌细胞的医学治疗。当 π 介子进入人体内部的时候，首先使物质内部原子发生弱离子化，同时逐渐失去能量。到最后，在完全静止之前，会与氧、氮、碳等元素的原子核发生反应，产生中子、质子和 α 粒子等，从而使物质获得很大能量。如果精细调节入射能量，使最后发生反应的部位深度与患病部位的深度相吻合，就可以在基本不影响其他正常细胞的情况下，集中能量专门破坏癌细胞。

4）重离子束（碳离子、氧离子和氖离子）：与其他重带电粒子一样，具有倒转剂量分布的特性。重离子在贯穿物质时主要是通过与靶原子核外电子的碰撞损失能量，随着离子能量的降低，碰撞的概率增大。在离子进入人体的大部分射程里，巨大的初始能量使离子穿过组织速度很快，因而损失的能量较小，形成一个相对低能量的坪区；在射程的末端，随着能量的损失，离子运动速度减慢，与靶电子碰撞的概率增大，最终在射程末端形成一个陡峭的高剂量（能量损失）峰，即 Bragg 峰，其后剂量迅速跌落。Bragg 峰位的深度可以通过改变入射离子的初始能量来调节。治疗时把展宽的 Bragg 峰精确地调整并套住整个肿瘤靶区，使周围正常的组织只受到很小剂量的照射。利用重离子的带电性，实现栅网扫描技术引导束流对肿瘤实行精确断层扫描的"适形治疗"。此外重离子的散射比质子和光子小，对精确的剂量分布也非常有利。

（二）放射治疗常用的照射方式

1. 远距离放射治疗 放射源离开人体一定距离集中照射某一病变部位。

2. 近距离放射治疗　将放射源直接置入人体被治疗的组织内或器官腔内进行照射，包括腔内照射、组织间照射、术中照射和同位素敷贴等。

（三）两种照射方式的区别

1. 与远距离放射治疗相比，近距离放射治疗所用放射源的强度较小，治疗距离短，剂量分布的均匀性较差。

2. 远距离放射治疗时大部分射线能量被准直器、限束器等所屏蔽，仅有少部分能量到达组织，而近距离放射治疗时大部分能量被受照射组织吸收。

3. 远距离放射治疗时，放射线必须穿过正常组织才能到达肿瘤组织，肿瘤治疗剂量常受其周围正常组织耐受量的限制，故需要选择不同能量的放射线、采用多野照射技术。

4. 鉴于两种治疗方法特点及肿瘤生长方式的不同，不同的肿瘤治疗采用不同的方式。通常以远距离外照射为主，近距离放射治疗作为剂量补充。

三、肿瘤放射治疗物理学相关名词

国际辐射单位和测量委员会（International Commission on Radiation Units and Measurements，ICRU）是专门研究提出关于电离辐射量与单位以及测量、应用的国际公认权威学术组织，ICRU技术报告是电离辐射量与单位及其测量和应用的权威文献，ICRU 与国际放射防护委员会（ICRP）协调，专门定义一系列不同物理量，分别从不同角度来描述和量度。

ICRU 关于电离辐射量与单位的基本报告首先经历了 10a 号报告、11 号报告、19 号报告、33 号报告等 4 个阶段的变更，名称都是《辐射量和单位》，奠定了较完整的电离辐射量体系，现已被后来发布的报告取代，ICRU 51 号报告《辐射防护剂量学中的量和单位》（1993）和 ICRU 60 号报告《电离辐射的基本量和单位》（1998）取代了 ICRU 33 号报告，同时对辐射量的书写形式采用国际标准化组织（ISO）和国际电工委员会（IEC）推荐的规范表达方式：物理量都用右斜体字母表示，非物理量都用正体字母表示，即使下标也是这样，描述单位的符号用罗马字体，物理量数字值与单位间必须有空格。

2011 年 10 月第 85a 号报告更新了 60 号报告电离辐射基本量，共定义了 39 个基本辐射量，将有关基本量内涵的定义进行了一些修改和变动，完善了电离辐射基本量体系的科学性和准确性。当前有效的电离辐射量体系是 ICRU 的 51 号报告和 85a 号报告《电离辐射的基本量和单位》。本节结合我国 JJF1035—2006《电离辐射计量术语及定义》等标准列出放射治疗相关常用剂量学的量和单位。

（一）照射量

照射量（exposure dose）是用来表示 X 射线在空气中产生的电离能力大小的一个物理量，其定义为：X 或 γ 射线在质量为 dm 的空气中释放出来的全部电子（正电子和负电子）完全被空气阻止时，在空气中产生一种符号的离子的总电荷的绝对值 dQ 除以 dm，即 dQ/dm。应当指出，该定义只适用于 X 或 γ 射线的辐射，不能用于其他辐射（如中子或电子束等）；也不能用于其他物质，只限用于空气。照射量不包括该质量中释放出来的次级电子发射的轫致辐射被吸收后产生的电离，不过这仅在光子能量很高时才有意义。照射量的测量必须满足电子平衡条件，只有在几千电子伏到几兆电子伏之间才能较严格地进行照射量的测量。

（二）吸收剂量

吸收剂量（absorbed dose）是指电离辐射在单位质量的介质中沉积（imparted）的平均能量。旧单位为拉德（rad），SI 单位为戈瑞（Gy）。其单位（Gy）的定义是每千克（kg）物质吸收 1 焦耳（J）能量时的吸收剂量。1rad=100ergs/g=10^{-2}J/kg=1cGy。吸收剂量与照射量不同，它被广泛地应用于不同电离辐射的类型、能量及各种介质。吸收剂量反映的是射束在介质中被吸收的情况，而照射量则是指辐射在空气中电离量的大小，在临床上，前者更重要，更值得医生关注，它的量值是通过使用剂量计及电离室对后者进行精确的测算而确定的。

（三）最大吸收剂量

辐射在模体中沿辐射束轴产生的吸收剂量率中的最大者，称为最大吸收剂量（maximum absorbed dose）。

1. 比释动能（kinetic energy released in the medium，Kerma）　dE_{tr} 除以 dm 而得的商，即

$$K=dE_{tr}/dm$$

式中：dE_{tr} 一不带电电离粒子在质量为 dm 的某一物质内释放出来的全部带电电离粒子的初始动能的总和。单位：J/kg，其名称为戈瑞，符号为 Gy。

2. 百分深度剂量（percentage depth dose，PDD）　模体中任一深度 d 处的吸收剂量 D 与射束轴上固定参考点（通常为峰值点）的吸收剂量 D_0 以百分数表示的比值：

百分数表示的比值=$100×D_d/D_0$。

3. 组织-模体比（tissue-phantom ratio，TPR）和**组织-最大剂量比**（tissue-maximun dose ratio，TMR）　模体中照射野中心轴上任意一点的剂量率与空间同一点模体中射野中心轴上参考深度处同一射野的剂量率之比。参考深度通常取水下 5cm 或 10cm，原则上参考深度与临床剂量学中常用的参考深度（即最大剂量点深度）相同，这就是我们在临床上常提到的 TMR。当校准深度处的吸收剂量（D_c）用最大剂量深度的吸收剂量（D_{dm}）替代时，作为组织模体比的特例，定义该参数为 TMR，即 TMR=D_d/D_{dm}。影响 TPR 和 TMR 值的因素有射线能量、射野尺寸和深度。TPR 和 TMR 都不受源皮距的影响。显然，TMR 是 TPR 的一个特殊情况。它与 PDD 的主要区别之一在于，PDD 是线束中心在模体中对辐射进行吸收剂量测量时，探测器的有效测量点所在的深度。

4. 电离室有效测量点（effective point of measurement，EPOM）　根据国际原子能机构（IAEA）TRS398 报告，对高能光子来说，只允许用指型电离室。指型电离室的参考点位于贯穿电离室纵轴的电离室空腔中心，有效测量点在电离室参考点近源方向 0.6r，其中 r 为指型电离室空腔半径（图 2-1）。对于高能电子的测量，能量在 10MeV 以下必须选用平板电离室，平板电离室的测量参考点在入射窗的内壁中心。对于高于 10MeV 的电子可选用指型电离室。如果将指型电离室用于电子束测量时，电离室有效测量点在近源方向 0.5r 处。

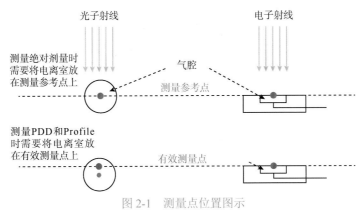

图 2-1　测量点位置图示

5. 参考点（reference point）　通常情况下为剂量计算或测量参考而规定的模体表面下照射野中心轴上的一个点。对 400kV 以下的 X 射线，参考点取在模体表面；对高能 X 射线，参考点取在模体表面下最大剂量点，该位置随能量变化并由能量决定。

6. 校准深度（calibration depth）　在模体中对辐射进行吸收剂量测量时，探测器的有效测量点所在的深度。

7. 校准因子（calibration factor）　计量检定机构给出的剂量值与被检定的剂量计对该剂量值的显示值的比值。校准因子可以是吸收剂量（ND）、比释动能（NK）或照射量校准因子（N_x）。

8. 建成效应（polarity effect）　指高能 X 射线入射模体时，在几个毫米至几个厘米的表浅深度出现累积剂量效应的区域。

9. 连续慢化射程（continuous-slowing-down range）　在无限均匀介质中，假若电子沿其全部径迹连续不断地损失能量，并且损失率总是近似等于其平均能量损失率，在这种慢化过程中电子的路程长度称为连续慢化射程，以 V_0/p 表示。

10. 反散射因子（backscatter factor）　模体表面处的剂量与在空间同一点无模体时的剂量的比值。

11. 电子束半值深度（half-value depth for electron）

（1）剂量半值深度：由电子束的射野中心轴百分深度剂量曲线查出半值（50%）对应的深度，即 R_{50}^D（cm）。

（2）电离半值深度：由电离深度曲线确定半值对应的深度，即 R_{50}^J（cm）。

12. 均整区（flattend area）　是指有用射线束形成的照射野内的一个范围，在此范围内最大吸收剂量与最小剂量之比应满足一定的要求。①对于加速器产生的 X 射线（图 2-2），其方野的均整区范围如表 2-1 所示；②对于电子束，在电子束轴的最大剂量点处做垂直于束轴的平面，即为最大剂量平面。在最大剂量平面内，90%等剂量线与主轴和对角线的交点分别同几何野在此面上投影的邻近边的距离为 d_A；同几何野顶点的距离为 d_c。对于各种照射野，d_A 不大于 10mm，d_c 不大于 20mm 所围成的区域为均整区（图 2-3）。

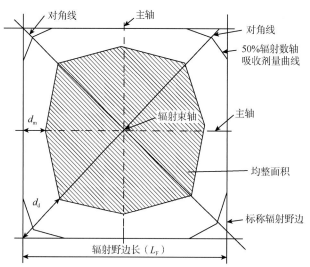

图 2-2　X 线照射野的均整区（斜线区为均整区）

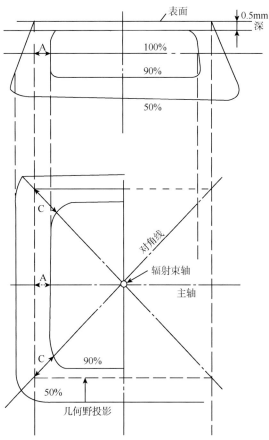

图 2-3   电子束照射野的均整区

表 2-1   均整区的 d_m 和 d_d 值

辐射野边长（L_F）（cm）	d_m	d_d
$5 \leqslant L_F \leqslant 10$	1cm	2cm
$10 < L_F \leqslant 30$	$0.1 L_F$	$0.2 L_F$
$30 < L_F$	3cm	6cm

13. 质能吸收系数（mass energy absorption coefficient）   某物质对不带电电离粒子的质能吸收系数 μ_{eN}/ρ 是 μ_{tr}/ρ 和（$1-g$）的乘积，即

$$\mu_{eN}/\rho = (\mu_{tr}/\rho)(1-g)$$

式中：μ_{tr}/ρ 为质能转移系数；g 为次级带电粒子的能量在该物质中由于轫致辐射而损失的分数，单位：m^2/kg。

14. 阻止本领（stopping power）   带电电离粒子或不带电电离粒子与物质相互作用而引起物质的某种变化，最终都是通过带电电离粒子与物质相互作用完成的，阻止本领就是描述带电电离粒子在物质中损失能量的过程。即用能量损失与穿过的路程之比来定量描述带电电离粒子损失能量的过程就是阻止本领的概念。

15. 电子平衡（electronic equilibrium）   在均匀介质中的测量体积元内，离开此体积元的电子，被另一个进入该体积元具有相同能量的电子代替，则在体积元内存在着电子平衡。这里要求进入体积元的电子数目相等。当测量体积元的体积较小，但大于次级电子的最大射程时，可以满足电子带入此体积元的能量等于电子带出此体积元自能量，电子平衡可以建立。如低能

X 射线，由于次级电子的最大射程短，体积可以小，这两个条件都可得到满足。对能量较高（≥1MV）的 X（γ）射线，由于次级电子的射程增长，测量体积元增大，这两个条件不能满足，电子平衡不能建立。当然，利用 Gray 原理，使用圆柱形电离室测量水中吸收剂量时，不需要电子平衡条件，因为在某一点的吸收剂量或电离都是由次级电子在该点的通量决定的。此时电离室不是作为射线探测器出现，而是作为电子探测器使用。理论的要点是：介质中的吸收剂量可以与介质内较小的充气空腔中单位体积的电离相联系。

16. Gray 原理　Gray 原理在吸收剂量测量中使用的是圆柱形电离室，测量的电离量是一个被固定室壁包围的小气体空腔中的电离，其原理是 Gray 于 1936 年提出的：想象被均匀照射的很大介质中，假设有个小空腔，而且这个空腔足够小，并且不会引起介质中次级电子的数目或分布变化，于是穿经此空腔的次级电子的数目是由介质吸收辐射能量的多少决定的。如果以 E_{med} 和 E_{gas} 同 S_{med} 和 S_{gas} 分别表示单位体积介质和空腔内损失的能量同线性阻止本领，那么显然有 $E_{med}/E_{gas}=S_{med}/S_{gas}$ 或 $E_{med}=（S_{med}/S_{gas}）\cdot E_{gas}$，令 $S_{gad}=S_{med}/S_{gas}$，即介质对气体的线性阻止本领比，则有 $E_{gas}=E_{med}/S_{gad}$，假设空腔中的气体为空气，当其吸收 E_{gas} 能量时，因为形成一对离子平均消耗能量为 W，在单位气体中形成的离子对数目为 E_{gas}/W，每对离子一种符号的电荷为电子电荷，则形成的电离电流 $I=E_{gas}（e/w）$ 或 $I=（e/w）\cdot E_{gas}=（e/w）\cdot（E_{med}/S_{gad}）$，即 $E_{med}=I\cdot（w/e）\cdot S_{gad}$，单位体积内的电离电流可理解为照射量，上式即为使用圆柱形电离室在水模体中测量水的吸收剂量（E_{med}）的原理公式。Spencer 和 Attix 进一步考虑了空腔大小对介质吸收能量的影响，提出了限值碰撞阻止本领。这个量与电离室大小有关，这使得计算结果更精确。

第二节　放射治疗剂量测量对现代放射治疗的重要性

放射治疗的历史要从 1895 年伦琴发现 X 射线开始，1896 年居里夫妇发现镭并于 3 年后将其应用于肿瘤治疗，肿瘤放疗至今已有 130 多年的历史。放射治疗物理技术学（放射治疗技术）、临床放射生物学和肿瘤放射治疗临床三大部分中，放射治疗技术成为发展最迅速的领域，而放射物理学，特别是电子计算机和 CT 技术的高度发展，更是推动放疗飞速进展，使三维适形调强放射治疗得以实现。这些先进技术使我们能在给靶区高剂量均匀地照射，而周围正常组织受到的剂量很小，在不增加正常组织损伤的情况下，提高靶区剂量，进而改善肿瘤局部控制，以期提高生存率。

放射治疗剂量测量是临床辐射剂量学的一项主要内容，当光子和电子束等电离辐射进入人体组织后，通过和人体组织中的原子相互作用，而传递电离辐射的部分或全部能量。人体组织吸收电离辐射的能量后，会产生一系列的物理、化学和生物学变化，最终导致组织的生物学损伤，即生物效应。生物效应的大小正比于组织中吸收的电离辐的能量。换而言之，只要确定组织中所吸收的电离辐射的能量，就能正确地评估放射治疗的疗效和副作用。因此，放疗剂量的精确测量至关重要，它是保证放疗疗效及规避放射性损伤的基本依据及基础保障。剂量测量一方面可以监督机器的运行情况，另外一方面可消除临床应用的安全隐患，避免放射事故的发生。

第三节　放射治疗剂量学测量内容及用途概述

放射治疗剂量学测量主要包括射线束及射野剂量学数据，射野及机械运动有关的几何数据（如机架、准直器、治疗床等运动范围和方向），放射源的几何直径，放射源至等中心距离（SAD），源至挡块托架距离（STD），源至准直器距离（SCD），电子束的有效源皮距（effective SSD），在 SAD 或标称源皮距处的射野几何大小，楔形板的规格、方向及楔形野大小等。辐射剂量学数据测量主要有以下三类：①直接测量的并经过归一处理的剂量学数据，包括各种方野的射野中心轴上水模体内百分深度剂量（PDD）、各种方野在不同深度处的射野离轴比、各种方野的准直器散射因子（Sc）和模体散射因子（Sp）、参考射野在 SAD 或 SSD 处的输出剂量率，以及楔形野的楔形因子、挡块托架因子等；②由上述直接测量数据（如 PDD 等）推导出的剂量学数据，如组织空气比（TAR）、组织最大比（TMR）等，这些数据可以在系统配置前由物理师准备好或由系统配置后自动生成；③计划计算数学模型所需的一些参数和系数，它们不仅与射线种类和能量有关，而且随机器而不同，必须从已测的数据中推导和模拟，模拟过程应反复多次，直到用模型计算的特定剂量分布与已测的剂量分布基本符合。

第三章　常见剂量测量设备

第一节　静电计与电离室探测器

放射治疗绝对剂量测量是放射治疗设备质量控制中非常重要的项目，治疗水平电离室静电计（以下简称剂量计）用于辐射剂量学的量值传递以及医学放射治疗、工业、农业和科学研究中辐射剂量的测量。它由电学测量单元（静电计）和电离室组成，如图3-1所示。

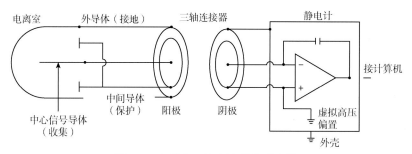

图 3-1　电离室、静电计原理示意图

静电计的功能是测量电离室信号的输出，同时提供电离室所需要的极化电压。电离室空腔内充有适当的气体（该空腔可以是非密封或密封状态）。电离室空腔与收集电波之间附加一定高压形成电场，电离室受到电离辐射照射时，电离室的室壁中产生次级电子进入电离室的空腔，使电离室空腔内的气体电离，离子在电场作用下向两极运动，到达收集极的离子被收集，形成电离电流信号输出给静电计，将其信号转化为可以读出的形式进行显示。放射性检验源装置主要用于检验剂量计的响应有无变化，有时也用于产生剂量计灵敏度调整的参考信号。

一、静　电　计

（一）静电计原理

静电计是用来测量微电流的装置，测量电流可为 10^{-9}A 或者更小。与电离室连接的静电计是具有高增益、负反馈的运算放大器，它通过反馈电路上的标准电阻器或标准电容器测量电离室中的电流或某一固定时间间隔内收集的电荷量，如图3-2所示。

（二）静电计性能要求

静电计应全面满足有关标准的要求。国际电工委员会在 2011 年 IEC 60731 号报告中规定了放射治疗剂量计（也称静电计或剂量仪）的性能要求，旨在测量放射治疗中光子、电子、质子或重离子在照射野中对水或空气比释动能的吸收剂量（及其剂量率和空间分布）。该标准不包含放疗设备中自带的剂量监测系统及用于近距离放射治疗源校准和稳定性检查装置的井型电离室。上述标准适用于以下类型的剂量计：

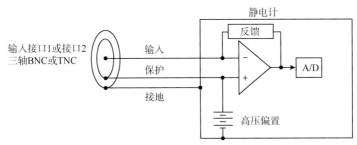

BNC. BNC 连接器（bayonet neill-concelman，BNC）
TNC. 螺纹连接器（thread neill-concelman，TNC）
图 3-2　静电计结构示意图

1. **工作级（field-class）剂量计**　一般用于患者体表或者腔内的剂量监测。

2. **参考级（reference-class）剂量计**　一般可用于对工作级剂量计的校准。

3. **扫描级（scanning-class）剂量计**　通常用于扫描系统（如自动扫描水箱）测量相对剂量分布。

在我国，国家质量监督检验检疫总局 2010 年发布的《治疗水平电离室剂量计检定规程（JJG 912—2010）》，剂量计分为标准剂量计（经基准装置检定合格，并用于检定工作剂量计的剂量计）和工作剂量计（使用标准剂量计检定合格的，用于日常剂量测量的剂量计）。治疗水平剂量计的主要技术指标见表 3-1。

表 3-1　治疗水平剂量计的主要技术要求

项目	标准级剂量计	工作级剂量计	项目	标准级剂量计	工作级剂量计
测量重复性	0.20%	0.50%	X、γ 能量响应	±4.00%	±4.00%
示值非线性	±0.5%	±0.5%	漏电（零点漂移）	±0.5%	±1.00%
长期稳定性	±0.5%/年	±1.00%/年	电离室旋转影响	±0.5%	±0.5%
X 能量响应	4.00%	4.00%			

（三）静电计测量重复性

此项检定可以在 X、γ 射线稳定参考辐射场中或检验源装置中进行。在相同测量时间间隔内，测量 10 个仪器读数。测量读数应在所使用量程的 10%～20%，按如下公式计算出的相对标准差不应大于表 3-1 的要求。

$$V = \frac{1}{\overline{R}} \sqrt{\frac{\sum_{i=1}^{10}(R_i - \overline{R})^2}{10-1}} \times 100\%$$

式中，R_i 为第 i 次仪器的读数；$\overline{R}$ 为 10 次仪器读数的平均值。

（四）示值非线性

剂量计的示值非线性，有效量程范围中任意一点与参考点之间的相对误差应不大于表 3-1 要求。

（五）长期稳定性

剂量计的长期稳定性，以参考辐射质和 ^{60}Co 的校准因子为考核依据。两次检定之间校准因子的变化应不超过表 3-1 的规定值。

$$\frac{N'_C - N_C}{N_C} \times 100\%$$

式中，N'_C，不小于 6 个月的上次检定校准因子；N_C，本次检定校准因子。

（六）能量响应

剂量计的能量响应主要取决于电离室。

计算指型电离室能量响应时，以中能 X 射线参考辐射质下的响应为参考值，X 射线能量响应的值应包括半值层（HVL）在 2mm Al～3mm Cu 这段内的至少 5 个测量点，且应包括最高和最低点，能量响应不应超过表 3-1 的要求。

平板电离室能量响应以低能 X 射线参考辐射质下的响应为参考值，能量响应在 HVL 为 0.05～2mm Al 的范围内不应超过表 3-1 要求。

（七）漏电（零点漂移）

除按生产厂家规定的方法检查漏电外，还应检查辐射后漏电。使放射源照射电离室，将剂量计置于测量状态，待其读数达到某一值 M 时，使辐射源停止辐照电离室，并开始计时，至少 5min 后，同时记录剂量读数值 M_1 和测量时间间隔 t，仪器辐照后漏电 I_t，公式为

$$I_t = \frac{M_1 - M_0}{t}$$

辐照后漏电应不大于表 3-1 中的要求。

（八）电离室旋转影响

将指型电离室安放在 X 射线参考辐射场中进行检测。辐射场电离室带标记方向正对辐射源为参考方向，记为 0°；选择在电离室绕其中心轴旋转 0° 和 270° 进行测量，其响应变化不应大于表 3-1 的要求。

二、电　离　室

电离室（图 3-3）是一种探测电离辐射的气体探测器，利用电离效应测量电离辐射，又称离子室。电离室的基本结构由外部导电室壁和中心收集电极组成，室壁内是充满气体的空腔。室壁和收集电极之间由高绝缘材料分隔开，这样可以使电离室在加上极化电压时漏电流减小。为了使收集到的电离离子全部形成电离电流，减少漏电损失，在收集极和室壁之间增加了保护极。电离室随着极化电压增加，工作状态从复合区、饱和区、正比区、盖革-米勒区（Geiger-Müller区）一直变化到连续放电区，如图 3-4 所示。而电离室是通常工作在饱和区的气体探测器，因而饱和区又称电离室区。选择适当的极化电压，电离室复合效应可被忽略，也没有碰撞放大效应产生，此时可认为射线产生的初始离子对恰好全部被收集，形成电离电流。该电离电流正比于射线强度，测量该电流即可以得到电离辐射强度，电离室电流可以用一台灵敏度很高的静电计测量。

电离室空腔内的气压近似一个大气压，其灵敏度正比于空气体积，因而这个体积又称"灵敏体积"。随着电离室体积增大，灵敏度增高。

电离室的响应（灵敏度）正比于空气比释动能率（照射量率），而不受其他影响，如不随能量变化而变化，不随温度变化而变化等。但是由于电离室不能完全等效于空气，当辐射能量改变后，电离室响应（灵敏度）也随之改变，这种特性称为能量响应，如图 3-5 所示。

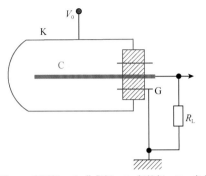

V_0. 高压；K. 高压极；C. 收集极；G. 保护极；R_L. 负载电阻

图 3-3 空气电离室的基本结构示意图

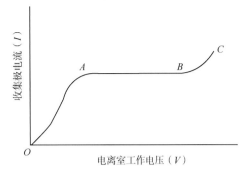

OA 段为复合区，AB 段为饱和区，BC 段为正比区、盖革-米勒区等

图 3-4 电离室饱和特性曲线

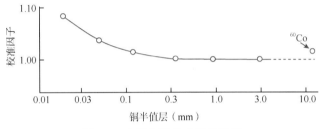

图 3-5 电离室能量响应示意图

在加速器辐射和空气相互作用中，加速器光子不能直接引起电离，而是通过光电吸收、康普顿散射和电子对生成作用损失能量，产生次级电子。加速器的初级电子虽然引起电离，但是引起空气电离主要的还是次级电子。加速器光子或初级电子在与物质的作用中首先产生次级电子，而对于电离室，进入电离室空腔的次级电子主要在室壁中产生。由于壁材料的密度比空气大得多，产生的电子也多，因此随着壁厚的增加，进入电离室空气灵敏体积的次级电子增加，当电离室壁厚度增加到一定程度，电离室壁对次级电子的阻挡作用开始明显，并最终使得进入灵敏体积的次级电子能量数和逃出灵敏体积的次级电子能量数相等，我们便称这种状态为"电子平衡"，或称"电子建成"。广义上，所谓电子平衡，是指进入测量体积单元的次级电子能量等于离开该体积单元的次级电子能量。当射线能量高时，次级电子能量也高，穿透材料厚度增大，达到电子平衡的厚度也增大。一般来说，只要包围收集体积空气的材料厚度大于次级电子最大射程，电子平衡条件就可基本满足。对于常用辐射，要达到带电粒子平衡，所需的介质厚度为其产生的次级电子射程。

电离室种类繁多，按照介质种类，电离室可分为空气电离室、液体电离室和固体电离室等；按照测量方法分为脉冲型电离室和电流型电离室。除了上述分类，还可按照应用、辐射种类、形状、气体种类和压力、测量对象、测量的校准量等分类。如吸收剂量电离室、电子束电离室、高气压井型电离室、α脉冲电离室、补偿型中子电离室、放射治疗辐射测量用（治疗水平）电离室等；按照测量剂量率或剂量大小可以分为治疗水平电离室、诊断水平电离室、防护水平电离室、环境水平电离室。下面介绍一些比较常见的电离室。

（一）壳电离室

电离室测量体积在 $0.1 \sim 1.0 cm^3$，由装在支持杆上硬的外电极包围。测量体积通常围绕支持杆呈轴对称，使用时对称轴垂直于辐射束的轴线。壳电离室有两类，即指型电离室（图 3-6）和球形电离室（图 3-7）。指型电离室外电极为硬的圆柱形状，一端封闭，另一端装在支持杆上。球形电离室的外电极是硬的球形壁装在支持杆上。

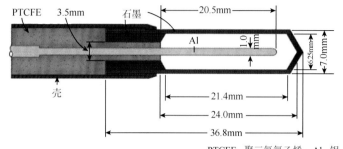
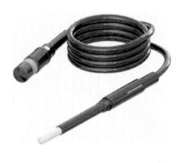

PTCFE. 聚三氟氯乙烯；Al. 铝

图 3-6　指型电离室结构示意图

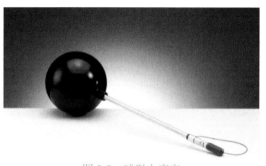

图 3-7　球形电离室

不同生产厂商制造的指型电离室，其灵敏体积通常在 $0.1\sim1cm^3$。一般来说，电离室内气腔长度不超过 25mm，气腔内直径不超过 7mm。用作室壁的材料一般是低原子序数 Z（即组织或空气等效）材料，室壁厚度低于 $0.1g/cm^2$。在空气中用 ^{60}Co 射线来校准电离室时通常需要加上平衡帽，其厚度大约为 $0.5g/cm^2$。

（二）平行板电离室

平行板电离室（图 3-8）由两个平板室壁组成，其中一个作为入射窗，形成极化电极，另一个作为后壁，形成电荷信号的收集电极，同时它也作为防护环系统。后壁通常是一块导电塑料，或者是涂有一层薄石墨导电层的绝缘材料（通常是有机玻璃或聚苯乙烯），形成收集电极和保护环，平行板电离室的原理见图 3-9。

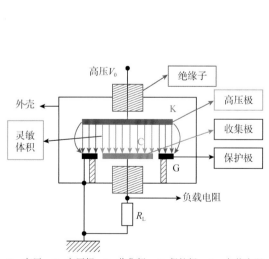

V_0. 高压；K. 高压极；C. 收集极；G. 保护极；R_L. 负载电阻

图 3-8　平行板电离室结构示意图

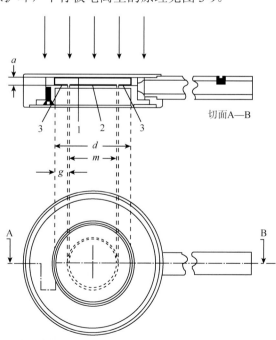

1. 极化电极；2. 测量电极；3. 保护环。a. 气腔的高度；d. 极化电极的直径；m. 收集电极的直径；g. 保护环的宽度

图 3-9　平行板电离室原理图

电离室测量体积通常在 $0.01 \sim 0.5 \mathrm{cm}^3$（如 SNC350p 测量体积为 $0.388 \mathrm{cm}^3$），由两平行电极包围。使用时两平行电极面垂直于辐射束的轴线。

IAEA（国际原子能机构）等国际组织建议，对电子束射线质（R_{50}）$\leqslant 4 \mathrm{g/cm}^2$ 或表面平均能量（$\bar{E}_0$）$\leqslant 10 \mathrm{MeV}$，建议使用平行板电离室对吸收剂量进行测量；$\bar{E}_0 < 5 \mathrm{MeV}$ 时，剂量测量则必须使用平行板电离室；电子束 $\bar{E}_0 > 10 \mathrm{MeV}$，平行板电离室和指型电离室都适用于吸收剂量测量。平行板电离室由于室壁扰动因子的不确定性较大，一般不用于 X 射线吸收剂量测量。

平行板电离室空气吸收剂量校正因子的校正可以在用户现场通过与一个已知 N_D 值的指型电离室比对得出。方法有三种：①应用高能电子束在标准水模体中进行比对；②应用 $^{60}\mathrm{Co}$ γ 射线在标准水模体中进行比对；③应用 $^{60}\mathrm{Co}$ γ 射线在空气中进行比对。

在平行板电离室校准中需要注意电离室的摆位。IAEA 381 号报告介绍了两种方法：①直接将电离室有效测量点置于参考深度处；②将电离室中心点置放于参考深度处，引入位置转换因子进行校正。由于第二种方法可能会增加校准的不确定性，故推荐第一种方法。

（三）尖点电离室

尖点电离室用于测量设备电离辐射的参考剂量、场剂量和扫描剂量。尖点电离室是小照射野剂量测量的理想探测器，适用于术中放疗（IORT）、调强适形放疗（IMRT）、立体定向放射治疗。在任何方向上，均可以高空间分辨率测得相对剂量分布。可在水、空气、固体模体中使用。尖点电离室的原理如图 3-10 所示，图中 A 显示一个空气球，中心有一个空腔，外壁的厚度可以实现空腔内部电子平衡，壁厚必须等于或大于壁中释放电子的最大范围。由于实心的空气等效外壳密度远大于自由空气的密度，尖点中电子平衡所需的厚度大大减小。

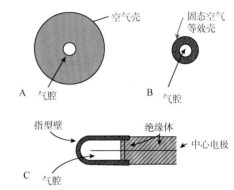

A. 空气壳和气腔；B. 固态空气等效壳和气腔；C. 尖点电离室

图 3-10 尖点电离室原理图

尖点电离室的构成见图 3-11（如 SNC125C）。与传统的指型 $0.125 \mathrm{cm}^3$ 电离室相比，SNC125C 采用了将电离室腔体积拉长、变薄的设计，减少了离轴比曲线和百分深度剂量线测量过程中高剂量梯度区域的扰动。其他产品如 PinPoint Model 31014 尖点电离室和 CC01 尖点电离室，如图 3-12 所示。

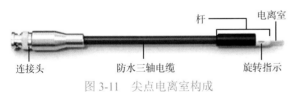

图 3-11 尖点电离室构成

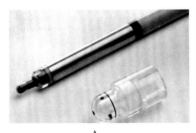
A

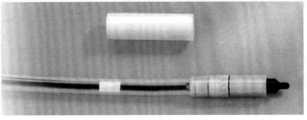
B

图 3-12 PinPoint（A）与 CC01（B）尖点电离室

（四）电离室主要性能

为保证电离室的测量精确度，除定期送至国家标准实验室校准外，电离室本身的固有特性也会对测量结果产生影响，在实际工作中需要对测量结果给予必要的修正，电离室的主要性能指标见表 3-2。

表 3-2　治疗水平电离室的主要性能指标

主要性能	指标参数
漏电流	受电离辐射照射前，5min 内漏电流应小于 10^{-14}A；照射后，内漏电流应 1min$<5\times10^{-13}$A 和 5min 内$<10^{-13}$A
重复性	^{60}Co 照射 5Gy，读数重复性应在 0.5%以内
朴效应	10cm×35cm 照射野，电离室主轴与野长轴平行，照射后的读数与照射野旋转 90°后的读数差别应<0.5%
能量响应	电离室对中低能 X 射线（半价层 2mm Al 到 4mm Cu）的响应与 ^{60}Coγ 射线（测量时戴平衡帽）的响应系数差别<5.0%
角度依赖性	指型电离室沿其主轴旋转，角度依赖性应<0.5%
极化效应	X（γ）光子辐射条件下，改变电离室收集极极性，电离室响应差别应<0.5%
收集效率	用"双电压"法测量直线加速器 X 射线辐射场，剂量率为 4Gy/min，收集效率应>99.5%
环境影响	非密闭性电离室的灵敏体积，应在 1h 内达到与环境的热平衡

三、治疗水平电离室剂量计实验室的校准

剂量基准是统一量值的最高依据，也是与其他国家量值保持等效的接口。各种类型剂量仪器校准因子的校准（calibration）必须追溯到国家基准。基准标准是允许根据一个量的定义，确定其单位的最高计量品质的正式文件，该标准的准确性已经通过和其他同等级机构的标准相比较而得到了验证。基本标准是由全世界 20 个国家的初级标准剂量实验室（PSDL）共同制定。

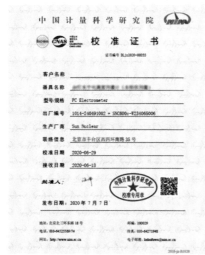

各国一级标准剂量实验室之间经常对基本标准进行比较，并且也同国际计量局（BIPM）进行比较，这样可以在国际上规范和统一剂量测定标准。

对于在医院内作为放疗中辐射束校准使用的电离室，必须根据基本标准（直接或间接的）进行标定。基本标准并非用来作为常规校准，它始终代表该物理量的单位。一级标准剂量实验室为次级标准剂量实验室（SSDL）校准二级标准剂量计，而次级标准剂量实验室则为剂量计使用单位校准参考剂量计，如医院中使用的治疗级电离室。

我国剂量基准机构是中国计量科学研究院（National Institute of Metrology，NIM）。当前我国计量机构有能力进行治疗水平电离室剂量计的照射量、空气比释动能、水吸收剂量的量值溯源。我国规定治疗水平电离室剂量计应该每年校准一次（图 3-13）。

图 3-13　治疗水平电离室剂量计校准证书

四、剂量仪应用流程简介

以 PC Electrometer 剂量仪为例，依据使用手册，介绍剂量仪的应用流程。

（一）PC Electrometer 剂量仪简介

PC Electrometer 是一款参考级剂量仪，双通道、计算机控制可存储数据，配合 SNC 1D

Scanner 一维水箱可测量 PDD，如图 3-14 所示。

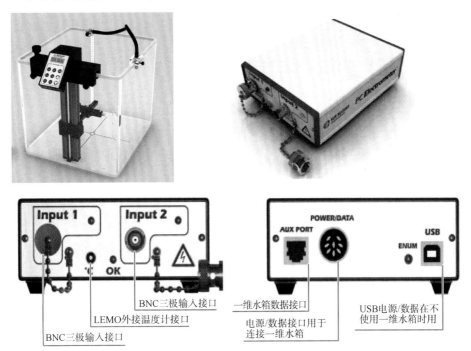

图 3-14　PC Electrometer 外观图及接口说明

（二）硬件信息

PC Electrometer 为双通道剂量仪，可根据需要选择连接一个或两个电离室进行测量，连接正常无误后，剂量仪状态灯 USB ON 亮起。

（三）电离室信息设置

1. 在 Input 1 中单击 none＞New 新建，如图 3-15 所示。

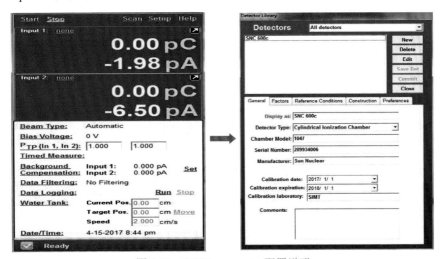

图 3-15　PC Electrometer 配置说明

2. 参照剂量仪校准报告将必要信息输入完成后单击 Save Det＞Commit，设置完成。

（四）测量前的设置

1. 单击 Input1 中 none 选择要使用的电离室探头，剂量仪将自动加偏压，完成后 Ready 状态显示。

2. 单击 Rtp 选择 Automatic，单击 Temp 选择 Manual，单击 Press 选择 Manual，输入实际的温度气压。

3. 转换剂量单位电荷量或剂量单位，单击图示。

4. 单击 Set 测量本底，选取 30s 等所需测量时间。

5. 单击 Start，出束测量。

6. 将测量的 Mq 值输入 IAEA398 号报告或 IAEA277 号报告提供的公式中，计算测量结果。

第二节　阵列测量仪

阵列测量仪多采用半导体或空气电离室，是目前临床常用的测量设备，以矩阵平面或者特定形状排布，来替代传统的胶片，完成相关计划验证和机器质控等工作。不同厂家的产品在探测器形状、数量、尺寸、建成材料厚度等方面略有区别，下面就市面上常见的阵列测量仪做相应介绍。

一、二维阵列测量仪

二维阵列测量仪的所有探测器排布在同一平面，根据完成的工作不同分为二维阵列计划验证测量仪和二维阵列质控测量仪。用于患者计划验证测量的探测器如 SNC 的 MapCheck3 矩阵、PTW OCTAVIUS1500 型矩阵、IBA 的 MatriXX 矩阵和 RAYDOSE 的 2DMap 等；用于设备日常质控的晨检仪，如 SNC 的 Daily QA3、PTW 的 QuickCheck、IBA 的 myQA Daily、Standard Imaging 的 Beam Checker 以及 RAYDOSE 的 MC-Ⅲ等；用于加速器设备的 QA，如 SNC 的 IC Profiler、PTW 的 Star Check、Standard Imaging 的 QA CrossChecker 和 RAYDOSE 的 Beam Check 等。

（一）二维阵列计划验证测量仪

1. 常规二维阵列计划验证测量仪　常见测量仪如图 3-16 所示，多用半导体探测器或电离室探测器。半导体具有体积小、角度依赖性低等特点，但是半导体探测器受射线照射后，相对空气电离室探测器易衰减，需要定期对探测器做响应校准。电离室稳定性较好，不易受射线影响，但是由于加工工艺问题一般无法做到像半导体探测器那样微小体积，因此方向性相对半导体探测器较差。

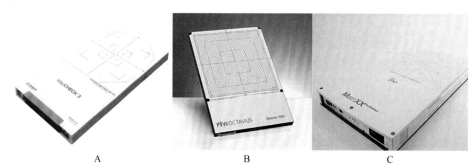

A　　　　　　　　　　B　　　　　　　　　　C

A. SNC MapCheck3；B. PTW OCTAVIUS 1500；C. IBA MatriXX

图 3-16　几种常见的二维阵列计划验证测量仪

计划验证之前需要对探测器矩阵进行相对剂量矩阵校准和绝对剂量校准。矩阵校准是用来校准各个探测器的剂量响应。电离室探测器二维阵列计划验证测量仪由于稳定性较好，一般无须用户现场校准，出厂会自带矩阵校准文件，应用时将文件关联即可。但是，一般建议每 2 年左右重新校准矩阵以保证探测器的剂量测量准确性。而半导体探测器二维阵列计划验证测量仪一般需要用户现场用自己的加速器进行矩阵校准。矩阵相对剂量校准完成后进行绝对剂量校准，标定后才能保证探测器绝对剂量测量准确。

使用时将固体水和测量仪组合放置，扫描获取 CT 图像的计划移植模体，将设计好的放疗计划移植到扫描的测量仪模体，将探测器平面对应的平面剂量导出，将测量仪固体水代替患者放置加速器下，相同摆位条件辐射探测器，探测器会采集相应平面剂量，采集数据参考对比对应层面计划系统导出的平面剂量信息，通过距离误差或 γ 分析等方法获得相应通过率，以此代表整个计划体积内的剂量通过率。区别于胶片计划验证，二维阵列计划验证测量仪剂量点数量，一般为固定数目。除计划验证外，此类二维阵列测量仪也可完成部分设备质控功能，如测量平坦度对称性等。

目前商用的几种二维阵列测量仪厂家主要有 SNC、PTW、IBA 和 RAYDOSE 等公司，本章就其主要功能分别做简单介绍，主要参数详见表 3-3。

表 3-3　二维阵列测量仪参数对比表

项目	MapCheck3	OCTAVIUS 1500	MatriXX™	2DMap
类型	半导体	电离室	电离室	电离室
探测器数量	1527	1405	1020	1261
有效测量面积	32cm×26cm	27cm×27cm	24.3cm×24.3cm	26cm×26cm
灵敏区体积	0.48mm×0.48mm^2	4.4mm×4.4mm×3mm	4.5mm×5mm（0.07cm^3）	3.14mm×2.8mm×4.6mm
灵敏度	15 nC/Gy	2 nC/Gy	2.4 nC/Gy	
探测器固有建成（等效水）	15mm	7.5mm	3.1mm	
主板重量	5.6kg	2.4kg	约 10kg	约 3.6kg

（1）SNC MapCheck3 测量仪：采用 1527 个半导体探测器阵列分布，探测器有效测量面积 0.48mm×0.48mm，灵敏度约 15nC/Gy（纳库仑/戈瑞），测量范围 32cm×26cm。表面固有建成等效水（1.5±0.1）g/cm^2，背向散射厚度等效水（1.8±0.1）g/cm^2，支持非均整（FFF）模式。除计划验证外，可完成 MLC 到位精确度、星形野测试、平坦度对称性、射束稳定性等机器质控功能。初次使用须根据说明书指示对所有探测器进行响应能力矩阵校准和绝对剂量校准，后期须定期校准，保证测量准确性。

（2）PTW OCTAVIUS 1500 型测量仪：采用液态电离室排布，PTW 1500 型测量仪采用 1405 个有效测量体积 0.06cm^3 的探测器，尺寸 4.4mm×4.4mm×3mm，探测器偏电压+1000V，测量重复性≤±0.5%，中心探测器零漂≤2mGy/min，长期稳定性≤±1%/年，支持 FFF 模式，测量范围 27cm×27cm，表面固有建成等效水 7.5mm。

（3）IBA 的 MatriXX 测量仪：采用 0.08cm^3 的圆柱形空气电离室，探头高度 5.0mm，直径 4.5mm，探头间距 7.62mm，探测器体积 80mm^3，灵敏度 2.4nC/Gy，剂量率范围 0.02～12Gy/min，剂量率依赖＜±1.0%，偏转电压（500±30）V，等效水深度 3.1mm，探测器数量 1020 个，测量范围 24.3cm×24.3cm。MatriXX 通过网线将测量矩阵和机房外计算机等控制设备连接。另外有支持 FFF 的高剂量率版本 MatriXX FFF，探测器高度 2.0mm，直径 4.5mm，探测器体积 32mm^3，灵敏度 1.4nC/Gy，支持最大剂量率 48Gy/min。

（4）RAYDOSE 2D Map 测量仪：采用 126 个直径 5.6mm，高度 4.8mm 的空气电离室。电离室间距（中心到中心）7.07mm，电离室间隔距（边距）1.5mm，测量范围是 0.2～

14Gy/min。

2. 二维阵列计划验证测量仪的使用　一般步骤如图 3-17 所示。

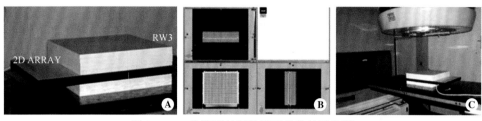

图 3-17　二维阵列计划验证测量仪使用步骤

（1）将二维阵列计划验证测量仪上下各放置一定厚度固体水，一般使得测量仪探测器有效层面取等效水深 50mm。将组合式模体进行 CT 图像扫描获得等效替代患者的验证模体。

（2）将设计好的计划机架角度归零后，移植到步骤（1）中获得的模体中，照射野中心设置在测量仪探测器有效测量层面的中心，不改变 MLC 等子野信息重新计算体积剂量，一般取中心位置冠状层面作为剂量参考层面，将剂量文件导出由分析软件打开待分析，验证计划传至加速器待执行。

（3）采用计划设计摆位条件将步骤（1）中的模体摆放于加速器治疗床，执行步骤（2）中的验证计划，将分析软件采集数据与步骤（2）的参考剂量分析比对。

（4）SNC 剂量验证软件数据分析界面如图 3-18 所示，左侧显示实际测量剂量分布，右侧为计划系统计算剂量分布。分析方法一般为位置误差分析（DTA）、剂量误差分析、γ 分析。根据国家癌症中心/国家肿瘤规范化诊治质控中心 2019 年发布的《调强放疗剂量验证实践指南》建议，应使用 γ 分析方法的全局归一，参考点设置为最大剂量点或高剂量坪区内的其他点，屏蔽低于参考点 10% 的低剂量区域，剂量误差 3%，位置误差 2mm。

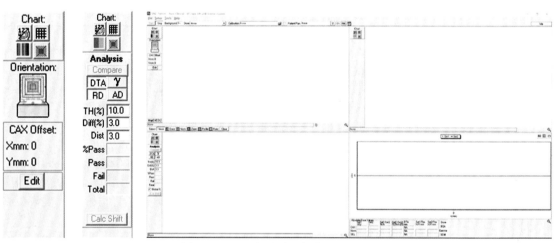

图 3-18　SNC 剂量验证软件分析界面

二维阵列计划验证测量仪做计划验证时应将机架角度归零，但在新的指南中已经不建议采用机架角度归零的方法，而是建议使用实际计划设置的机架角度验证剂量分布；二维阵列计划验证测量仪结合相应模体（图 3-19），可以进行无需机架归零的计划验证，或者结合相应的支架（图 3-20）悬挂在机头，保证不同角度射束可以垂直入射测量仪进行测量。

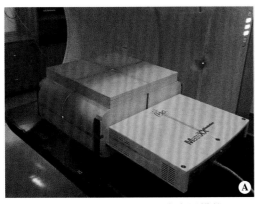
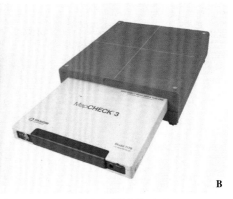

图 3-19 MatriXX 配合专用模体（A）和 MapCheck3 配合专用模体（B）

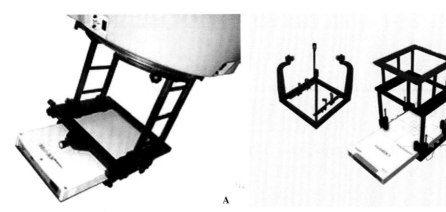

图 3-20 悬挂机头测量支架 MatriXX（A），MapCheck3（B）

3. SBRT 或 SRS 等小野治疗技术验证的阵列测量仪 此类测量仪多采用有效测量体积或有效测量面积较小的探测器（图 3-21～图 3-23），分辨率较传统二维阵列计划验证测量仪高，用来测量 SRS 或 SBRT 等小野技术的治疗计划，如 SNC 的 SRS MapCheck 测量仪、PTW 的 1600SRS 测量仪和 IBA myQA SRS 测量仪，参数对比见表 3-4。

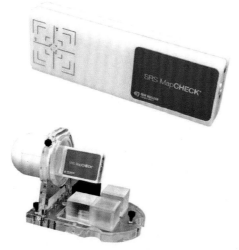

图 3-21 SNC SRS MapCheck 和 StereoPHAN 模体

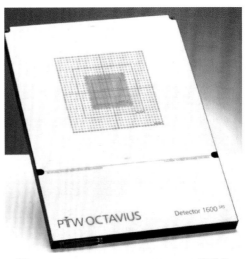

图 3-22 PTW OCTAVIUS 1600SRS 测量仪

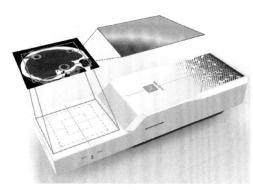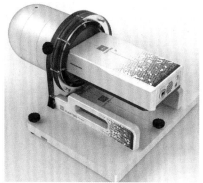

图 3-23　IBA myQA SRS 测量仪及模体

表 3-4　三种 SRS 专用测量仪参数

参数	PTW OCTAVIUS® 1600 SRS	Sun Nuclear SRS MapCheck®	IBA myQA SRS
探测器技术	充液型电离室	半导体	固态传感器阵列
探测器数量	共 1521 个/中心区域 729 个	1013 个	105 000 个
探测器分布	15cm×15cm/中心区域 6.5cm×6.5cm	7.7cm×7.7cm	12cm×14cm
探测器间距	2.5mm（中心区域），5.0mm（外部区域）	2.47mm 对角线，3.5mm（中心距）	相邻探测器中心间距 0.4mm
验证类型	2D 和 3D（配合 OCTAVIUS 4D）	2D，3D	2D，3D
非共面射束	支持，3D	支持，3D	支持，3D
验证多目标 SRS	支持，3D（配合 OCTAVIUS 4D 非常流利）	支持，3D	支持，3D
患者 QA & 机器 QA	是	是	是
是否无线	否	否	无线

（1）SNC SRS MapCheck 测量仪：采用 1013 个 SunPoint 二代半导体探测器，探测器灵敏度为 15nG/Gy，分辨率达 2.47mm，采样时间 50ms。固有建成和背向散射等效水 2.75cm，支持 FFF 模式，测量范围 77mm×77mm，外形尺寸 320mm（L）×105mm（W）×45mm（H），可搭配 StereoPHAN 模体（图 3-21）实现机架角度无需归零的剂量测量。StereoPHAN 模体矩阵测量区域是一个配合 SRS MapCheck 测量使用的圆柱形模体，圆柱形模体可以夹持矩阵平板旋转任意角度，实现任意层面剂量等的信息采集。模体后固定的方格凹槽可放置 85mm 立方体适配插件，实现胶片测量、电离室点剂量测量、图像配准验证、MRI 质控等功能。另外还可配合头部框架实现 γ 刀等特殊治疗设备的计划验证功能。初次测量须校准探测器响应的矩阵校准和绝对剂量校准后应用。

（2）PTW OCTAVIUS 1600SRS 测量仪（图 3-22）：采用 1521 个微型液体电离室矩阵，探测器尺寸 0.5mm（H）×2.3mm（W）×2.3mm（D），探测器体积 3mm³，偏转电压 1000V，非线性≤±0.5%，长期稳定性≤±1%/年，预热时间 15min。最大照射野 10cm×10cm，中心 5.5cm 区域分辨率达到 2.5mm，外周区域分辨率 5.0mm，固有建成等效水 9mm。初次使用须关联出厂自带探测器响应矩阵校准文件，然后校准绝对剂量后使用，后期须定期重新校准，保证测量准确性。搭配 OCTAVIUS 旋转模体可实现 360°旋转测量。

（3）IBA myQA SRS 测量仪：采用固体传感器阵列，均匀分布，中心间隔 0.4mm，总探测器达到 105 000 个，探测面积达到 12cm×14cm，配合专用模体可以进行 3D 剂量分布的测量。

（二）二维阵列质控测量仪

1. 二维阵列晨检测量仪 加速器等射线设备日检用二维阵列晨检测量仪（简称晨检仪），如图 3-24 所示。晨检仪构造相对验证用的二维阵列测量仪简单，探头数量少，主要用于加速器等设备日常快速晨检，测量设备剂量、平坦度、对称性、光野一致性等参数，以快速方便地掌握设备的日常情况，保证日常治疗的准确性，预警设备故障发生，几个厂家的晨检仪对比（表 3-5）。

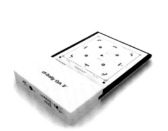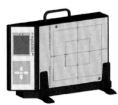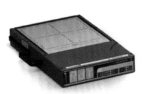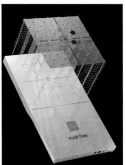

图 3-24 常见晨检仪（从左到右依次为 SNC Daily QA3、PTW Quick Check、SI BeamChecker、IBA MyQADaily）

表 3-5 4 种晨检仪的基本参数比较

基本参数	SNC	PTW	SI	IBA
测量照射野				
10cm×10cm	无	有	无	有
20cm×20cm	有	有	有	有
测量方式				
独立采集	无	有	有	有
与计算机连接	有	无此功能	有	有
附加监测内容	照射野范围监测	剂量率，射线质	能量识别	剂量率，射线质
离线重复测量	无此功能	有	有	无
机载显示屏	无此功能	所有监测结果	能量及代码	无
能量测量范围	光子（^{60}Co 至 25MV）	光子（^{60}Co 至 25MV）	光子（^{60}Co 至 25MV）	光子（^{60}Co 至 25MV）
	电子（6~25MeV）	电子（4~25MeV）	电子（6~25MeV）	电子（4~25MeV）
电离室数量	13	13	8	125
半导体数量	12	无	无	

SNC 初次测量须关联出厂自带探测器响应矩阵校准文件，然后校准绝对剂量后使用，后期须定期重新校准以保证测量准确性。Daily QA3 晨检仪采用半导体和空气电离室结合的方式，由 12 个半导体探测器和 13 个空气电离室组成。可自动测量温度气压，可实现对中心点剂量、平坦度、对称性、光野一致性、射线质等参数测量，支持 FFF 模式。结合数据库存储软件可实现趋势分析功能。

PTW QuickCheck 晨检仪由 13 个空气电离室构成，有 13 个探测器。自动测量温度气压，可实现中心点剂量、平坦度、对称性、射线质等参数的测量，配合相应模块支持 FFF 模式。PTW 晨检仪采用无线设计，自带液晶显示屏，测量完成直接显示结果。

趋势分析需要将晨检仪连接计算机，将数据下载之后分析。初次使用须根据加速器标定晨检仪，无需矩阵校准信息。

Standard Imaging（SI）Beam Checker 晨检仪采用 8 个空气电离室，有效体积 0.6cm^3。自

动测量温度气压，可实现中心点剂量、平坦度、对称性、射线质等参数的测量，支持 FFF 模式，需将数据下载到计算机以观察分析测量结果。

IBA MyQA Daily 采用 125 电离室，中心轴上有 31 个电离室，可以进行绝对剂量测量，平坦度、对称性、照射野中心、照射野尺寸等的分析。

2. 二维阵列质控测量仪　二维阵列质控测量仪可以替代三维水箱系统部分功能，由于其探测器数量较多，可以测量二维层面的平坦度、对称性等射束性能参数，配合固体水可测量不同深度处的参数，在二维层面上对于离轴剂量曲线等参数的分析精确度基本可达到三维水箱的测量精确度。其重量和体积远远小于三维水箱系统，且操作简单，使用方便，多被用于加速器等设备的日常质控和维修后的快速检测。此类阵列测量仪和验证用的测量仪类似，使用前要对设备做针对探测器响应的相对校准和绝对剂量校准。

常见的加速器二维阵列质控测量仪有 SNC 的 IC Profiler 测量仪、PTW 的 Star Check 测量仪、Standard Imaging 的 QA CrossChecker 测量仪。它们多用于普通加速器的质控分析，探测器分布均采用"米"字形分布，一次测量可完成左右、进出、对角线方向的数据采集分析工作，详细参数见表 3-6。

表 3-6　3 个厂家的质控测量仪参数比较

产品名称	IC Profiler	Star Check	QA CrossChecker
探测器	空气电离室	空气电离室	空气电离室
探测器数目	251	527	453
分辨率	5mm	3mm	5mm
照射野	32cm×32cm	26cm×26cm	—
探测器深度	9mm	8.5mm	3mm
探测器有效体积	0.046cm³	0.053cm³	0.035cm³
重量	8.8kg	5.5kg	约 10kg

SNC IC Profiler（图 3-25）采用 251 个空气电离室，探测器有效体积 0.046cm³，灵敏度 14.4pC/cGy。探测器成"米"字形分布，测量范围 32cm×32cm，探测器左右和进出床方向分辨率 5mm，对角线方向分辨率 7.1mm，固有建成厚度 9mm。可同时测量左右和进出床及对角线方向的离轴剂量曲线等参数，配合其专用大小的固体水可以实现不同深度的测量。配合专用模体可以测量射线质。配合专用支架可实现悬挂加速器机头的旋转测量。

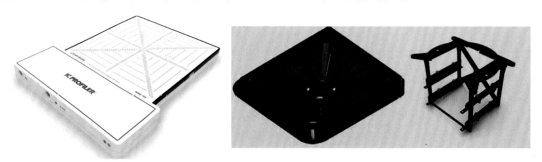

图 3-25　SNC IC Profiler 和射线质模体及机头支架

PTW Star Check（图 3-26）采用 527 个空气电离室，探测器有效体积 0.053cm³，测量范围 26cm×26cm，测量离轴剂量曲线探测器分辨率 3mm，另外还有同系列产品 Star Check maxi（图 3-27），探测器也采用空气电离室，数量达到 707 个，测量范围可以达到 40cm×40cm。

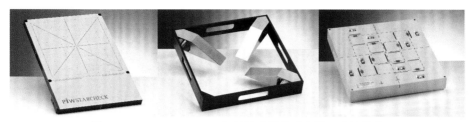

图 3-26　PTW Star Check 和射线质模体及光野一致性模体

Standard Imaging QA CrossChecker（图 3-28）采用 453 个空气电离室，探测器有效体积 0.035cm^3，探测器左右和进出床方向分辨率 5mm，对角线方向分辨率 7.1mm。

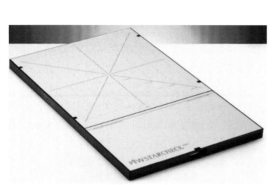

图 3-27　PTW Star Check maxi

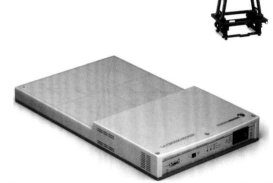

图 3-28　Standard Imaging QA CrossChecker 和测量支架

3. 专用质控阵列测量仪　专门用于 SRS 和射波刀等小野治疗方式的质控阵列测量仪 SRS Profiler（图 3-29），探测器采用 SunPoint 半导体探测器，数量为 125 个，探测器间距 4mm，可采集直径 14.4mm 圆周范围内的数据。配合专门的"鸟笼"支架可用于射波刀的测量工作。另外还有针对 TOMO 的 TOMO Dose 矩阵测量仪（图 3-29），针对 TOMO 治疗机左右方向射束宽、进出床方向射束窄的特点，其测量范围为 53cm×9.8cm，探测器间距左右方向 5.0mm，进出床方向 4~8mm，采用 223 个半导体探测器。可以测量 TOMO 射束的离轴剂量曲线、照射野大小、半影等参数。

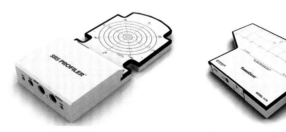

图 3-29　SNC SRS Profiler 矩阵和 TOMO Dose 矩阵

还有一类二维阵列测量仪也是应用在患者计划的计划验证，使用时将其悬挂于加速器等治疗机的机头，通过测量透射线进行剂量分析验证，如 Scandidos 的 Discover 和 IBA 的 Dolphin（图 3-30）。这类设备区别于传统的二维阵列计划验证设备，使用时悬挂于治疗设备机头，无法在计划系统中匹配到对应层面的剂量信息，因此获取的数据无法直接参与数据的分析和比较，需要有对应验证设备来进行信息的传递。

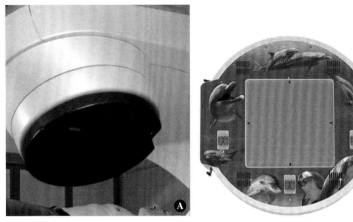

图 3-30　Scandidos Discover 测量仪（A）和 IBA Dolphin 测量仪（B）

Scandidos 的 Discover 采用 4040 个第五代 p-SI 半导体探测器，探测器在 6MV 射束下的衰减大约为 0.04%/kGy，分布范围 195mm×250mm，空间分辨率沿 MLC 运动方向 2.5mm，垂直于 MLC 运动方向 5mm，射线衰减 1%/6MV，重量 10.7kg。测量绝对剂量需要 Delta4 测量仪配合传递剂量，否则测量剂量为相对量，可作为治疗中的剂量检测设备，另外由于其超高密度的探测器分布，可作为 MLC 到位精确度测量设备，到位精确度 0.5mm。IBA 的 Dolphin 采用 1513 个直径 3.2mm、高度 2mm 的通气平行板电离室，探测器分布 24.3cm×24.3cm，中心 15cm 区域探测器分辨率 5mm，重量 12kg。

二、三维阵列测量仪

三维阵列测量仪不但可以得到一定三维体积内的多点剂量，而且可将原治疗计划完整移植，因此是目前主流调强放射治疗的验证方式。主要的三维阵列测量仪如 SNC 的 ArcCheck 测量仪和 Scandidos Delta4 测量仪，如图 3-31 所示，主要参数比较见表 3-7。

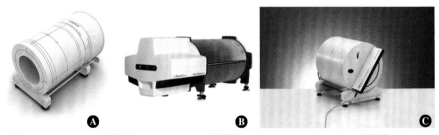

图 3-31　ArcCheck 测量仪（A），Delta4 测量仪（B），OCTAVIUS 4D 测量仪（C）

表 3-7　三维矩阵测量仪参数比较

产品名称	ArcCheck	Delta4	产品名称	ArcCheck	Delta4
探测器类型	半导体	半导体	探测器有效尺寸	0.8mm×0.8mm	0.78mm×0.78mm
探测器数量	1386	1069	照射野尺寸	21cm×21cm	20cm×20cm
探测器分布	螺旋状分布	两个正交平面			

SNC 的 ArcCheck 测量仪采用 1386 个半导体探测器，探测器呈螺旋状分布，形成直径 21cm、长 21cm 的中空圆筒，固有建成 2.9cm，等效水深度 3.3cm，探测器分辨率 10mm，探测器有效面积 0.64mm^2，灵敏度 32.0nC/Gy。中空设计可放置测量插件，如胶片或电离室配套插件，用

于组合胶片的剂量测量分析。ArcCheck 测量仪还可以完成设备的部分质控分析功能，如重复性、机架角度准确性分析等。

Delta4 三维阵列测量仪采用 1069 个半导体探测器，有效面积 $0.78mm^2$，在 6MV 射线下稳定性小于 0.1%/kGy，采用十字正交的设计，其他区域填充聚甲基丙烯酸甲酯（polymethyl methacrylate，PMMA），形成一个直径 22cm、长 40cm 的圆柱体，探测范围长 20cm，探测器分辨率中心区 5mm，外侧 10mm。可以采集十字交叉板范围内的剂量信息。

三、EPID 阵列测量仪

电子射野影像装置（electronic portal image device，EPID）最初的设计目的是应用于患者治疗时的图像引导，纠正摆位误差。近年来随着放疗技术不断发展，放疗质控设备在不断更新，剂量验证方式也在不断发展。随着计算机和数字化成像技术不断发展，EPID 逐渐在计划验证和医用加速器质量控制领域大展身手。

EPID 一般由射线探测板和信号的计算机系统两部分组成，计算机处理系统基本是一致的，目前 EPID 绝大多数应用非晶硅或非晶硒的固体探测器，这两种探测器的优点非常突出，EPID 克服了半导体阵线的最大缺点，可以提供有效的大面积数据采集，数据采集效率及分辨率均非常高，因此其在临床中被大量使用。其中最主要的有：PortalVision aS500/aS1000/aS1200 型号、iViewGT 系统。

以 Vital Beam 加速器自带的 aS1200 型 EPID 为例，其采用非晶硅半导体图像探测器，有效探测范围 43cm×43cm，分辨率 1280×1280，像素尺寸 0.34mm，有效像素点数量达到百万级别，可以支持 2400MU/min 高剂量率模式。越来越多的厂家注意到 EPID 的优势，并开发出相应的产品，用 EPID 作为计划验证和机器质控的载体，采集相应数据，配合分析软件完成数据分析。

目前利用 EPID 做相关数据分析的产品主要是利用 EPID 采集影像，各家原理和实现步骤区别较大，目前市面上较为成熟的产品有 Varian 的 Portal Dosimetry、SNC 的 Suncheck 系统、Math Resolutions 的 Dosimetry Check、Elekta 的 iViewdose、Standard Imaging 的 Adaptivo、RAYDOSE 的 Edose。

单独基于 EPID 影像图像的系统有 Varian 的 Portal Dosimetry，该系统将 EPID 作为二维矩阵，采集通量信息经过校准关联剂量信息，对比分析 EPID 校准层面和计划系统相对应剂量偏差。Math Resolutions 的 Dosimetry Check 和 Elekta 的 iViewdose 都是直接利用 EPID 采集通量信息，通过修正校准后的虚拟模型反推三维剂量和计划系统导出剂量比对分析，不同的是 Dosimetry Check 的算法考虑到非均匀介质的修正，将剂量反推计算到计划图像上，而 iViewdose 将剂量计算在标准水模体中。Standard Imaging 的 Adaptivo 和 RAYDOSE 的 Edose 以及 SNC 的 Suncheck 系统是运用 EPID 采集的通量信息结合计划系统传出的计划和剂量信息，通过算法计算计划图像上的剂量并比对分析。

第三节　测量水箱

一、一维测量水箱

根据美国 AAPM 142 号报告的内容，评价加速器 X 射线束射线质的稳定性是月检必检项目。一维水箱可以在直线加速器剂量刻度时实现快速摆位，增加参考探头也可以快速扫描射线质 PDD，可以手动或遥控探头到达指定深度，位置精准，有的一维水箱可以自动探测水表面，并修正有效测量点的偏差。目前商用的一维水箱有 SNC（图 3-32）、PTW（图 3-33）、IBA（图 3-34）、Standard Imaging 等几个公司的产品（图 3-35）。

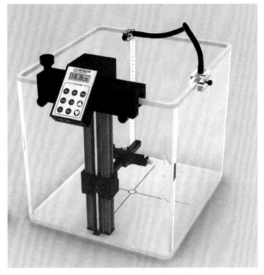

图 3-32　SNC　一维水箱

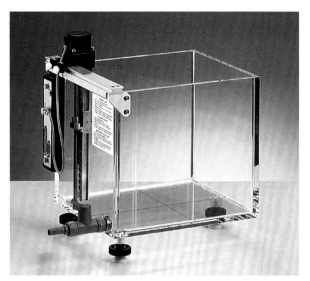

图 3-33　PTW　一维水箱

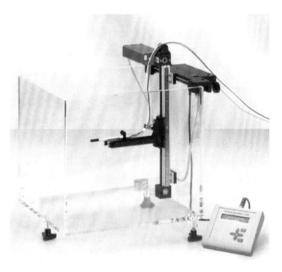

图 3-34　IBA　一维水箱

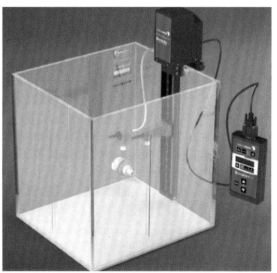

图 3-35　Standard Imaging　一维水箱

射线质测量方法

　　水箱在使用时注意调节扫描臂的水平和垂直度，如不符合要求要调整扫描臂，如图 3-36 所示，保证探头在扫描时与射束中心轴重合，水箱内最好使用蒸馏水，水深度要达到 30cm 或根据测量要求设置，设置 SSD 时注意修正扫描探测器的有效测量点，并检查探头的到位精确度。

　　1. 机架和准直器旋转至 0°，照射野尺寸为 10cm×10cm（或 20cm×20cm）。

　　2. 将（具备能量测量功能的）辐射探测器置于基准位置。

　　3. 加速器出束，辐射探测器沿照射野中心轴方向（Z 方向）抽样采集两个不同深度的剂量点数据。

　　4. 计算两者的比值，与基准值的偏差应满足性能要求。

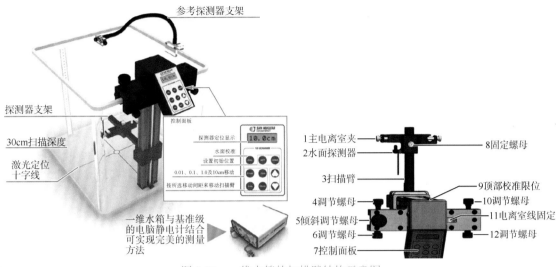

图 3-36 一维水箱的扫描臂结构示意图

二、二维水箱简介

二维水箱主要用于环形机架的辐射场扫描分析，如 Tomography、Halcyon 等，由于受空间限制，三维水箱无法放置时，可选择体积相对较小的二维水箱。二维水箱可以扫描一个水平方向和垂直方向的数据，水箱一般放置在加速器治疗床上，由于水箱在注水后重量较大，治疗床会有不同程度下沉，所以要注意修正扫描杆的位移。SI 的二维水箱和 IBA 的二维水箱如图 3-37、图 3-38 所示。

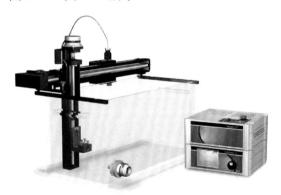

图 3-37 SI 的二维水箱

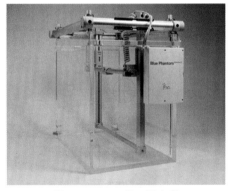

图 3-38 IBA 的二维水箱

三、三维水箱测量系统

（一）概述

过去直线加速器等放疗设备的质量保证和质量控制在大部分医院是用剂量仪和小水箱来进行的，随着放疗技术的发展和肿瘤放疗精确度的要求提高，特别是在新安装机器验收或机器大修后的检测和为治疗计划系统采集准备大量物理数据时，就必须配备三维水箱，在临床物理师工作繁忙的情况下，要求三维水箱的使用更加智能化、简单化。三维水箱测量系统是由计算机控制的自动快速扫描系统，主要由大水箱、精密步进电机、电离室、控制盒、计算机和相应软件组成，能对射线在水模中的相对剂量分布（如 PDD、OAR、TMR 等）进行快速自动扫描并将结果数值化,自动算出射线的半高宽、半影、对称性、平坦度、最大剂量点深度等参数。因此不仅在医院放疗设备的日常质量保证和质量控制中使用,而且在医院放疗设备的新安装验收或大修后的检测和为治疗计划系统采集准备大量的物理数据时能发挥更大的作用。

（二）三维水箱构造及性能

1. 三维水箱的组成　三维水箱系统主要包括水箱、由精密步进电机组成的扫描臂、主电离室和参考电离室、控制盒、连接电缆、计算机和相应软件。

2. 三维水箱功能简介　三维水箱能对射线在水模中相对剂量分布,如 PDD、Profile、OAR（可同时对不同平面、不同深度）、TMR 等进行快速自动扫描并将结果数字化,自动算出射线的半高宽、半影、对称性、平坦度、最大剂量点深度等参数,测量后可显示、分析、制表、打印测量结果并将测量结果自动转换成许多治疗计划系统（TPS）能接受的格式,直接输入到 TPS 中去。

3. 三维水箱使用注意事项　由于水箱和扫描臂经常被水浸泡,因此要对其进行定期清洁,在每次扫描完成后,擦干扫描臂及驱动装置,并在导轴上打上润滑剂,然后放置在专用的储存盒中储存。电离室、控制盒和各种连接电缆要注意防潮、防尘,以避免发生漏电和漂移,在每次使用完成后放置在干燥箱中保存,并且对各种电缆不要过分折叠盘绕,以免影响其使用寿命。要定期对扫描臂运动精确度和平稳度做校验和审核,以保证其运动精确度可靠和平稳。

（三）各厂家三维水箱简介

1. 美国 SNC 的圆柱形 3D Scanner 三维水箱　如图 3-39 所示,最大扫描范围 650mm,SNC三维水箱不但可以扫描纵向、横向、对角线以及任意角度方向的剂量线,而且能保证扫描方向永远与探头朝向垂直,而一致性的探头朝向可以得到更加准确的数据。三维水箱的扫描轴可以在 330° 范围内自由旋转,这样无须平移水箱。

2. 德国 PTW Beamscan 水箱　德国 PTW Beamscan 水箱（图 3-40）有连续和步进式扫描模式,最快扫描速度可达 2cm/s;智能设备可以通过 WiFi 或 LAN 连接,可进行自动任务设置;三维水箱三点水平面自动调平装置,全自动注水和排水,自动照射野中心对齐;内置高精确度静电计扫描和参考探头可以选择 Semiflex 3D 0.07cm³ 电离室探头,适用的照射野范围广;有集成水位、温度、气压传感器和水蒸发控制系统;轴距长达 1.5m,可以横跨加速器旋转底盘。

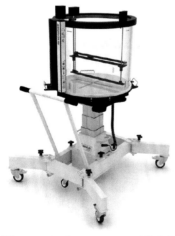
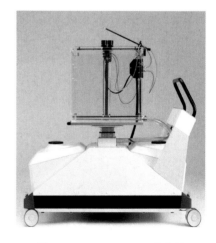

图 3-39　SNC 3D Scanner 三维水箱　　　　　图 3-40　PTW Beamscan 水箱

3. 德国 IBA 三维水箱　新款的 IBA 三维水箱（图 3-41）增加了智能功能,可以实现自动调节水箱水平等,实现水箱快速摆位;数据扫描快速且精准,最高精确至 0.5mm;独有的 Stealth

透射参考电离室，可以有效避免在小野测量时参考探头对照射野的遮挡，独有的自适应扫描优化（adaptive scan optimization，ASO）系统使连续和逐步扫描得到极大提升，ASO 系统克服了其他系统速度和高分辨率不能两全的缺点，ASO 系统使不同离轴比曲线部位达到最佳精确度，并且在需要少量数据的情况下实现最快速度的扫描。

4. 美国 Standard Imaging 的 Dose View 3D 三维水箱　如图 3-42 所示，Dose View 3D 利用无线计算机连接方式，操作方便；精确、稳定的传动系统，定位精确度和重复性≥±0.1mm；Dose View 3D 剂量仪是一个快速采集数据的双通道剂量仪，测量时可以在每一个通道的电离室或二极管内同时或单独使用，三维水箱的参考探头 Exradin A4 必须放置在照射野内。

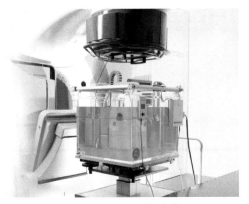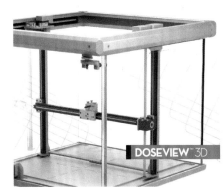

图 3-41　IBA 三维水箱　　　　图 3-42　Standard Imaging 的 Dose View 3D 三维水箱

（四）三维水箱测量全流程简介

现以美国 SNC 的三维水箱为例，简述水箱结构、水箱摆位、测量数据使用流程及测量数据软件处理过程。

1. 水箱结构　三维水箱一般由水箱箱体（图 3-43）、升降平台（图 3-44）、储水水库及控制软件组成。

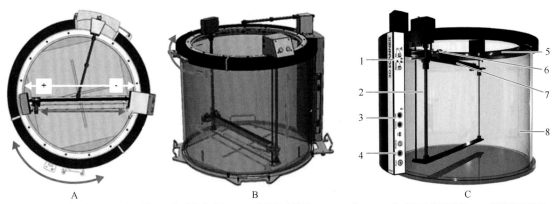

A. 俯视观；B. 侧面观；C. 透视图。1. 集成化静电计；2. 垂直驱动单元；3. TPR 接口；4. 集成化马达驱动器；5. 环形驱动单元；6. 探头支架；7. 水平驱动单元；8. 水箱箱壁

图 3-43　SNC 三维水箱圆形箱体结构示意图

2. 3D Scanner 三维水箱摆位流程及软件使用技巧总结

（1）水箱组装

1）组装水箱：水箱运载车四只脚从 Storage 状态转换为 Transport 状态。

2）拧紧 4 个螺丝，安装升降台。

3）安装调平平台（用自带内六角板手拧紧 4 个螺丝，方向为电源线对准机架一侧）。特别注意：搬运调平平台时，3 个白色塑料角不可受力。

4）将水箱箱体平稳放置在调平平台上，确保箱体和准运载车上 Gantry 标签对齐。

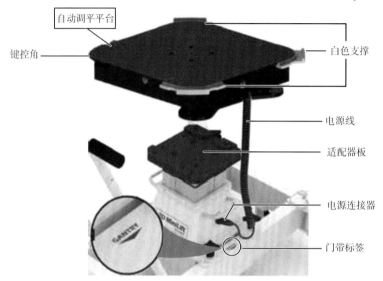

图 3-44　SNC 三维水箱升降平台

5）安装运载把手，将水箱整体推至加速器机头下方，使运载车上 Gantry 标签朝向加速器机架。

（2）先将水箱加水 80%，水面不可高于箱体上最大刻度线处。

（3）在通电之前，手动旋转圆环，确保圆环可以旋转一整圈，不会有任何遮挡。

（4）将水箱通电，使用手柄（图 3-45）做水箱箱体自检（tank motor home），按两次 B 键，当 B 灯闪烁时，按第 4 个按钮。如果自检顺利完成，可以试着控制探头上下或左右运动。

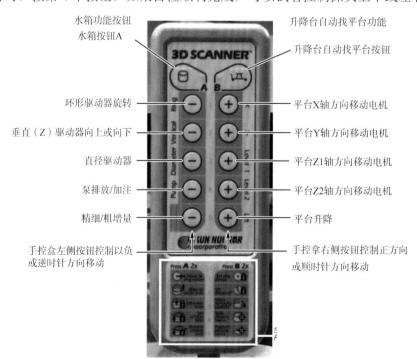

图 3-45　SNC 三维水箱手控盒功能键示意图

（5）使用手柄做水箱平台自检，按两次 B 键，当 B 灯闪烁时，按第 5 个按钮。这个过程一般为 2min。

（6）自检完成之后，将水箱与加速器十字叉丝对齐，使加速器十字叉丝在水箱底部黑色十字线范围以内，尽量平行。

（7）连接照射野和参考电离室，保证水平传感器与探测器中心水平，照射野电离室尖端与支架的距离为 19mm（SNC 探头黑白界线处），如图 3-46 所示。调节水箱高度，使 SSD 为 100cm。

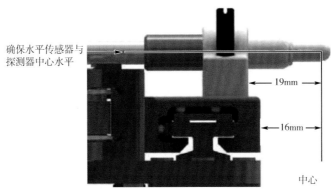

图 3-46　SNC 三维水箱探测器固定位置

（8）水箱与计算机的连接顺序，如图 3-47 所示，其中 Ⅰ～Ⅹ 代表依次连接顺序。

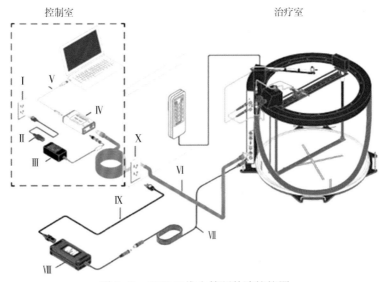

图 3-47　SNC 三维水箱硬件连接简图

（9）选择照射野探头（field），选择参考探头（ref）。设置电压 Set Voltage 300V 或 −300V。特别注意：若选择半导体，则不可加高压。

（10）AutoSetup 中，单击 Start，开始自动摆位。先完成无需射线的（No Beam）步骤。

1）3D Scanner Level（调节水平）。

2）Find The Water Surface（找水面的原点）。

3）Measure The Background（测量本底噪声）。

（11）当所有无需射线的自动摆位步骤完成之后，将照射野大小 X/Y 分别设为 10cm×15cm。机架 Gantry 角度为 0°，准直器 Collimator 角度为 0°。进入加速器机房。检查 SSD 是否为 100cm 和参考探头位置是否在照射野里面；连续出束时间约 9min，单击 Start 开始进行需要射线的自动摆位。

1）Take a normalization measurement（测量归一点）。

2）Determine the ring center（确定圆环中心）。

3）Adjust the ring center to the central axis（测量照射野中心，平移水箱，将水箱的圆形与照射野中心对准）。

4）Determine the ring angle offset relative to the delivery system（测量水箱的偏移角度，使测量角度与照射野的边间垂直）。

5）Determine the 3D SCANNER hysteresis（测量水箱的扫描方向对中心的影响）。

注意：以上 AutoSetup 中，若出现某一项目前没有打对号，则在此项上右击重新开始AutoSetup，如图 3-48 所示。

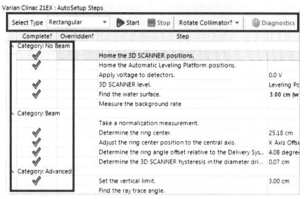

图 3-48　SNC 三维水箱 AutoSetup 信息

建立一个 10cm×15cm 的扫描队列，扫描 5cm 深度的 Crossline（左右方向）和 Inline 枪靶方向的 Profile。

单击 Analysis 分析结果，确保 Beam center 在 0.05cm 以内。摆位全部完成之后，勾上有效测量点（Use Effective Point of Measurement）开始测量。

（五）扫描数据分析软件使用方法

1. 在 Delivery Systems 中新建加速器（其中 Manufacturer，Model，Name，Serial Number，Type，Isocenter Distance 必填），并设置需要测量的光子线能量和电子线能量，设置 Field Size Selection，如图 3-49 所示。

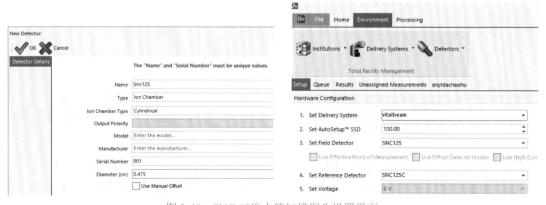

图 3-49　SNC 三维水箱扫描探头设置界面

2. 设置 Detector 信息：Name，Type，Serial Number，Offset，其中最关键的是 Offset 需要填写真实的 Detector 有效测量直径。

Auto Setup 中 Set Delivery System 选择加速器名字，设置 SSD，选择 Field Detector，勾选 Use Effective Point of Measurement，选择 Reference Detector，电离室选择相应的偏压，应特别注意半导体探头不可加高压。

1）进行 AutoSetup。

2）在 Queue 中建立扫描数据任务，根据需要增加数据测量。

3）进行数据测量前需要将 Assign results to 选择已有的文件夹或新建文件夹。

4）根据提示测量数据，每次断开高压后需要重新测量 Background 和 Normalize。

5）测量后数据分析，选择需要分析的数据，双击软件下方的蓝色边框，选择需要的分析协议，在 Analysis 中即可查看数据分析结果，如图 3-50 所示。

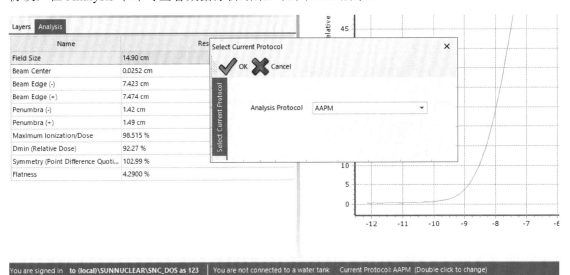

图 3-50　SNC 三位水箱扫描数据分析协议选择界面

6）在测量结果中，若检索分析不同类别、时间的数据，可选择其中一条数据，右击 Column Chooser 添加相应类别。

7）电子线测量完成后，分析结果为 I_{80}，若需要将 PDI 转换成 PDD，则变为 R_{80}。

8）数据后处理一般对测量数据结果进行平移、平滑、插值、对称、取中心、归一化等操作，使得测量数据能够满足 TPS 需要；若需要查看原始数据，则在 Layers 中 Initial Scan 这一层右击选择 Rollback to this Layer。

9）最终数据可以电子表格的格式保存。

第四节　组织等效材料模体

X（γ）射线、电子束及其他重粒子入射到人体时，与人体组织相互作用后，发生散射和吸收，能量和强度逐渐损失。对这些变化的研究，很难在人体内直接进行。因此必须使用人体组织替代材料构成的模型来代替人体，简称模体。ICRU 第 30 号报告中曾用组织等效材料一词，并将其定义为"对射线散射和吸收特性与人体组织相同的材料"。显然这种等效材料必须具有与被模拟的组织与射线相互作用相同的有关物理特点，如原子序数、电子密度、质量密度甚至化学成分等。

组织等效材料模体可分类为：均匀组织等效材料模体和非均匀组织等效材料模体。均匀组织等效材料模体具有单一材料成分和简单几何形状,简单模拟患者体型,常见的几何形状有立方体、矩形平板、圆柱体、球体等。非均匀组织等效材料模体最主要的特点是形状和组成与人体接近,模体材料能够比较真实地模拟患者体内射线的散射和吸收。

一、均匀组织等效材料模体

均匀组织等效材料模体一般由均质材料制成,通常采用固体材料(如塑料),包括聚苯乙烯、丙烯酸、树脂材料等。固体模体很方便,可以快速安装测量,且探测器不需要防水设计。环氧树脂模体材料有时被称为"固体水",可以被制作成不同厚度的平板,横断面尺寸一般为30cm×30cm,厚度一般有0.1cm、0.2cm、0.3cm、0.5cm、1.0cm、2.0cm、4.0cm、5.0cm、6.0cm不等(图3-51),内部可以安装不同规格的电离室。将不同平板组合起来,就可以满足不同深度的剂量测量。

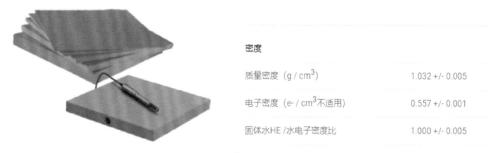

密度	
质量密度 (g / cm³)	1.032 +/- 0.005
电子密度 (e- / cm³不适用)	0.557 +/- 0.001
固体水HE /水电子密度比	1.000 +/- 0.005

图 3-51　SNC　Solid Water®HE 固体模体材料部分技术指标

固体模体材料(固体水),由聚苯乙烯、丙烯酸或者其他特殊材料制成。

目前市面上存在众多不同规格和材料成分的固体水,如 IBA、PTW、Standard Imaging、LAP、Sun Nuclear、CIRS 等品牌。固体水的应用场景多用于搭配电离室或者胶片剂量计做加速器的剂量校准及搭配二维探测器矩阵做病人计划的验证和加速器射线束性能(如平坦度、对称性)的检测。

固体水与电离室等探测器搭配使用可做加速器的绝对剂量校准,如图 3-52 所示。

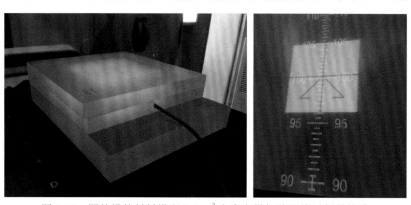

图 3-52　固体模体材料搭配 0.6cm³ 电离室做加速器绝对剂量校准

测量条件通常为照射野 10cm×10cm,源皮距(SSD)100cm,探头摆放位置为水下 5cm(6MV X 射线)或者水下 10cm(10MV X 射线)。由于使用的是固体材料模拟水中测量,所以需要不同厚度的固体水平板和适配探头的固体水适配板。通常对于 0.6cm³ Farmer 电离室的适配板厚度为 2cm,孔中心距适配板上表面的距离为 1cm。考虑到目前国内仍以 IAEA277 报告校准水吸收剂量，所以仍需考虑有效测量点的问题。因此针对常规的 0.6cm³ Farmer 电离室需要额外增加 2mm 的固体水平板来弥补有效测量点 0.6r（Farmer 电离室半径在 3mm 左右）的距离。此方式优点是易于摆放操作快捷，缺点是其密度不完全等同于水，需要与水中测量值比对作出校正系数。除了做绝对剂量校准外，固体水还可以搭配胶片作患者计划验证加速器性能质控或者多种探测器同时进行测量，如图 3-53 所示。

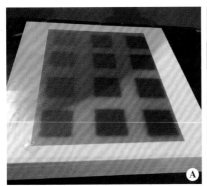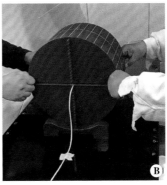

图 3-53　固体水搭配胶片及圆形固体水在 Tomo 上测量点剂量和面剂量

使用固体水搭配二维探测器矩阵作患者计划验证和加速器射线束性能时，需要根据不同厂家及型号二维探测器矩阵的要求添加不同厚度的固体水平板。以 SNC MapCheck2 半导体矩阵为例，其探测器固有建成为 2cm，所以为模拟水下 5cm（或者根据厂家培训工程师要求使用不同厚度）深度，需要额外放置 3cm 固体水，如图 3-54 所示。

另外，除了等效水材料固体水以外，还有多种组织等效材料制成的可以模拟单一人体组织的均匀固体模体，如模拟骨骼、肺、乳房软组织、肌肉、肝脏、脂肪、大脑等的固体材料。它们为确定治疗剂量提供了简单、方便和准确的模拟方

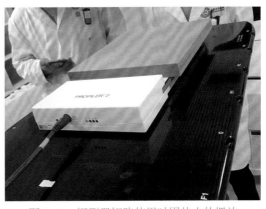

图 3-54　探测器矩阵使用时固体水的摆放

式。例如，美国 CIRS 公司生产的均匀组织等效材料，可以模拟真实活体组织所具有的吸收和散射特性，误差在 ±1% 以内。

二、非均匀组织等效材料模体

非均匀组织等效材料模体一般用人体各种组织（包括骨、肺、气腔等）相应的组织替代材料加工而成，类似标准人体外形或组织器官外形的模体。主要用于治疗过程中剂量学或者辐射防护剂量学的研究，包括新技术开发与验证、治疗方案验证与测量等，不主张用它做剂量的常规校对与检查。目前提供非均匀组织等效材料的厂商主要是 RSD 和 CIRS 公司。如图 3-55 所示，给出了美国 CIRS 公司人体模体。

该模体使用了多种组织替代材料模拟人体的肌肉、骨、肺和气腔等，因它模拟标准人体的外形，又称假人。横向分切成相同厚度（2.0～2.5cm）的薄层片，每层中备有测量小孔见图 3-56ATOM 探测器插孔及位置分布，以便置放热释光等多种测量元件，表 3-8 列出了 CT 影像及其参考组织线性衰减系数，表 3-9 列出了 ATOM 模体对应每种器官组织 TLD 插孔数量。主要用于对器官剂量、全身有效剂量、放射治疗剂量的验证等。

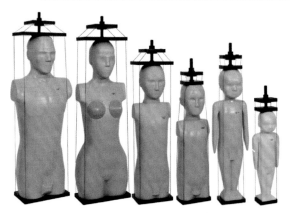
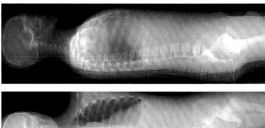
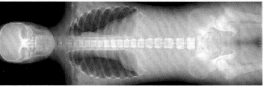

图 3-55 CIRS ATOM 人体模体

表 3-8 CT 影像及其参考组织线性衰减系数

EN，MeV	软组织平均值		骨组织平均值		肺组织平均值（吸气）		脑组织平均值		乳腺组织 50/50	
	参考值	ATOM	参考值	ATOM	参考值	ATOM	参考值	ATOM	参考值	ATOM
0.04	0.2679	0.2678	0.7884	0.7887	0.0537	0.0531	0.2791	0.2791	0.2428	0.2436
0.06	0.2087	0.2091	0.4244	0.4242	0.0410	0.0414	0.2135	0.2138	0.1954	0.1954
0.08	0.1871	0.1876	0.3251	0.3248	0.0365	0.0372	0.1902	0.1907	0.1770	0.1767
0.10	0.1742	0.1748	0.2822	0.2819	0.0339	0.0346	0.1767	0.1772	0.1655	0.1652
0.15	0.1538	0.1544	0.2344	0.2341	0.0299	0.0306	0.1557	0.1562	0.1466	0.1463
0.20	0.1401	0.1406	0.2098	0.2095	0.0272	0.0279	0.1418	0.1422	0.1337	0.1334
0.40	0.1086	0.1090	0.1605	0.1602	0.0211	0.0216	0.1098	0.1102	0.1037	0.1035
0.60	0.0917	0.0920	0.1351	0.1349	0.0178	0.0182	0.0927	0.0930	0.0875	0.0874
0.80	0.0805	0.0808	0.1186	0.1184	0.0156	0.0160	0.0814	0.0817	0.0769	0.0767
1.00	0.0724	0.0726	0.1066	0.1064	0.0140	0.0144	0.0731	0.0734	0.0691	0.0690
1.50	0.0589	0.0591	0.0868	0.0866	0.0114	0.0117	0.0595	0.0597	0.0562	0.0561
2.00	0.0505	0.0507	0.0746	0.0746	0.0098	0.0101	0.0511	0.0513	0.0482	0.0481
4.00	0.0347	0.0348	0.0521	0.0520	0.0068	0.0069	0.0352	0.0352	0.0331	0.0329
6.00	0.0282	0.0282	0.0431	0.0430	0.0055	0.0056	0.0286	0.0286	0.0268	0.0266
8.00	0.0247	0.0247	0.0383	0.0383	0.0048	0.0049	0.0251	0.0250	0.0234	0.0231
10.0	0.0225	0.0225	0.0355	0.0355	0.0044	0.0044	0.0229	0.0228	0.0212	0.0210
15.0	0.0196	0.0195	0.0319	0.0320	0.0038	0.0038	0.0200	0.0199	0.0184	0.0180
20.0	0.0182	0.0181	0.0305	0.0305	0.0036	0.0036	0.0186	0.0185	0.0170	0.0166
30.0	0.0171	0.0170	0.0296	0.0296	0.0034	0.0033	0.0176	0.0174	0.0159	0.0154
密度，g/cm³	1.03	1.055	1.577	1.60	0.20	0.21	1.04	1.069	0.982	0.991
电子密度，×10²³/cm³	3.421	3.434	5.035	5.028	0.663	0.681	3.458	3.470	3.267	3.261

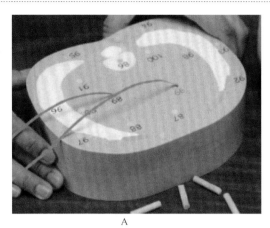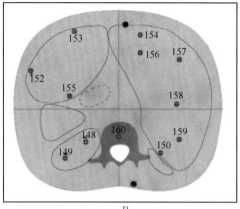

图 3-56 CIRS ATOM 探测器插孔及位置分布

A. 外观；B. 702-D 序列 23 器官外轮廓

表 3-9 CIRS ATOM 探测器对应每种器官或组织 TLD 插孔数量

编号	器官或组织	701-D	702-D	703-D	704-D	705-D	706-D
1	眼睛	2	2	2	2	2	2
2	脑	11	11	7	9	10	13
3	甲状腺	6	4	2	2	4	4
4	心脏	2	2	1	2	2	2
5	胸腺	4	4	3	2	3	3
6	肺	36	36	15	25	28	24
7	肝	29	28	13	8	18	22
8	胆囊	5	3	1	2	2	3
9	脾脏	12	6	2	4	4	6
10	食管	3	3	2	3	3	5
11	胃	14	18	6	6	10	10
12	胰腺	5	4	2	3	3	3
13	肾	16	12	4	8	8	8
14	肾上腺	2	2	2	2	2	2
15	肠	16	16	8	12	10	11
16	卵巢	—	2	2	2	2	2
17	子宫	—	3	2	1	2	2
18	膀胱	13	13	6	6	6	6
19	睾丸	2	—	2	2	2	2
20	前列腺	3	—	—	1	1	1
21	乳腺	2	grid	2	2	2	2
22	骨	85	85	58	64	56	65
	合计	268	254	142	168	180	198

三、用于调强计划验证的非均匀组织等效材料模体

近年来放疗技术飞速发展，精确放疗已成为先进放疗中心的必要技术手段。使用二维或三维阵列测量仪来对治疗计划进行常规验证，简单快捷，但缺点在于此类设备模体大部分为

PMMA 或者固体水等均质材质，与人体正常结构成分相差较大。这就使得治疗计划系统在模拟计算患者治疗计划时，运算环境过于简单，无法很好地检验出计划系统计算精确度的误差。尤其是在新设备新技术实施前期，为了验证整套系统的精准性，更需要使用高仿真度的假人模体来验证。仿真模体可模拟多种正常人体组织，并且可以使用多种探测器在不同感兴趣部位进行剂量测量。

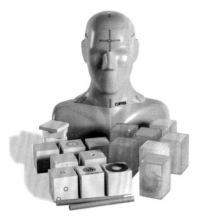

图 3-57　CIRS 立体定向端到端多功能验证模体

（一）头颈部剂量验证模体

立体定向放射外科（SRS）对靶区定位和剂量传递的准确性要求很高，即使很小的误差也可能会导致部分肿瘤靶区的治疗不足和附近正常组织的剂量过量。CIRS 立体定向端到端验证模体 Steev 提供了一种检查患者在治疗过程中所经历的每一步的方法——从 CT、MRI 和 PET 的诊断成像到治疗计划进行验证，如图 3-57 所示。

Steev 的拟人化外观允许在临床应用中使用多种定位和固定装置。皮质骨、小梁骨、大脑、脊髓、牙齿、鼻窦和气管等内部细节为评估复杂的颅内外解剖结构的治疗效果提供了真实的临床模拟，如图 3-58 所示。最先进的组织等效材料，更精确地模拟人体与射线的作用在 50keV 到 15MeV 能量范围内与真实值的误差<1%，如表 3-10 所示。

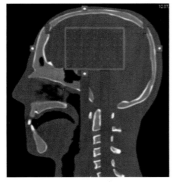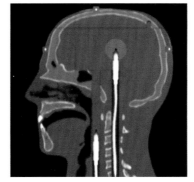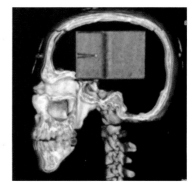

图 3-58　CIRS 立体定向 Steev 端到端验证模体影像

表 3-10　CIRS 立体定向 Steev 端到端验证模体组织/器官等效性

EN，MeV	参考组织的线性衰减系数				
	骨小梁	软组织	大脑	脊髓	皮质骨
	百分比%	百分比%	百分比%	百分比%	百分比%
0.04	99.8	100.0	100.0	100.0	99.3
0.06	100.1	100.2	100.1	100.0	99.7
0.08	100.3	100.3	100.3	100.0	99.8
0.10	100.3	100.3	100.3	99.9	100.0
0.20	100.5	100.4	100.3	99.9	99.8
0.40	100.5	100.4	100.4	100.0	100.0
0.60	100.5	100.3	100.3	100.0	100.1
0.80	100.4	100.4	100.4	99.9	100.1
1.00	100.5	100.3	100.4	99.9	100.1

续表

| EN，MeV | 参考组织的线性衰减系数 | | | | |
| | 骨小梁 | 软组织 | 大脑 | 脊髓 | 皮质骨 |
	百分比%	百分比%	百分比%	百分比%	百分比%
2.00	100.5	100.4	100.4	100.0	100.1
4.00	100.5	100.3	100.0	99.7	99.7
6.00	100.3	100.0	100.0	100.0	99.6
8.00	100.0	100.0	99.6	100.0	99.6
10.0	100.0	100.0	99.6	100.0	99.3
20.0	99.5	99.5	99.5	100.0	98.5
30.0	99.5	99.4	98.9	100.0	98.2
（组织或器官）密度（g/cm³）	1.20	1.06	1.07	1.07	1.93
电子密度（×10²³/cm³）	3.863	3.434	3.470	3.488	5.956

  Steev 提供多种可互换的组织等效插件，如图 3-59 所示，适用于小照射野测量，包括微型和指型电离室、胶片、MOSFET、TLD、OSL、nanoDot™和 3D 凝胶。当与各种图像插件一起使用时，Steev 为 SRS 系统提供了最全面的端到端测试和 QA 解决方案。

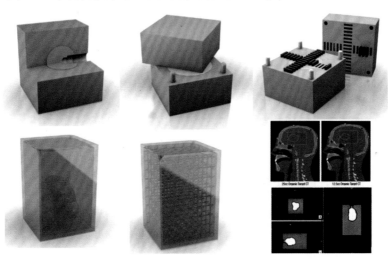

图 3-59　CIRS 立体定向 Steev 端到端验证模体插件

  以使用半导体探测器做点剂量测量为例，打开 Steev 立体定向模体头盖，使用点剂量测量插块，从下方插入探测器至颅内某一确定位置，如图 3-60 所示。

  然后盖好头盖部分，按照模体外部标记点在 CT 上正确定位，定位方式可按照患者定位样式（定位架、头部热塑膜），也可直接放置在 CT 床上进行扫描，如图 3-61 所示。

  扫描出的 CT 图像如图 3-62 所示。将图像传入治疗计划系统中，勾画出身体轮廓和设置等中心后，将患者的计划移植到此模体上重新计算。读取并记录探测器位置的剂量值，将模体按照相同摆位

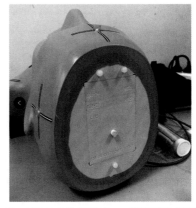

图 3-60　CIRS 立体定向 Steev 端到端验证模体头部探测器插件及孔位

方式在加速器机房摆位并执行验证计划后，对比探测器测量值与计划系统计算值的偏差。

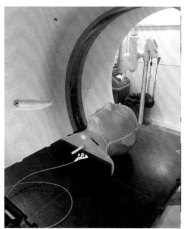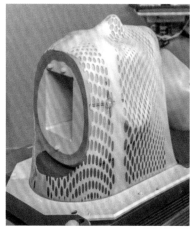

图 3-61　CIRS 立体定向 Steev 端到端验证模体 CT 定位

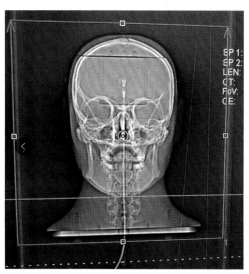

图 3-62　CIRS 立体定向 Steev 端到端验证模体 CT 扫描图像

（二）胸腹部剂量验证模体

脊柱为可拆卸的 E2E SBRT 模体（图 3-63）提供了一种在调试和常规 QA 期间检查整个治疗流程的方法。CIRS 036S 型是一种拟人化的胸腔模体，包含关节、脊柱、肋骨和肺。所有材料均适用于 kV 和 MV 能量。

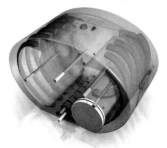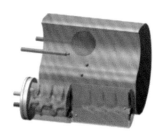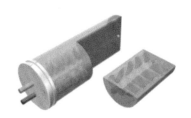

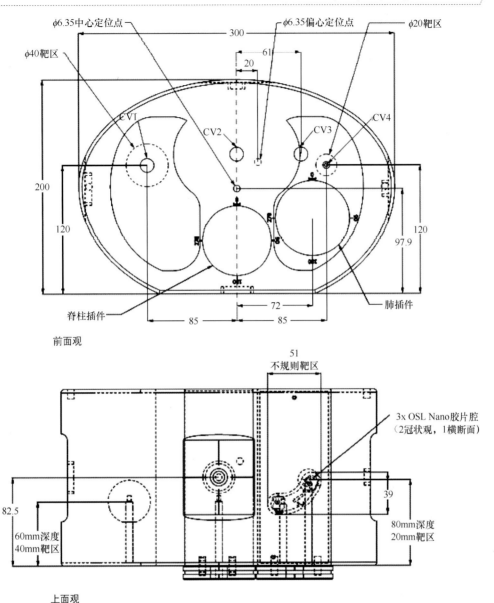

图 3-63　CIRS 036S SBRT 端到端验证模体及其尺寸（单位：mm）

胸腔部分包含两个肺肿瘤靶区，每个靶区的中心都有放置电离室的空腔。该模体还包括具有不规则形状肺靶区的肺插件。肺靶区与椎体的接近性使临床医生可以在单次照射中测量到靶区的高分辨率剂量分布和脊髓的剂量，如图 3-64、图 3-65 所示。

036S 型模体在脊柱作为危及器官的剂量验证方面有更多的选择，它包括一个可拆卸的分体式脊柱。可拆卸的脊柱有助于在脊柱插件下半部分的矢状方向使用胶片。电离室探头插入腔位于脊髓内，椎体位于可拆卸脊柱插件的上

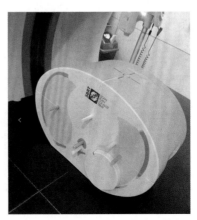

图 3-64　CIRS 036S SBRT 端到端验证模体 CT 定位

半部分。在 0°、90°、180°和 270°的对齐标记可实现重新定位的一致性。精确切割的胶片带有完整的定位孔，可用于肺插件和脊柱插件。

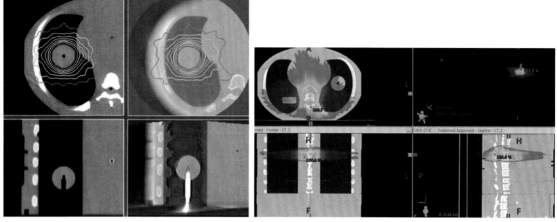

图 3-65　CIRS 036S SBRT 端到端验证模体 TPS 验算

（三）呼吸运动剂量验证模体

先进的放射治疗技术能提供精确的靶区剂量分布，能够更好地保护周围正常组织，但靶区剂量分布的适合度越好，剂量梯度变化就会越大，剂量分布受器官组织运动的影响越明显。因此分次内的器官运动对放射治疗的影响变得越来越重要。分次内的器官运动产生原因主要包括呼吸运动、心脏跳动、骨骼肌肉移动、肠胃蠕动等。

对于肺部肿瘤而言，主要考虑了解和控制呼吸运动，减少计划靶区（PTV）内的正常组织，提供临床靶区（CTV）内剂量。越来越多的医院已经开始采用多种设备及技术来解决呼吸运动带来的影响，为了验证整套治疗流程的准确性，需要使用可模拟人体正常呼吸的特殊设备对整套系统进行验证。

CIRS 动态胸腔模体是一种易用精密仪器，用于研究量化和消除肿瘤在肺内运动的影响，见图 3-66、表 3-11。它提供已知、准确和可重复的三维目标运动的组织等效模体，是为图像引导放射治疗中图像采集、计划和剂量照射的综合分析而设计的。

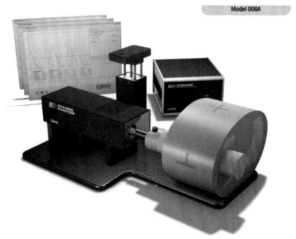

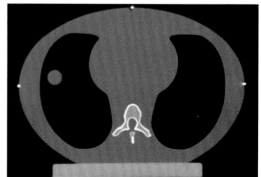

图 3-66　CIRS 008A 呼吸运动模体主要性能参数

表 3-11　CIRS 008A 主要性能参数

性能指标	参数	性能指标	参数
外形尺寸	67cm×32cm×28cm×（26″×15″×11″）	运动精度	±0.1mm
重量	17.2kg（37.9lb）	循环时间	1~∞
电源	110~250VAC，50/60Hz	波形	sin（t），1–2cos4（t），1–2cos6（t），sawtooth，sharkfin
振幅（IS 方向）	±25mm	CIRS 控制软件系统要求	Windows XP®或以后（32 or 64 bit）Penlium 3®以上 512MB RAM 2MB 以上硬盘
振幅（AP/LR 方向）	±5mm		
振幅（替代模型）	±25mm		
平台最大负重	5.4kg（12lb）		

模体在形状、比例和组成上代表了一个普通的人类胸腔。一种包含球形靶区和各种探测器的肺等效插杆被插入模体等效肺组织中。模体连接到运动驱动器盒，该驱动器盒通过肺等效插杆的线性平移和旋转组合模拟三维靶区运动，如图 3-67 所示。插杆本身的运动在放射学上并不可见，因为它与周围物质密度匹配。只要给出密度差，就能分辨靶区及其运动。

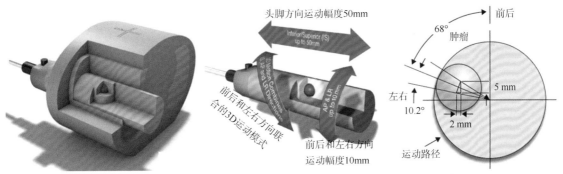

图 3-67　CIRS 008A 呼吸运动模体拟靶区插杆的运动方向及运动幅度

使用 CIRS 动态胸腔模模体拟患者在 CT 治疗床上摆位，获取 4D CT 图像用于验证计划，并可以搭配如 RPM 实时位置管理系统采集呼吸曲线，如图 3-68 所示。

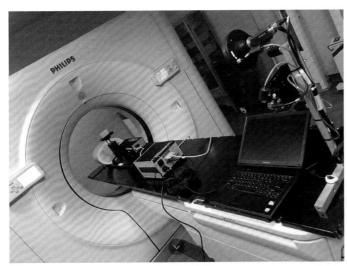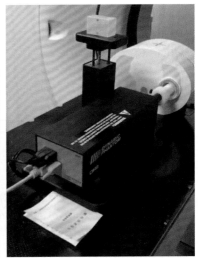

图 3-68　CIRS 008A 呼吸运动模体 CT 定位

此外，还可以搭配使用多种探测器进行运动靶区剂量测量，包括微型电离室、MOSFET、胶片、nanoDot™ OSL、凝胶剂量计等多种插件组合，如图 3-69 所示。

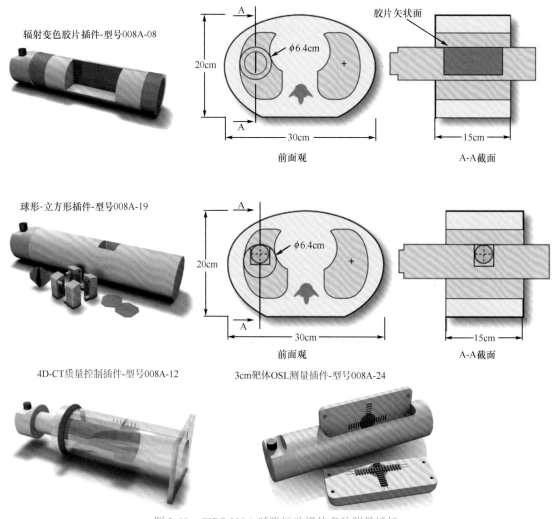

图 3-69 CIRS 008A 呼吸运动模体多种测量插杆

参 考 文 献

陈利军, 谷晓华, 杨留勤, 等, 2017. 基于放射治疗图像引导系统对放疗设备进行质控检查[J]. 中国医疗设备, 32 (001): 75-77.

国家癌症中心/国家肿瘤规范化诊治质控中心, 1991. 调强放疗剂量验证实践指南(NCC/T-RT 005-2019)[S]. 北京: 中国标准出版社.

国家质量监督检验检疫总局, 2010. 治疗水平电离室剂量计检定规程 (JJG912-2010)[S]. 北京: 中国标准出版社.

胡逸民, 1999. 肿瘤放射物理学[M]. 北京: 原子能出版社.

李玉, 徐慧军, 2015. 现代肿瘤放射物理学[M]. 北京: 中国原子能出版社.

史贵连, 叶福丽, 2015. PTW729 二维矩阵的平面剂量验证[J]. 中国医学物理学杂志, 32(2): 239-243.

Buonamici F B, Compagnucci A, Marrazzo L, et al, 2007. An intercomparison between film dosimetry and diode matrix for IMRT quality assurance[J]. Medical Physics, 34(4): 1372-1379.

Das I J, Cheng C W, Watts R J, et al, 2008. Accelerator beam data commissioning equipment and procedures: report of the TG-106 of the Therapy Physics Committee of the AAPM[J]. Medical Physics, 35(9): 4186-4215.

Gao S, Balter P A, Tran B, et al, 2018. Quantification of beam steering with an ionization chamber array[J]. Journal of Applied Clinical Medical Physics, 19(3): 168-176.

Gibbons J P, Khan F M, 2014. The Physics of Radiation Therapy[M]. Philadelphia: Lippincott Williams & Wilki.

Guo F, Chen Z, Deng J, 2008. SU-GG-T-166: Quality Assurance for SRS/SRT IMRT[J]. Medical Physics, 35(6): 2764.

Herman M G, Balter J M, Jaffray D A, et al, 2001. Clinical use of electronic portal imaging: Report of AAPM Radiation Therapy Committee Task Group 58[J]. Medical Physics, 28(5): 712-737.

Jean L P, Darren K, Li J G, et al, 2011. Feasibility study of performing IGRT system daily QA using a commercial QA device[J]. Journal of Applied Clinical Medical Physics, 12(3): 3535.

Jursinic P A, Nelms B E, 2003. A 2-D diode array and analysis software for verification of intensity modulated radiation therapy delivery[J]. Medical Physics, 30(5): 870-879.

Khan F M, 2017. Applied Physics of External Radiation Exposure Dosimetry and Radiation Protection[M]. Berlin: Springer.

Létourneau D, Gulam M, Yan D, et al, 2004. Evaluation of a 2D diode array for IMRT quality assurance[J]. Radiotherapy & Oncology, 70(2): 199-206.

Luketina I A, Greig L, 2004. Linear accelerator output variability[J]. Australasian Physics & Engineering Sciences in Medicine, 27(3): 155-159.

Narayanasamy G, Zalman T, Ha C S, et al, 2015. Evaluation of Dosimetry Check software for IMRT patient-specific quality assurance[J]. Journal of Applied Clinical Medical Physics, 16(3): 5427.

Nelms B E, Heming Z, 2011. Per-beam, planar IMRT QA passing rates do not predict clinically relevant patient dose errors[J]. Medical Physics, 38(2): 1037-1044.

Petoukhova A L, Egmond J V, Eenink M G, et al, 2011. The ArcCheck diode array for dosimetric verification of HybridArc[J]. Physics in Medicine and Biology, 56(16): 5411-5428.

Poppe B, Blechschmidt A, Djouguela A, et al, 2006. Two-dimensional ionization chamber arrays for IMRT plan verification[J]. Medical Physics, 33(4): 1005-1015.

Qian J, Xing L, Liu W, et al, 2011. Dose verification for respiratory-gated volumetric modulated arc therapy[J]. Physics in Medicine & Biology, 56(15): 4827-4838.

第四章 常规直线加速器设备验收

第一节 直线加速器验收

一、概　　述

直线加速器设备投入临床治疗之前，需要根据相关国家或行业标准要求对其质量、功能、设备设置参数、设备的性能及运行安全性进行全面地核查、测试。在确保所有测试内容均符合标准和临床要求后，方可进行临床使用。

目前国际和国内通用的做法是，用于放射治疗及其相关设备在安装完成以后，必须由制造方、使用单位以及第三方共同对机器进行质量验收检测。常规直线加速器验收检测的内容包括设备的机械性能及数值指示、剂量学精确度、电气和辐射防护安全等。由于各个机械部件都可能存在一定偏差，而各个偏差叠加累积的总误差最终会影响放射治疗的准确性和精确性。根据临床治疗的要求，常规放射治疗靶区的总剂量误差应控制在 5%的范围内。美国医学物理师协会（AAPM）标准和我国的国家标准均要求放疗设备在安装验收时，机械等中心的误差必须＜1mm 或更低，机架和准直器的角度误差＜0.5°，剂量输出特性的偏差应＜2%。随着临床要求的提高，以及计算机技术的不断进步，放疗设备也越来越复杂，装备了多叶准直器（multileaf collimator，MLC）、电子射野影像装置（electronic portal image device，EPID）及锥形束成像装置（cone beam CT，CBCT）的医用电子直线加速器快速进入临床应用，对放射治疗的技术进步起到了很大的促进作用，但也对设备的安装验收以及日常质控提出了更高的要求。

通常放疗设备生产商在加速器安装及调试过程中制定和执行自己制定的验收标准，我们称之为产品厂家安装验收（installation product acceptance，IPA）。目前绝大多数医院的新装直线加速器验收都是按厂家标准来进行测试。我国的相关部门也专门组织制定了医用电子直线加速器的验收标准——《医用电子加速器　验收试验和周期检验规程》（GB/T 19046—2013），在后续章节中将具体介绍。厂家制定的标准跟国家标准基本上是一致的，根据型号的不同，厂家标准有些项目会高于国家标准。同时设备使用单位在验收时也可参考 AAPM TG142、TG218 报告，国家癌症中心发布的《放射治疗质量控制基本指南》、《医用电子直线加速器质量控制检测规范》（WS674—2020）等。设备使用单位除了按厂家的验收标准来验收之外，还可按国际和国家标准对厂方提供的标准验收文件内容增加检验项目，以保证设备符合临床使用要求。有关增加检验项目的行业标准要求，在美国 AAPM 的有关对放射治疗设备的全面质量保证与质量控制和关于治疗计划系统、医用电子直线加速器、MLC、EPID、CBCT 等的专门质量保证（QA）要求公布的报告里均作了详细的规定，使用单位可借鉴其中的检测方法及标准对医用电子直线加速器进行验收检定。

综上所述，验收过程中除了保证医用加速器的剂量测定、机械检验以及安全验收测试等都应满足合同及验收规程规定的标准外，还应对验收调试的各个项目建立基准值，其目的在于为日后设备常规质控的剂量稳定性以及该设备的机械性能和剂量输出的绝对值是否在一定的容差值范围内运行，提供比对参考值。在验收合格后，应由使用方物理师和工程师与生产商代理人签署正式验收文档，同时填写本单位的验收报告，作为设备常规质控的参考基准。

二、医用电子加速器验收试验项目及标准(GB/T 19046—2013)

《医用电子加速器验收试验和周期检验规程》国家标准推荐的标准（GB/T 19046—2013）规定了电子直线加速器的验收试验和周期监测的性能要求、实验方法、实验条件和检验周期，这是目前最新版的加速器验收实验的国家标准，涉及了直线加速器的剂量学和机械部分的验收，本章节主要阐述医用电子直线加速器剂量学部分的验收。

在医用电子直线加速器的验收过程中会用到很多检测设备，主要包括等效水模体、照射野扫描设备（二维水箱、三维水箱）、剂量仪和电离室（如：0.6cm^3 电离室和 0.125 cm^3 电离室）、各种规格的探测器、温度计、气压表、水平尺、坐标纸等。

（一）剂量监测系统

1. 剂量监测的重复性

（1）测试要求：重复性 S 用变异系数表征，对于 X 射线辐射和电子线辐射，在同一辐照条件下，剂量监测计数与吸收剂量测量值之比的变异系数不应<0.5%。

重复性 S，由式（4-1）所给出的变异系数确定：

$$S = \frac{1}{\bar{R}} \sqrt{\sum_{i=1}^{n} \frac{(\bar{R} - R_i)^2}{n-1}} \times 100\% \tag{4-1}$$

式中，$\bar{R}$ 为式（4-2）确定的比值 R_i 的平均值，R_i 为第 i 次测量所得到的剂量监测计数与吸收剂量测量值的比值，n 为测量次数。

$$\bar{R} = \frac{1}{n} \sum_{i=1}^{n} R_i \tag{4-2}$$

（2）测试方法：将辐射探测器安放在模体内的标准测试深度处的等中心位置上。在正常治疗距离处，预置大约 2Gy 的吸收剂量进行连续 n 次辐照（$n=10$），根据每次测量计算的 R_i，按照式（4-1）和式（4-2）计算平均值 $\bar{R}$ 和变异系数 S，试验结果应符合剂量监测重复性的规定。

注：对于其他试验的定义与式（4-1）相同；测量次数 $n=5$，如果在 $n<5$ 的情况下，测量值已满足测试需要，则可采用少于 5 的次数。

2. 剂量的线性

（1）测试要求：对 X 射线辐射和电子辐射的每挡标称能量，在随机文件规定的吸收剂量和吸收剂量率的范围内，吸收剂量测量值与剂量监测计数值的关系应为线性，其最大偏差不应超过±2%。

（2）测试方法：在标称吸收剂量范围内，以近似相等的间隔选取 i（$i=5$）个不同吸收剂量预置值、在 j 挡（如果吸收剂量率是连续可调的，则从 20% 到最大吸收剂量率的范围内取 4 个不同的吸收剂量率值，此时 $j=4$）吸收剂量率下进行 n 次辐照并测量。

D_{ijn} 代表在第 i 个吸收剂量预置值和第 j 个吸收剂量率下第 n 次辐照的吸收剂量测量结果。

D_{ij} 为在第 i 个吸收剂量预置值和第 j 个吸收剂量率下进行 n 次辐照吸收剂量测量结果的平均值。

按照式（4-3）计算：

$$D_{ij} = \frac{1}{n} \sum_{n=1}^{n} D_{ijn} \tag{4-3}$$

D_i 为在第 i 个吸收剂量预置下 j 个吸收剂量率 D_{ij} 值的平均值。按照式（4-4）计算：

$$D_i = \frac{1}{j} \sum_{j=1}^{j} D_{ij} \tag{4-4}$$

对各个 D_i 数据用最小二乘拟合法求出式（4-5）给出的线性关系：

$$D_e = SU + b \tag{4-5}$$

式（4-5）中，D_e 为用最小二乘拟合法求出的吸收剂量计算值，S 为线性因子，U 为剂量监测计数，b 为直线与纵坐标轴的横距。

比较测量平均值 $\overline{D_i}$ 与用最小二乘拟合法计算值 D_{ci} 的偏差，按照式（4-6）计算，应符合剂量的线性规定。

$$\frac{(\overline{D_i} - D_{ci})_{\max}}{U_i} \times 100\% \tag{4-6}$$

式中，$\overline{D_i}$ 为测量的平均值，D_{ci} 为用最小二乘拟合法的计算值，U_i 为剂量监测计数。

3. 剂量随设备角度位置的变化关系

（1）测试要求：在机架和限束系统的角度变化的范围内，$\overline{R}$ 的最大值与最小值之差与其平均值之比不应大于 3%。

（2）测试方法：在表 4-1 中的每一组试验条件下，以 2Gy 的吸收剂量辐照，测得 n 个 R 值并计算每组的平均值 $\overline{R}$，确定其中最大值 $\overline{R_1}$ 和最小值 $\overline{R_2}$，$\overline{R_1}$ 和 $\overline{R_2}$ 之差与其平均值 $\overline{R}$ 之间的比值应符合上述规定。

4. 剂量随机架旋转的变化关系

（1）测试要求：对 X 射线辐射和电子辐射，在机架整个旋转范围中通过 4 个不同的 45°扇区内，对每一个 45°扇区测量 n 次 R_{arc} 值，计算每个扇区的 $\overline{R}_{arc}$。其中 $\overline{R}_{arc}$ 的最大值与最小值之差相对剂量随设备角度位置的变化关系中，非旋转治疗模式所测定的平均值 $\overline{R}$ 之百分比，对 X 射线辐射不应超过 ±3%；对电子辐射不应超过 ±2%。

（2）测试方法：在机架旋转的整个范围内，选择 4 个不同的 45°扇区，对每个扇区测得 n 个 R_{arc} 并计算每组的平均值 $\overline{R}_{arc}$，确定其中最大值 $\overline{R}_{arc\,max}$ 和最小值 $\overline{R}_{arc\,min}$ 之差与剂量随设备角度位置的变化关系，在非旋转状态下确定的 $\overline{R}$ 之间的比值应符合规定。

5. 剂量日稳定性

（1）测试要求：在 8h 内，设备以每辐照 4Gy 的吸收剂量后停止 10min 的周期连续运行，在连续运行之前、后各进行 n 次 2Gy 辐照，通过测量并计算得到 $\overline{R_1}$、$\overline{R_2}$，两者之差与 $\overline{R_1}$ 之百分比不应大于 2%。

（2）测试方法：当设备进入准备状态后，立即进行测试。以大约 2Gy 的吸收剂量辐照 n 次，测得 n 个 R 值，计算出 $\overline{R_1}$。然后以 4Gy 的吸收剂量辐照后停止 10min 的周期，连续运行 8h。在即将结束时再次以大约 2Gy 的吸收剂量辐照 n 次，测量并计算得到 $\overline{R_2}$。（$\overline{R_2} - \overline{R_1}$）与 $\overline{R_1}$ 之比应符合相关规定。

6. 移动束治疗的剂量稳定性

（1）测试要求：如果移动束治疗是以机架旋转角度终止辐照，剂量监测计数值与计算值之间的最大偏差不应超过 ±5%。如果移动束治疗是以剂量监测系统终止辐照，机架实际旋转的角度值与计算值的最大偏差不应超过 ±3%。

（2）测试方法：将机架旋转一定角度，该角度对应于能在正常治疗距离处辐照大约 4Gy 的吸收剂量，如果达不到，要尽可能地接近 4Gy。

如果由机架的旋转角度终止辐照，通过式（4-7）计算剂量监测计数读数与单位角度剂量监测计数乘以机架旋转角度值之间的最大偏差 Δ_D。

$$\Delta_D = \frac{U - D_a \times A}{D_a \times A} \times 100\% \tag{4-7}$$

式（4-7）中，Δ_D 为剂量监测计数误差；U 为剂量监测计数；D_a 为单位角度剂量监测计数；A 为机架旋转角度。

如果由剂量监测系统终止辐照，通过式（4-8）计算机架旋转的角度和预置剂量监测计数除以单位角度剂量监测计数之间的最大偏差 Δ_A。

$$\Delta_A = A - \frac{D_p}{D_a} \tag{4-8}$$

式（4-8）中，Δ_A，旋转角度误差；A，机架旋转角度；D_p，预置剂量监测计数；D_a，单位角度剂量监测计数。

试验结果应符合上述要求。

（二）深度吸收剂量特性

1. X 射线辐射深度剂量特性

（1）测试要求：实测值与随机文件给出的标称值的最大偏差不应超过 ±3% 或 ±3mm。

（2）测试方法：对于等中心照射，等中心点位于标准测试深度处。对于非等中心照射，模体表面置于正常治疗距离处。用辐射探测器测量沿辐射束轴方向上随深度变化的相对剂量值，并转换成吸收剂量对深度的函数。试验结果应符合规定。

2. X 射线辐照中的相对表面剂量　对 X 射线辐射的每挡标称能量，X 辐照中的相对表面剂量应符合 GB 9706.5—2008 中 29.2.2 的规定。

3. 电子线深度剂量特性

（1）测试要求：穿透性的实测值与随机文件给出的标称值的最大偏差不应超过 ±3% 或 ±2mm。

（2）测试方法：将模体表面置于正常治疗距离处，用辐射探测器沿辐射束轴方向逐点测量剂量值，并转换成吸收剂量对深度的函数。试验结果应符合规定。

4. 穿透性的稳定性

（1）测试要求：在吸收剂量率和机架旋转角度的全部范围内，穿透性随机架角度变化的最大偏差不应超过 ±3% 或 ±2mm。

（2）测试方法：辐射探测器分别放在辐射束轴上最大剂量深度处与 80% 最大剂量深度处，机架旋转到任意角度位置，模体表面置于正常治疗距离处。在各组条件下计算上述两种深度的吸收剂量比值，用深度剂量曲线将比值的最大偏差数转化成穿透性的稳定性。试验结果应符合规定。

5. 电子辐照中的杂散 X 射线辐射　对电子辐射的每挡标称能量，电子辐照中的杂散 X 射线辐射应符合 GB 9706.5—2008 中 29.2.1 的规定。

（三）X 射线照射野均匀性

1. 方形 X 射线照射野均整度和对称性

（1）测试要求：

均整度：在标准试验条件下，照射野内任何一处的最大吸收剂量点与照射野均整区内的最小吸收剂量点的吸收剂量的比值（图 4-1，图 4-2）。

1）对 5cm×5cm～30cm×30cm 的方形照射野，不应＞106%。

2）对＞30cm×30cm 至最大方形照射野，不应＞110%。

注：不适用于预期不产生均整区域的设备。

对称性：在标准试验条件下，均整区域内对称于辐射束轴的任意两点的吸收剂量（≤1cm² 内的平均值）的最大比值（大比小）不应＞103%。

（2）测试方法：将辐射探测器置于模体内的标准测试深度上并位于正常治疗距离处，沿照射野的两条主轴线方向连续或逐点测量.根据相对剂量的分布区曲线计算出每组试验条件下的均整度和对称性.试验结果应符合我国规定.

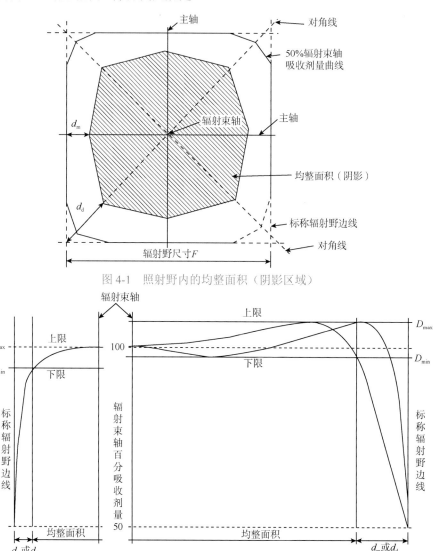

图 4-1 照射野内的均整面积（阴影区域）

各曲线均在允许限度以内,图中左边为小照射野的曲线,右边为大照射野的曲线

图 4-2 沿主轴或对角线的吸收剂量曲线图例

2. 方形 X 射线照射野的剂量分布随角位的变化

（1）测试要求：在标准试验条件下，在机架和限束系统的全部标称角度范围内，对 >5cm×5cm 的所有 X 射线照射野,均整区域内或在设备预期不产生均整野的等效测量区域内任一点的吸收剂量（≤1cm^2 内的平均值）与辐射束轴处的吸收剂量之比值的变化：

1）标称能量<30MeV 时不应超过±3%.

2）标称能量≥30MeV 时不应超过±4%.

（2）测试方法：将一个与限束系统一起旋转的模体固定在辐射头上，安装两个辐射探测器置于模体内的标准测试深度上并位于正常治疗距离处，一个辐射探测器位于辐射束轴处，另一个位于沿照射野主轴方向上距离辐射束轴为从辐射束轴到照射野边缘距离的 2/3 处.在各组试验条件下，进行 2Gy 的辐照，记录沿每一主轴方向上两个辐射探测器的读数之比值，计算所有比值的最大值和最小值之间的偏差。试验结果应符合我国规定。

3. 最大吸收剂量比

（1）测试要求：在最大吸收剂量深度垂直于辐射束轴的平面上，最大吸收剂量点的吸收剂量与辐射束轴上的最大吸收剂量的比值（大比小）：对 5cm×5cm 至 30cm×30cm 的方形照射野，不应＞107%；对＞30cm×30cm 的方形照射野，不应＞109%。

（2）测试方法：使用辐射探测器在垂直于辐射束轴的最大吸收剂量深度平面内连续或逐点测量照射野两对角线方向上的吸收剂量与照射野束轴处的吸收剂量，计算两对角线方向上的吸收剂量的最大值与照射野束轴处的吸收剂量之比。试验结果应符合我国规定。

如果吸收剂量的最大值不在照射野的对角线上，可以采用下述方法：使用 X 射线摄影胶片确定在最大吸收剂量深度平面内的最大吸收剂量区域，使用辐射探测器测量该区域的吸收剂量，并在最大吸收剂量区域内的辐射束轴处测量吸收剂量。将在最大吸收剂量区域内测出的吸收剂量与辐射束轴处吸收剂量相比较。

4. 楔形 X 射线照射野

（1）测试要求：在机架和限束系统的全部角度范围内（图 4-3）：楔形因子的测量值与规定值的最大偏差不应超过±2%；楔形角的测量值与规定值的最大偏差不应超过±2°。

（2）测试方法：在使用和不使用楔形过滤器的情况下，分别测量辐射束轴上标准测试深度处的吸收剂量并通过式（4-9）计算楔形过滤器的因子。

楔形因子 F_w：

$$F_w = \frac{D_w}{D_0}$$

（4-9）

式（4-9）中，D_w，使用楔形过滤器时吸收剂量的测量值；D_0，不使用楔形过滤器时吸收剂量的测量值。

在表 4-1 规定的试验条件下，测出等剂量曲线，从而得出楔形角（图 4-3）。

试验结果应符合表 4-1 中的规定。

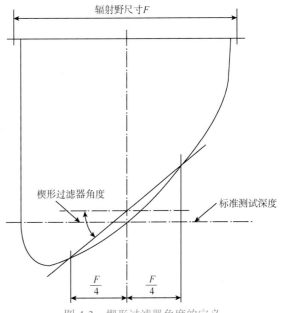

图 4-3　楔形过滤器角度的定义

表 4-1　医用电子直线加速器验收试验条件

试验项目	机架	限束系统	辐射野尺寸（cm×cm）	吸收剂量率	辐射类型	标称能量	至辐射源的距离（cm）
剂量监测的重复性	0°	0°	10×10	T	X	每档	NTD
					电子	最小、最大	
剂量的线性	0°	0°	10×10	4 档[a]	X	某档	NTD
					电子		
剂量随设备角度位置的变化关系	0°	0°	10×10	T	X	某档	NTD
	90°	0°					
	90°	90°					
	270°	0°					
	0°	0°			电子		
	90°	0°					
	90°	90°					
	270°	0°					

续表

试验项目	机架	限束系统	辐射野尺寸（cm×cm）	吸收剂量率	辐射类型	标称能量	至辐射源的距离（cm）
剂量随机架旋转的变化关系	30°～75°	0°	10×10	T	X	某档	—
	165°～120°						
	210°～255°						
	345°～300°						
	30°～75°				电子		
	165°～120°						
	210°～255°						
	345°～300°						
移动束治疗的剂量稳定性	b	0°	10×10	最小值 c	X	某档	—
				最大值 d			
				最小值 c	电子		
				最大值 d			
X线辐射深度剂量特性	0°或90°	0°	10×10	T	电子	每档	NTD
电子线深度剂量特性	0°或90°	0°	10×10	T	电子	某档	NTD
方形 X 线辐射野的均整度和对称性	0°	0°	10×10	T	X	每档	NTD
			30×30				
			最大				
方形 X 线辐射野的剂量分布随角位的变化	0°	0°	30×30	T	X	每档	NTD
		90°					
		180°					
		270°					
	0°	90°					
	180°						
	270°						
最大吸收剂量比	0°	0°	30×30	T	X	每档	NTD
			最大				
楔形 X 线辐射野	0°	0°	标称辐射野 e	T	X	每档	NTD
电子辐射野的均整度和对称性	0°或90°	0°	10×10	T	电子	最大和最小	NTD
			最大				
		45°	最大				
		90°	10×20				
电子辐射野的剂量分布随角位的变化关系	0°	0°	最大	T	电子	f	NTD
	0°	45°					
	90°	0°					
	90°	45°					
辐射野的半影	试验条件同方形 X 线辐射野的均整度和对称性、电子辐射野的均整度和对称性						
	对多元限束装置：						
	0°	0°	10×10	T	X	每档	NTD
			最大				
			10×10	T	电子	每档	NTD
			最大				

注：T. 典型放射治疗条件；X. X射线辐射；NTD. 正常治疗距离
a. 范围为最大吸收剂量率的20%至最大吸收剂量率
b. 使机架旋转一段相当于2Gy剂量的弧度
c. 与机架旋转较大弧度相应的每度最小剂量
d. 与机架旋转较小弧度相应的每度最大剂量
e. 每台楔形过滤器的照射野尺寸应由制造商给出，对所有楔形过滤器进行试验
f. 每一散射箔对应的最大标称能量或机器扫描束的最小、中点及最大标称能量

5. 带调强放射治疗（IMRT）的 X 射线照射野 如果提供该功能，随机文件应提供常规的质量保证测试项目，用于验证多元限束装置产生调强照射野的能力。除了由设备制造商规定的任何质量保证测试程序外，还应完成剂量监测系统、X 射线深度剂量曲线、照射野的均匀性、剂量随机架角度变化、移动射束稳定性等的测试，在《医用电子加速器 性能和试验方法》（GB 15213—2016）中有详细的描述。

（四）电子辐射

1. 电子照射野的均整度和对称性

（1）测试要求：在标准测试条件下，对所有的标称能量和短边≥5cm 的所有电子照射野（图4-4）。

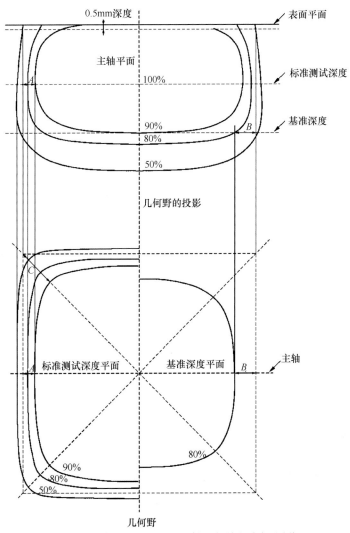

C 规定在对角线上，不是方形照射野时不能视为角平分线

图 4-4 电子线射野均整度示意图

1）均整度：

①在基准测试深度处，沿两主轴方向上 80%等剂量线与几何野投影边之间的最大距离 A 不应＞15mm。

②在标准测试深度处，沿两主轴方向上 90%等剂量线与几何野投影边之间的最大距离 *B* 不应＞10mm。

③在标准测试深度处，沿两对角线上 90%等剂量线与几何野投影边之间的最大距离 *C* 不应＞20mm。

2）对称性：在标准测试深度处，由 90%等剂量线内推 1cm 处的均整区域内，对称于辐射束轴的任意两点的吸收剂量之比（大比小）不应＞105%。

（2）测试方法：用辐射探测器和模体，在标准测试深度处和基准测试深度处沿照射野的两条主轴和对角线方向上连续或逐点测试，根据相对剂量的分布曲线计算均整度和对称性。测试结果应符合规定。

2. 电子照射野的剂量分布随角位的变化关系

（1）测试要求：在标准测试深度处，在机架与限束系统旋转角度的全部范围内，由 90%等剂量线内推 1cm 处的均整区域内任一点的吸收剂量与辐射束轴处吸收剂量之比的变化不应超过±3%。

（2）测试方法：将一个模体固定在辐射头上，安装两个辐射探测器置于模体内的标准测试深度上并位于正常治疗距离处，一个辐射探测器位于辐射束轴处，另一个位于沿照射野主轴方向上距离辐射束轴为从辐射束轴到照射野边缘距离的 2/3 处。在各组试验条件下，进行 2Gy 的辐照，记录沿每一主轴方向上两个辐射探测器的读数之比值，计算所有比值的最大值和最小值之间的偏差。测试结果应符合我国规定。

（五）照射野半影

1. 测试要求　在标准试验条件下，对 X 射线辐射及电子辐射的每挡标称能量，随机文件应给出在标准测试深度处两主轴上 80%吸收剂量点与 20%吸收剂量点之间的距离。80%和 20%点是相对于标准测试深度处辐射束轴上的吸收剂量而言。

对 X 射线辐射及电子辐射均应给出 5cm×5cm、10cm×10cm 及最大照射野的半影宽度。

对通过由多元限束装置形成的照射野,随机文件应给出下列情况中两主轴上半影的最大宽度（图 4-5）：

（1）位于可使用的辐射束范围内任意处 10cm×10cm 的照射野（如果无法达到 10cm× 10cm，制造商可以给出照射野的参考尺寸）。

（2）最大的（矩形或正方形）多元限束装置的照射野。

半影的宽度应以 mm 为单位给出。

2. 测试方法　根据方形 X 射线照射野和电子照射野的均整度和对称性测得的吸收剂量分布曲线，在标准测试深度上测出辐射束轴处吸收剂量 80%和 20%点之间的距离，该距离即为半影区的宽度。试验结果应符合我国规定。

在加速器的验收过程中，用户可以根据厂家提供的验收内容，结合国家标准合理选择验收项目，保证设备在完好的状态下才能用于临床治疗。

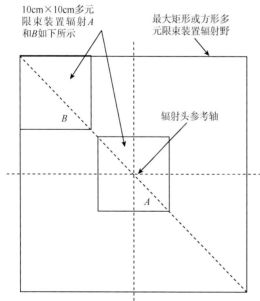

图 4-5　用于测量 X 射线辐射半影的多元限束装备射野

三、直线加速器剂量学验收

因医用电子直线加速器品牌、型号不同，故其验收内容及方法、标准也不完全一样。下文以医用电子直线加速器 VitalBeam 为示例进行介绍，内容参照厂商验收准则，结合国家标准，并遵循 AAPM 各项技术报告中的要求。

1. 机架旋转时射束稳定性验收

（1）验收要求：机架 360°内旋转时，加速器的射束剂量率需要稳定在 10%以内，低能 X 射线要稳定在 15%内，并且无任何联锁发生。

（2）方法和步骤

1）进入医用电子直线加速器 SERVICE 模式，进入 Tests 功能，选择 Custom Scan，如图 4-6 所示；在预扫描设置里把 Dose serve 关掉，单击 Start Test。

2）依次选择 Low X 射线 Ray Imaging，X 射线 Ray 和 Low-E 能量，在 360°内出束。在治疗完成后加速器会自动记录结果，如图 4-7 所示。

3）一个能量完成后会自动执行下一个能量。

4）在表 4-2 中记录相关测试结果。

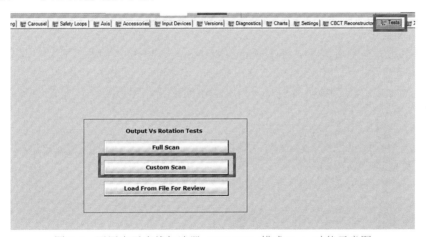

图 4-6　医用电子直线加速器 SERVICE 模式 Tests 功能示意图

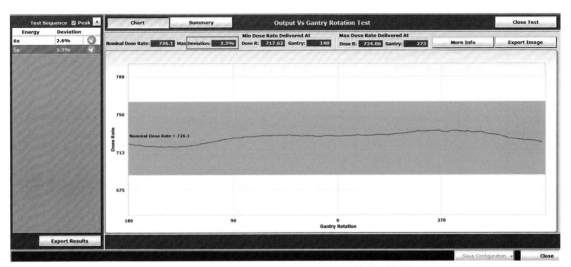

图 4-7　Output Vs Gantry Rotation Test 结果示意图

表 4-2　机架旋转时射束稳定性验收记录表

测试要求	稳定性	Pass/Fail
机架 360°/剂量率稳定性 10%/没有出现任何联锁		
Low X 射线 Ray Imaging	±15%	
X 射线 Ray	±10%	
Low-E	±10%	

上述厂商的验收方法与前面章节剂量监测系统的方法不同,剂量监测系统的方法在机架整个旋转范围中通过 4 个不同的 45°扇区内,对每一个 45°扇区测量 n 次 R_{arc} 值,计算每个扇区的 $\bar{R}_{arc}$,其对 X 射线辐射不应超过±3%;对电子辐射不应超过±2%。对于不同的方法其标准也是不同的,在使用时要注意。

2. 光子电离深度

(1)验收要求:在三维水箱水模体中,当 SSD=100cm 时,照射野大小为 10cm×10cm 的情况下,所测的最大点深度(D_{max})和水下中心轴 10cm 处的射束强度(D_{10cm})必须符合表 4-3 中的要求,测量时须注意三维水箱的垂直扫描轴机械精确度。

(2)验收工具:三维水箱、0.125cm³ 电离室、水平尺。

(3)方法和步骤

1)剂量率对百分深度剂量(percentage depth dose,PDD)曲线的平滑性会有少许影响,建议使用较高剂量率(≥400MU/min)进行操作,扫描时尽量减少水波纹对扫描结果的影响,建议扫描方向至少从水下 30cm 处开始。三维水箱的摆位及电离室参数设置见第三章有关三维水箱使用的内容。

2)设置照射野大小为 10cm×10cm。

3)设置水箱扫描软件的扫描深度、扫描速度、扫描方式(步进扫描或连续扫描)。

4)按照数据表中要求的各个应用能量,逐个执行电离深度的扫描。完成扫描后,逐个分析扫描结果,保存所有扫描信息,包括能量、扫描类型、照射野大小等。扫描曲线以及 D_{10}、D_{max} 如图 4-8 所示。

5)在数据表格(表 4-3)中记录测试验收结果,在没有的项目表格里填 NA。

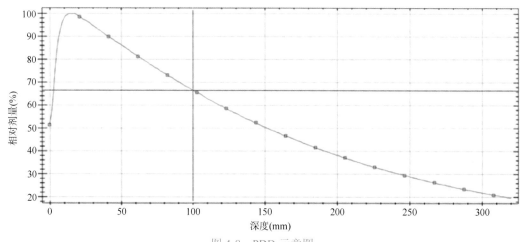

图 4-8　PDD 示意图

表 4-3 不同能量下最大电离点深度和水下中心轴 10cm 处剂量率记录表

能量	X 射线电离深度			
	最大电离点深度（D_{max}）		10cm 处百分深度剂量（D_{10}）	
	D_{max}（cm）	测量值（cm）	标准值（%）	测量值（%）
6MV	1.6±0.15		67.2±0.5	
10MV	2.4±0.15		74.1±0.5	
6MV HI	1.5±0.15		64.3±0.5	
10MV HI	2.34±0.15		71.8±0.5	

3. 高能 X 射线射野平坦度和对称性验收注意事项

（1）对称性是分析比较模体中射野中心轴某一深度两侧等距离点的剂量率，显示两个最差点之间的不对称性。因此作为结果，如果扫描中有一个小的凸起区域，或者一个小的中心位移偏差，都会导致一个比较大的不对称值。通常如果厂商协议的对称性分析测量结果是 1.0%，扫描系统分析（可利用一个对称平均协议）通常＜0.5%。这个可以通过在扫描软件中的各个分析协议间的相互转换来具体说明。

平坦度验收要求：水模体中，SSD=100cm，水下 10cm 处所得到的整体径向和横向主轴剂量线上，中心轴 80%照射野范围之内，最大和最小点之间最大偏离不应该超出表 4-4 中所列出的范围。

对称性验收要求：水模体中，SSD=100cm，水下 10cm 处所得到的整体径向和横向主轴剂量线上，离中心 80%范围之内，任何两个离中心点等距离的点之间的最大偏离不应该超出2.0%。

（2）验收工具：二维或三维水箱、0.125cm³ 电离室。

（3）方法和步骤

1）按照测量百分深度电离曲线同样的要求设置各初始参数，同时把测量电离室有效测量点放置到水下 10cm 处。

2）设置扫描方式为径向（横向）扫描，在进行横向扫描之前，扫描所有的径向扫描，以便对不必要的一些方向进行校准。

3）执行表 4-4 中所列的所有能量的中心轴扫描，包括径向、横向两个面的扫描，不同野、不同能量间的扫描。分析各个扫描后的曲线，保存所有扫描信息，包括能量、扫描平面、照射野大小等。如图 4-9 所示，分别是射野的平坦度和对称性示意图。

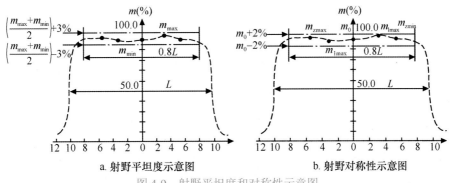

a. 射野平坦度示意图　　　　　b. 射野对称性示意图

图 4-9 射野平坦度和对称性示意图

4）记录表 4-4 中的所有测试结果，在没有测试的项目表格中输入 NA。

表 4-4　高能 X 射线射野平坦度和对称性验收记录表

能量	射野大小（cm×cm）	平坦度（%）	实测值（%）	对称性（%）	实测值（%）
Hi-X	10×10	±3		±2	
Lo-X	10×10	±3		±2	
Hi-X	40×40	±2.5		±2	
Lo-X	40×40	±2.5		±2	

4. 高能 X 射线高强度射野强度和对称性验收注意事项

（1）高强度模式通常是指无均整块（flattening filter free mode，FFF）模式，Varian 用一个新的射野强度规范来代替常规的射野的平坦度要求。由于 FFF 模式射束模体中的离轴剂量曲线不存在明显的平坦区域，射束的强度通过测量离中心轴同等距离的几个特殊点的强度来表达，将这些点的测量结果同规范要求去比较，以检测射束的符合度。

（2）验收要求：强度验收要求在水模体中，SSD=100cm，水下 10cm 处，射野的径向和横向侧面图强度相对于归一化处理后中心轴点强度，其值不应超出表 4-5 中所列的范围。对称性验收要求在水模体中，SSD=100cm，水下 10cm 处所得到的整体径向和横向主轴剂量线上，离中心 80%范围之内，任何两个离中心点等距离的点之间的最大偏离不应该超出 2%。

（3）验收工具：二维或三维水箱、电离室。

（4）方法和步骤

1）按照测量百分深度电离曲线同样的要求设置各初始参数，同时把测量电离室放置到水下 10cm 处。

2）设置扫描方式为径向（横向）扫描，在进行横向扫描之前，扫描所有的径向扫描，以便对不必要的一些方向进行校准。

3）执行表 4-5 中所列的所有能量的中心轴扫描，包括径向、横向两个面的扫描，不同野、不同能量间的扫描。分析各个扫描后的曲线，保存所有扫描信息，包括能量、扫描平面、照射野大小等。如图 4-10 所示为两种不同大小的 FFF 照射野的 Profile 示意图。

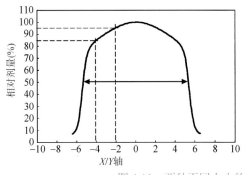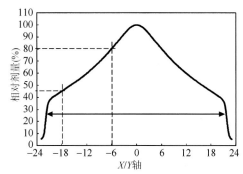

图 4-10　两种不同大小的 FFF 射野的 Profile 示意图

4）证实侧向图已按中心轴归一。

5）用对称光标分析功能，分析下面数据表（表 4-5）中所列的两条中心轴的所有所需的等距离点的强度。

6）记录表 4-5 中所列的范围中最大偏离的等距离点数据。在没有测量相应数据表里填入NA。注意：通常射野的强度测量如图 4-10 左图所示，射野的强度相对中心轴点剂量归一。扫描系统软件光标功能必须被用来分析所需求测量点的强度，且最大偏离点需要被记录下来。径向和横向数据应分别计算和比较，并且记录。

表 4-5 FFF 模式射束强度和对称性

能量	射野大小（cm×cm）	10cm×10cm 强度（距射野中心轴距离）		实测强度@2cm	实测强度@4cm	对称性标准	实测对称性
		±2cm	±4cm				
6 MV HI	10×10	97.5% ±2	90.5% ±2			2%	
10 MV HI	10×10	95.5% ±2	85.0% ±2			2%	

能量	射野大小（cm×cm）	40cm×40cm 强度 Spec（距射野中心轴距离）		实测强度@6cm	实测强度@18cm	对称性标准	实测对称性
		±6cm	±18cm				
6 MV HI	40×40	90.0% ±2	59.5% ±2			2%	
10 MV HI	40×40	80.0% ±2	45.0% ±2			2%	
Low X 射线 Ray Imaging	40×40	96.5% ±2	74.0% ±2			3%	

5. 电子束电离深度

（1）验收注意事项：由于高能电子束的复杂性，这里指的电离深度曲线值（DOI）不等同于百分深度剂量（PDD）。要获得百分深度剂量，电离深度曲线值需要经过适当的校正参数校正。

（2）验收要求：在水模体内，SSD=100cm，用 15cm×15cm 限光筒，数据表格中所列的所有电子线能量的相对最大点处的百分深度电离量，在特定的深度处，必须符合表格中的要求范围。

（3）验收工具：水箱、电离室（建议使用平行板电离室，其他情况可用电离室 IBA CC13）。

（4）方法和步骤

1）按照测量 X 线百分深度电离曲线同样的要求设置各初始参数。

2）安装 15cm×15cm 限光筒，确认最终野定义孔径（FFDA）插入完全到位。

3）设置深度剂量扫描条件。

4）对表中所列的所有能量进行电离深度曲线扫描，并分析其扫描结果，保存所有信息，包括能量、扫描方式、射野大小等。如图 4-11 所示为电子线的 PDD 曲线图。

5）在表 4-6 中记录测试结果。在没有测试过的项目里填 NA。

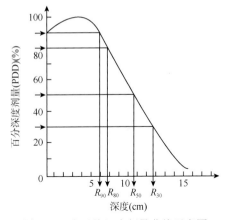

图 4-11 电子线深度剂量曲线示意图

表 4-6 电子线电离深度

能量	15cm×15cm 限光筒 SSD=100cm								
	90% 深度（cm）			80% 深度（cm）			50% 深度（cm）		
	D	TOL 1	EBC	D	TOL 1	EBC	D	TOL 1	EBC
6e⁻	1.71	±0.1	±0.07	1.90	±0.07	±0.05	2.32	±0.1	±0.07
9e⁻	2.68	±0.1	±0.07	2.95	±0.07	±0.05	3.52	±0.1	±0.07
12e⁻	3.77	±0.1	±0.08	4.15	±0.07	±0.06	4.91	±0.1	±0.08
15e⁻	4.67	±0.1	±0.08	5.20	±0.07	±0.06	6.19	±0.1	±0.08
16e⁻	4.87	±0.1	±0.08	5.45	±0.07	±0.06	6.52	±0.1	±0.08
18e⁻	5.29	±0.1	±0.08	6.09	±0.07	±0.06	7.41	±0.1	±0.08
20e⁻	5.58	±0.1	±0.08	6.57	±0.07	±0.06	8.10	±0.1	±0.08
22e⁻	5.66	±0.1	±0.08	6.83	±0.07	±0.06	8.59	±0.1	±0.08

续表

能量	15cm×15cm 限光筒　　SSD=100cm								
	90% 深度（cm）			80% 深度（cm）			50% 深度（cm）		
	D	TOL 1	EBC	D	TOL 1	EBC	D	TOL 1	EBC
E_1									
E_2									
E_3									
E_4									
E_5									
E_6									

6. 电子束射野平坦度和对称性验收

（1）验收注意事项：某些软件分析平坦度是用一个总的值，而不是用"±"的格式，而"±"的格式是厂商的标准格式。其他的扫描软件可能也是用一个总的值来分析平坦度，但可以通过转换变成用户要求的"±"的格式，或转换成 IEC 标准进行评估，并输入数据表格中。

（2）验收要求：平坦度要求水模体中，SSD=100cm，水下 85%等剂量线一半深度处所得到的整体径向和横向主轴剂量线上，中心轴 80%范围之内，最大和最小点之间最大偏离不应超出下面数据表中所列出的范围。对称性要求在水模体中，SSD=100cm，水下 85%等剂量线一半深度处所得到的整体径向和横向主轴剂量线上，离中心 80%范围之内，任何两个离中心点等距离的点之间的最大偏离不应该超出 2%。

（3）验收工具：水箱、电离室（建议使用平行板电离室，也可用电离室 IBA CC13）。

（4）方法和步骤

1）把测量电离室放在表 4-7 中各自能量对应的参考位置。

表 4-7　电子束能量对应深度（85%电离深度）

能量（MeV）	深度（cm）	能量（MeV）	深度（cm）	能量（MeV）	深度（cm）
6	1.0	15	2.6	20	3.3
9	1.4	16	2.7	22	3.4
12	2.0	18	3.0		

2）执行如表 4-8 所示的所有能量的中心轴扫描，包括径向、横向两个面的扫描，不同的限光筒大小、不同能量间的扫描。分析各个扫描后的曲线，保存所有扫描信息，包括能量、扫描平面、射野大小等。当插入不同的限光筒时，务必保证 FFDA 完全处于到位状态，且平行于限光筒底端，否则会扫描出不正确的曲线数据。

3）记录所有测试结果于表 4-8 中，在没有测试的项目表格中输入 NA。

表 4-8　电子束平坦度和对称性（径向与横向）

能量（MeV）	筒大小（cm×cm）	平坦度（%）	实测值（%）	对称性（%）	实测值（%）
E_1	25×25	±4.5（5.0±0.5）	±	≤2	
E_2	25×25	±4.5	±	≤2	
E_3	25×25	±4.5	±	≤2	
E_4	25×25	±4.5	±	≤2	
E_5	25×25	±4.5	±	≤2	
E_6	25×25	±4.5	±	≤2	
E_7	25×25	±4.5	±	≤2	
E_8	25×25	±4.5	±	≤2	

续表

能量（MeV）	筒大小（cm×cm）	平坦度（%）	实测值（%）	对称性（%）	实测值（%）
E_1	10×10	±4.5（对于 6MeV 电子线为 5.0）	±	≤2	
E_2	10×10	±4.5	±	≤2	
E_3	10×10	±4.5	±	≤2	
E_4	10×10	±4.5	±	≤2	
E_5	10×10	±4.5	±	≤2	
E_6	10×10	±4.5	±	≤2	
E_7	10×10	±4.5	±	≤2	
E_8	10×10	±4.5	±	≤2	

7. 剂量稳定性验收

（1）多数医用电子直线加速器的剂量校准已在出厂时完成。医院在进行验收过程中，使用相对剂量时，没有必要进行绝对剂量的严格校准。但是绝对剂量校准必须在验收合格后、投入临床使用前由用户重新校准定标。

（2）验收工具：水箱、电离室（如电离室 IBA CC13）。

（3）方法和步骤：所有测量照射野大小为 15cm×15cm。所有需要的表格内容测试均应符合表格中的要求。不同的要求可能会因医用电子直线加速器的型号类型不同而有所不同，见表 4-9。

表 4-9　剂量稳定性验收记录表

测试要求	测试标准	测试结果
小剂量稳定性（10MU）	±1.0%或 1MU	
剂量稳定性（MU）	±1.0%或 1MU	
剂量率稳定性（MU/min）	±1.0%或 1MU	
不同机架角度下剂量稳定性	±1.5%或 1.5MU	

8. 容积旋转调强技术（VMAT）的验收

（1）验证验收要求：剂量的标准偏差（SD）必须＜0.2MU。机架位置标准偏差必须＜0.5°。

（2）方法和步骤

1）治疗床角度位于 0°，且把治疗床全部退回到安全位置，确保在测试过程中的设备安全。

2）在 Machine QA 模式下，Service 用户登录，打开 Varian 专用的测试计划。

3）执行该计划，在执行过程中没有联锁发生。

4）选择不同的能量，重复执行该计划。

5）在 OFFLine QA 应用中，打开生成的 BIN 文件；选择 Position Statistic，确认 Gantry Position RMS 偏差和 MU RMS 偏差项目有效。

6）记录所有测试结果数据在表 4-10 中，在没有测试的项目表格中输入 NA。

表 4-10　VMAT 验证剂量的标准偏差（SD）和机架位置标准偏差

能量	实际能量	标准		测试结果	
		机架偏差	MU 偏差	机架偏差	MU 偏差
最低 X 射线		≤0.5°	≤0.2 MU		
最高 X 射线					
确保在执行过程中没有联锁					

四、直线加速器辐射安全与防护性能验收

放射治疗设备生产厂商应该向用户提供设备安全性文件和防护性能的随机证明文件。医院用户应对设备的泄漏辐射和杂散辐射（包括加速器治疗的感生放射性）进行验收检测，正常情况下可不进行状态和稳定性检测。本章主要根据医用电子直线加速器质量控制检测规范（WS 674—2020）的相关内容编写。

（一）剂量监测系统的安全性验收

医用电子直线加速器的剂量监测系统一般使用独立的双通道剂量监测系统。当某通道剂量监测系统发生故障时，应保障另一通道能够正常工作；每通道剂量监测系统都应能独立地终止照射；冗余剂量监测组合时，每通道都应设置为达到预置参数时能终止照射；主/次剂量监测组合时，主通道应设置为达到预置参数时能终止照射，次通道应设置为超过预置参数时终止照射。超过值若采用百分比，则不应超过预置参数的 10%；若采用绝对剂量值，则在正常治疗距离处不超过等效值 0.25Gy；可任选，应选择与预置参数差值最小的；任何原因引起的剂量监测读数变化＞5%时，应能自动终止照射；中断或终止后应把显示器复位到零，下次照射才能启动；控制台上确定剂量监测系统预置参数前，不应开始照射。剂量监测系统的安全联锁应符合以下要求。

（1）每通道剂量监测系统应都能独立地终止照射。双通道剂量监测系统构成冗余剂量监测组合时，每通道都应设置为剂量监测计数达到预置值时终止照射。

（2）主/次剂量监测组合中，主剂量监测系统应设置为剂量监测计数达到预置值时终止照射；次剂量监测系统应设置为剂量监测计数超过预置值 10%时终止照射。

（3）联锁装置应确保在两次照射之间或照射前，对没有造成终止照射的剂量监测系统验证其终止照射的能力。

（4）辐射探测器应监测辐射束的不同部分，以便测出剂量分布的对称变化和非对称变化；应提供措施，在均整度测量的规定深度上，当吸收剂量分布畸变超过 10%或辐射探测器吸收剂量分布探测信号指示变化＞10%时，在增加的吸收剂量达到 0.25Gy 之前，该措施使照射终止。

（二）杂散辐射的检测

1. 电子治疗时的杂散 X 射线　在参考轴上，实际电子射程外 100mm 的深度处，由于 X 射线引起的吸收剂量百分数值不应超过表 4-11 给出的值，故应在模体中测量，入射表面垂直于参考轴，在正常治疗距离处，其各边比照射野至少大 5cm；模体的深度至少比测量深度大 5cm。

表 4-11　电子治疗中杂散 X 射线的限制

电子束能量（MeV）	1	2	5	6	10	15	18	35	50
杂散 X 射线（%）	3.0	3.2	3.7	3.8	4.2	5.0	5.8	10	20

注：本表数据源于 GB 9706.5—2008

2. X 射线治疗时的相对表面剂量　用 30cm×30cm 照射野，或用可能得到的最大矩形照射野（最大照射野＜30cm×30cm 时），相对表面剂量不应超过表 4-12 中的值。测量应在模体中进行，其尺寸与位置与上述电子治疗时的杂散 X 射线测量相同。所有不用工具（如可取下的辐射束成形装置）应从辐射束中移开，所有均整过滤器应留在其规定位置上。

表 4-12　X 射线治疗时对相对表面剂量的限制

X 射线最大能量（MeV）	1	2	5	6	8～30	35	40～50
相对表面剂量（%）	80	70	60	58	50	58	65

注：本表数据源于 GB 9706.5—2008

3. 杂散中子　仅适用于电子能量超过 10MeV 的设备。在正常使用条件下，M 区域外，中子的吸收剂量与最大吸收剂量的比值应≤0.05%，其平均值（≤800cm² 面积上的均值）与最大吸收剂量的比值应≤0.02%。

4. 限束装置的泄漏辐射控制与检测

（1）X 射线限束装置：应对穿过限束装置所有组合的泄漏辐射进行测量。透过限束装置 X 射线泄漏辐射测试区主要在 M 区（图 4-12）内进行。对于任何一个限束装置或其组合，下述要求应适用于每个独立装置或同时一起测量的组合装置。

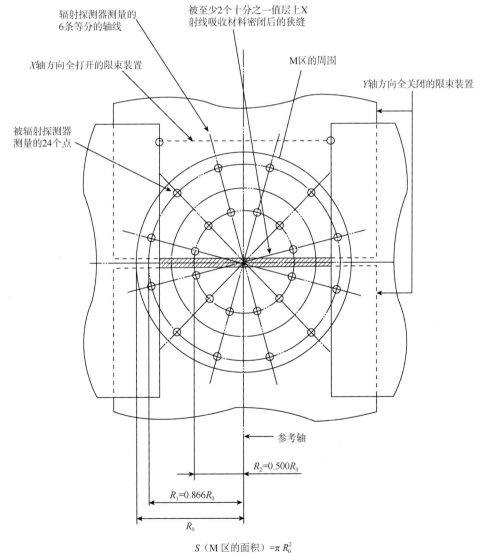

图 4-12　X 射线平均泄漏辐射的 24 个测量点分布示意图

1）除适用于 3）的情况外，任何限束装置在 M 区中任何处，泄漏辐射的空气吸收剂量与最大吸收剂量的比值≤2%。

2）对任何尺寸的照射野，泄漏辐射穿过任何限束装置，在 M 区中的平均吸收剂量与最大吸收剂量的比值≤0.75%。

3）一个多元限束装置若不能满足上述 1）和 2）的要求，还需重叠可调节或可互换的限束装置才能满足要求时，这些限束装置应自动调节成最小尺寸的矩形照射野，包围在多元限束装置限定的照射野周边。

4）穿过多元限束装置投射在上述 3）中自动形成的矩形照射野的泄漏辐射所引起的吸收剂量与最大吸收剂量的比值≤5%。

（2）电子线限束装置：应配备可以调节的或可互换的限束装置和（或）电子束限束器，应能限制电子线野外的照射，以同时满足以下要求。

1）几何照射野边界外 2cm 处至 M 区边界之间的区域中，吸收剂量与最大吸收剂量的比值≤10%。

2）几何照射野边界外 4cm 处至 M 区边界之间的区域中，泄漏辐射的平均吸收剂量与最大吸收剂量的比值：

A. 电子能量≤10MeV 时，比值≤1%。

B. 电子能量≥35MeV 时，比值≤1.8%。

C. 10MeV＜电子能量＜35MeV 时，比值≤a%，其中，a =1+0.032（E_e–10），E_e 是电子能量，单位 MeV。

5. M 区外的泄漏辐射（中子除外） 医院用户应该提供直线加速器防护屏蔽，衰减电离辐射，使位于参考轴并与参考轴垂直、直径为 2m 的平面内（但不包括 M 区）的泄漏辐射所致的吸收剂量衰减到以下水平：

（1）最大吸收剂量不应超过 10cm×10cm 照射野在平面中心测得的吸收剂量的 0.2%。

（2）其平均值不应超过中心的 0.1%。

6. 患者平面外测试区泄漏中子的要求 患者平面外测试区泄漏中子的吸收剂量与最大吸收剂量的比值应≤0.05%。

用户可不进行此项指标测量，但应要求治疗设备提供方给出此指标的值。

7. 在终止照射后感生放射性的测量和要求 感生放射性仅适用于电子能量超过 10MeV 的设备。

在规定的最大吸收剂量率下，进行 4Gy 照射，以间隙 10min 的方式连续运行 4h 后，在最后一次照射终止后的 10s 开始测量，测得感生放射性的周围剂量当量 $H\times$（d），且应满足下列要求：

（1）累积测量 5min，测得感生放射性的周围剂量当量在离外壳表面 5cm 任何容易接近处≤10μSv，离外壳表面 1m 处≤1μSv。

（2）在≤3min 的时间内，测得感生放射性的周围剂量当量率在离外壳表面 5cm 任何容易接近处≤200μSv/h，离外壳表面 1m 处≤20μSv/h。

第二节 Halcyon 加速器验收

一、Halcyon 结构及性能概述

Halcyon 加速器有别于常规的 C 臂加速器，该机型将束流、影像设备整合在封闭的环形机架上，运行安全安静，自屏蔽机身，辐射防护要求低。加速器机架旋转速度得到提升，成像、IMRT 治疗时，机架旋转速度可以达到 24 度/s；VMAT 治疗时，机架的最大旋转速度为 12 度/s。配置有单能 6MV FFF 模式射束，最大剂量率为 800MU/min。FFF 模式射束有诸多优点，包括

d_{max} 值随照射野面积变化而变化较少、离轴剂量跌落较快、照射野外剂量较小、总散射因子 $S_{c,p}$ 更靠近常数 1（变化较小）、MLC 的透射因子减小、中心区域更明显、Portal Imaging 图像质量提高等。尤为重要的是，Halcyon 采用全球统一的预配置射束数据包，用户无须采集建模数据，仅需进行数据的验证即可。配置的 MPC 模块，通过拍摄 EPID 图像可快速分析加速器机械和剂量输出等信息，涵盖了加速器等中心、治疗床、叶片到位情况、剂量输出稳定性等丰富的质控内容。

第一代 Halcyon 配置有 MV 成像系统，可获得 MV 级的二维或三维图像用以校正摆位误差。Halcyon 每次治疗都需要进行图像引导，MV 图像引导所需的额外辐射剂量会在计划设计时考虑在内，以精确评估其对人体造成的影响。100%的图像引导确保了摆位精确度且能够在治疗过程中动态地检测肿瘤的变化及其与周围正常组织的空间关系，进一步满足了精确放疗的要求。固定式的 EPID 可进行快速的机器检测和调强计划的剂量验证。

第二代 Halcyon 配置了 kV 级的 CBCT 和 iCBCT（图 4-13A）。iCBCT 重建算法借助专门开发的 Acuros CTS 算法模拟粒子的散射输运过程，其模拟精确度媲美蒙特卡罗法，图像质量得到进一步的提升，特别是软组织分辨率被进一步提高。投影数目与标准 CBCT 相同，由于其不需要伸缩影像臂，借助快速旋转机架和系统专用 GPU 加速技术，大大缩短了影像扫描和重建的时间，使得快速成像成为可能。Halcyon 另外一个特点是无钨门双层多叶准直系统，叶片漏射显著降低，能够更好地保护正常组织。叶片运行速度最快可达 5cm/s，全行程的高速运动可获得较高的计划调制能力等。叶片上下两层平行排列，上层 29 对，下层 28 对，单中心照野大小为 28cm×28cm，上下两层叶片等中心投影宽度均为 1cm，通过错开半个叶片宽度来降低叶片间的漏射。第一代 Halcyon 只有下层叶片参与调强计划的优化，上层叶片仅做跟随以降低叶片漏射；第二代 Halcyon（图 4-13B）两层叶片均参与优化，叶片分辨率与 5mm 宽叶片相似。第二代 Halcyon 系统可实现双等中心计划的自动优化和执行，两个等中心间隔最大可达 8cm，使有效治疗长度达到 36cm。Halcyon 高效率的治疗为屏气治疗提供了更高的舒适性，患者可以在一个屏气周期内获得 CBCT 图像进行配准，在几个屏气周期内完成一次治疗。同时，EPID 在治疗中始终采集经过人体后的透射剂量信息，这为在体剂量验证提供了可能。总之，Halcyon 治疗平台为患者提供了一个舒适快速的高质量治疗平台，也为物理师提供了包含自适应、呼吸运动管理、在体剂量验证等方向的科研平台。

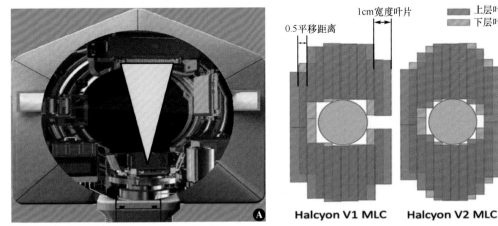

图 4-13　第二代 Halcyon 配置 kV 影像系统（A）；MLC 两层叶片均参与调强优化（B）

二、Halcyon 结构功能验收

（一）安全测试

为确保治疗环境对职工和公众安全，进行如下测试：门联锁、语音视频交互功能、辐射监测功能、辐射急停按钮功能、使用计时器停止剂量输出功能、治疗床碰撞联锁、治疗孔径内壁碰撞联锁、机器的治疗头漏射率、自屏蔽漏射率。

（二）软件权限

机器性能检测模块功能、机器性能检测离线功能、支持 DRR 生成的 2D/3D 匹配、EPID 图像采集、IMRT 投照、基础系统、高级 MV 射线照相技术、MVCBCT 获取、VMAT 投照、iCBCT 获取等功能权限等。

三、加速器束流验收

（一）概述

Halcyon 加速器配置有 FFF 模式 6MV 治疗束，源到等中心距离为 100cm，治疗孔径直径为 100cm。采用全球统一的预配置数据建模，用户无须再次采集数据建模。公司建模数据包含 SSD=90cm，2cm×2cm、4cm×4cm、6cm×6cm、8cm×8cm、10cm×10cm、20cm×20cm 和 28cm×28cm 的 PDD，相同照射野下 1.3cm、5cm、10cm、20cm 和 30cm 深度的 Profile，28cm×28cm 照射野 1.3cm、5cm、10cm、20cm 和 30cm 深度的对角线 Profile，源皮距 95cm，深度 5cm 下的不同照射野大小的输出因子（图 4-14），以 10cm×10cm 照射野归一。预配置数据节省了建模的时间，但用户仍应实际测量，以验证预配置数据与加速器输出的一致性。

Output factors
Open field
SSD = 95 cm
Depth = 5 cm
Detector: SNC Edge Detector used for 1xX and 1xY, CC13 ionization chamber used for remainder.

| | Field size X [cm] | | | | | | | | | |
	1	2	4	6	8	10	14	20	24	28
1	0.766	0.792	0.804	0.808	0.810	0.811	0.813	0.814	0.814	0.814
2	0.816	0.855	0.884	0.892	0.897	0.899	0.902	0.904	0.905	0.905
4	0.829	0.885	0.922	0.939	0.947	0.953	0.958	0.962	0.964	0.964
6	0.834	0.893	0.939	0.958	0.971	0.977	0.985	0.991	0.994	0.994
8	0.836	0.898	0.949	0.972	0.982	0.992	1.002	1.010	1.013	1.013
10	0.837	0.899	0.952	0.977	0.991	1.000	1.012	1.021	1.024	1.024
14	0.839	0.902	0.957	0.984	1.001	1.012	1.027	1.038	1.043	1.043
20	0.840	0.904	0.961	0.990	1.008	1.020	1.038	1.051	1.057	1.058
24	0.840	0.905	0.962	0.992	1.011	1.024	1.042	1.057	1.062	1.064
28	0.841	0.905	0.963	0.992	1.011	1.024	1.042	1.058	1.064	1.067

Field Size Y [cm]（纵列标签）

图 4-14　Halcyon 预配置射束输出因子

（二）绝对剂量校准

Halcyon 加速器 6MV FFF 射束最大剂量点为水下 1.3cm 处，系统提供三种绝对剂量校准方式（表 4-13）。第一种 SSD=100cm，10cm×10cm 照射野，水下 1.3cm 处，100MU 对应的剂量为 100cGy；第二种，SSD=95cm，10cm×10cm 照射野，水下 5cm 处，100MU 对应的剂量为 93cGy；第三种 SSD=90cm，10cm×10cm 照射野，水下 10cm 处，100MU 对应的剂量为 76cGy。系统默认第一种。AAPM TG51 建议剂量测量介质为水，水箱尺寸至少大于 30cm×30cm×30cm。水面位置和电离室位置通过拍摄机架为 0°和 90°（或 270°）的 MV 影像确定（图 4-15）。

表 4-13　绝对剂量校准的三种方式

指标	第一种	第二种	第三种
SSD（cm）	100	95	90
射野（cm×cm）	10×10	10×10	10×10
水下位置（cm）	1.3	5	10
100MU 对应剂量（cGy）	100	93	76

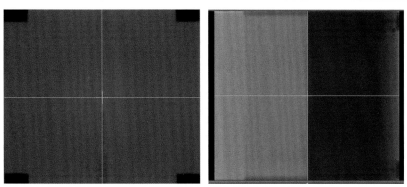

图 4-15　绝对剂量校准时，使用 MV 影像确定电离室位置和水面高度

四、射束特征表征

　　治疗计划系统（TPS）剂量计算的准确性对于保证剂量投照的安全性和有效性至关重要。厂商在 Eclipse 中为 Halcyon 提供了预配置的用户不可调的射束模型。预配置射束模型包括最后剂量计算的各向异性算法（AAA）、IMRT/RapidArc 放射治疗技术进行优化的多分辨剂量计算（MRDC）方法，利用傅里叶变换剂量计算（FTDC）模型计算 MV 成像射束剂量。如果添加了额外的算法，那么在其临床使用前都需要进行验证。由于射束数据是预先配置的，用户不需要进行建模数据的采集，但物理师应负责验证模型中的数据是否足够准确，按照 AAPM MPPG5a 标准，对于 PDD 和离轴比曲线，半影区吻合距离（DTA）<3mm，高剂量区剂量差别（DD）<2%，低剂量曲线尾端剂量差别<3%。建议使用二维水箱（图 4-16），对以下数据进行采集并与预配置数据进行比较验证。

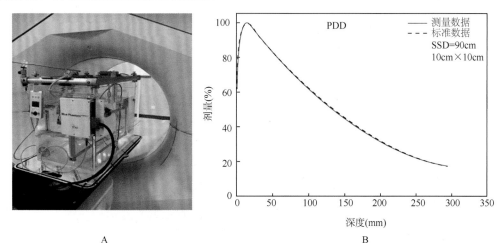

图 4-16　二维水箱（A）扫描射束百分深度剂量（B）

（一）百分深度剂量

SSD=90cm，不同照射野大小（2cm×2cm～28cm×28cm），对于 10cm×10cm 照射野，d_{max}=1.3cm±0.15cm，PDD$_{(10cm)}$ = 61.4%±1%。

（二）离轴剂量

SSD=90cm，不同照射野大小（2cm×2cm～28cm×28cm），扫描深度为 d_{max}、5cm、10cm、20cm 和 30cm。

（三）射野输出因子

SSD=95cm，不同照射野大小（2cm×2cm～28cm×28cm），扫描深度为5cm。

五、MPC 检 测

Halcyon 中提供和集成了机器性能检查（machine performance check，MPC）程序。MPC 的目的是验证各种机器参数（照射野、机械和成像）是否在产品规格范围内。检测项目包括等中心大小、叶片位置精确度、机架和准直器旋转精确度、床位置精确度、虚拟等中心与加速器等中心间治疗床移动精确度、射束剂量输出和均匀性变化等。在每天机器投入临床运行之前，必须执行 MPC 检测。值得注意的是，尽管其检测项目较为完整，但并不能替代物理师执行的独立 QA 活动。Halcyon 上 MPC 检测方法与 TrueBeam 系统类似。MPC 自动检测各种机器参数，并使用 EPID 获取 33 幅辐射图像。基于采集的图像集，MPC 软件执行分析并验证检测以下项目是否在其各自的允许范围内。模体及采集图像如图 4-17 所示。

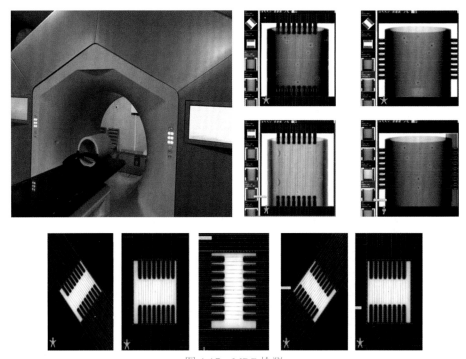

图 4-17　MPC 检测

六、射束特征测试

（一）射束能量

SSD=100cm，对于 10cm×10cm 照射野，d_{max}=1.3cm±0.2cm，PDD $_{(10cm)}$ = 63.0%±1%。

（二）剂量率输出稳定性

机架旋转 360°出束过程中，剂量率变化在±7%以内，且没有联锁发生。测试方法：Service 模式下的 Beam Tuning，进入 Output Vs.Rtn 选择 Full Scan，在 Pre_Condition Check 窗口，关掉 Dose 和 Yield 伺服，按提示出束，机架旋转 360°，剂量率稳定性将会呈现在屏幕上。测试步骤及显示结果如图 4-18 所示。

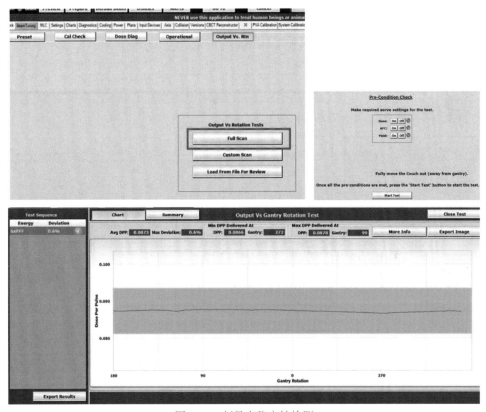

图 4-18　剂量率稳定性检测

（三）短期剂量稳定性、剂量线性和剂量-机架角度依赖性

使用带平衡帽的电离室，使用 MV 影像将电离室有效测量点置于加速器等中心，机架 0°、准直器 0°重复出束 100MU 5 次，观察剂量变化情况；机架 0°、准直器 0°分别出束 5MU、10MU、50MU、100MU、200MU、500MU 和 1000MU 测试剂量线性；准直器 0°机架 0°、30°、60°、90°、120°、150°等间隔 30°分别出束 100MU 测试剂量的机架角度依赖性。

（四）对称性和离轴强度

SSD=100cm，10cm 深度，28cm×28cm 照射野，对称性高于 2%，离中心轴 10cm 处的强度范围为 79%±2%。FFF 模式射束 OAI 示意图（图 4-19）。

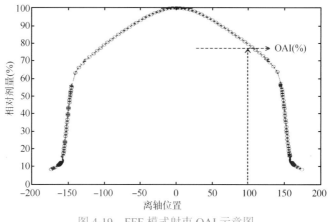

图 4-19　FFF 模式射束 OAI 示意图

七、IMRT/VMAT 计划测试

按 AAPM TG119 建议测试病例，包括多靶区肿瘤、前列腺肿瘤、头颈部肿瘤和 C 形靶区肿瘤（图 4-20），分别设计 IMRT 和 VMAT 计划，使用电离室和 EBT3 胶片分别测量点剂量和面剂量，比较测量剂量与计划剂量的差别。

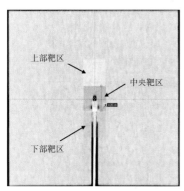
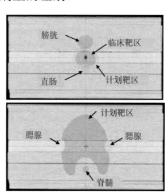
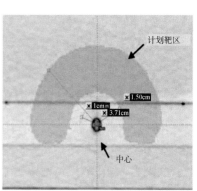

图 4-20　AAPM TG119 报告推荐的四种测试靶区

八、端到端测试

按 MPPG 5a 建议执行完整的端到端测试（End-To-End test），包括扫描仿真模体、计划设计（IMRT/VMAT）、剂量投送。因为 Halcyon 系统更加强调使用 IMRT/VMAT 进行治疗，推荐使用含胸腔、盆腔等拟人模体进行端到端测试。需要注意的是在进行端到端测试时，模体的摆位应该使用多种方式的 IGRT 引导，而不仅仅是使用激光设置模体位置。所以，端到端测试包括了对模体成像、配准和位置校正过程的测试。

参 考 文 献

Ezzell G A, Burmeister J W, Dogan N, et al, 2009. IMRT commissioning: multiple institution planning and dosimetry comparisons, a report from AAPM Task Group 119[J]. Med Phys, 36(11): 5359-5373.

Georg D, Knöös T, McClean B, 2011. Current status and future perspective of flattening filter free photon beams[J]. Med phys, 38(3): 1280-1293.

Smilowitz JB, Das IJ, Freygelman V, et al, 2015. AAPM medical physics practice guideline 5.a: commissioning and QA of treatment planning dose calculations-megavoltage photon and electron beams[J]. J Appl Clin Med Phys, 16:14-34.

第五章 直线加速器物理数据采集及计划系统数据建模

第一节 TPS 数据建模的剂量测量

在精确放射治疗逐步开展的情况下，针对加速器剂量学特性，需要收集剂量学方面的各类数据，将其输入到治疗计划系统（treatment planning system，TPS）中，对 TPS 进行剂量计算模型的配置和建立。获取准确的加速器剂量学数据，在很大程度上能够保证 TPS 剂量计算模型建立的准确性。

不同型号的直线加速器，其 TPS 剂量计算模型的建立，需要的数据验收质控加速器剂量学数据类型比较相似，一般为一系列照射野的百分深度剂量曲线、不同深度和一系列照射野的离轴比曲线、楔形野剂量学数据、不同照射野输出因子、准直器透射系数等；在数据测量时应根据 TPS 的具体要求开展。

通常使用二维水箱或三维水箱（图 5-1、图 5-2）采集加速器剂量学数据。目前主要以三维水箱作为测量模体，使用指型电离室进行数据采集。三维水箱测量系统一般由大水箱、步进电机、电离室、控制盒、计算机及相应软件组成；对于需要测量的数据进行快速自动扫描和结果处理。

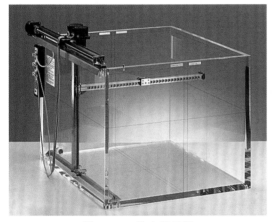

图 5-1 二维水箱示例

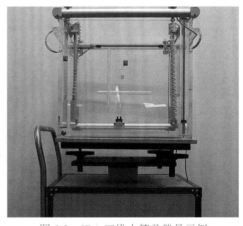

图 5-2 IBA 三维水箱及载具示例

本章以 Eclipse 数据建模测量为例，详细介绍加速器剂量学数据测量方法。

Eclipse 计划系统数据建模所需测量内容及方法

（一）X 射线的测量内容

1. 开放野的百分深度剂量（percentage depth dose，PDD）测量 测量采用固定源模距（source-phantom distance，SPD）方法，一般距离为 SPD=100cm，测量深度大于 30cm，测时需要考虑电离室的有效测量点位置。测量射野面积为：3cm×3cm 至 40cm×40cm 若干，如

图 5-3、图 5-4 所示。

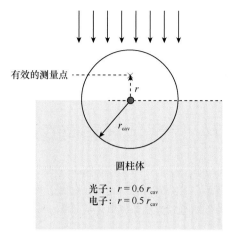

图 5-3　有效测量点示意图

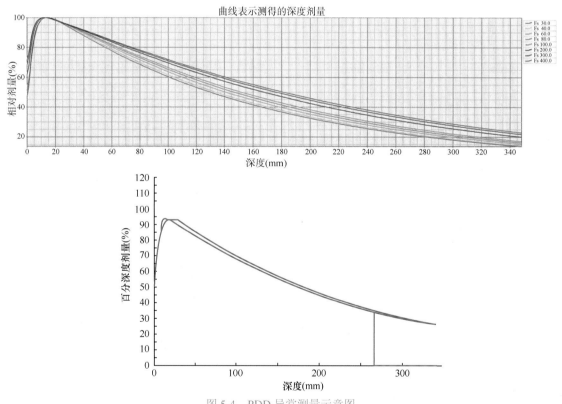

图 5-4　PDD 异常测量示意图

2. 开放野的离轴量测量　开放野测量的离轴量在 5 个深度进行，分别为 $D_{\max}$、5cm、10cm、20cm、30cm。所测照射野面积需要与百分深度剂量一致，数据测量应至少测到照射野光野外 3.5cm。所有离轴量测量在同一方向，一般在平行于准直器 X 射线的方向（cross-plane）。对于较大尺寸的照射野可以选择进行半野测量，如图 5-5 Profile 射束剖面轮廓测量所示。

3. 最大开放野对角线方向的离轴量测量　使用最大开放野（40cm×40cm）在对角线方向进行离轴量的采集，测量深度与开放野离轴量一致。测量时需避免扫描点过于接近水箱侧壁，同样可以进行半野的测量，如图 5-6 所示。

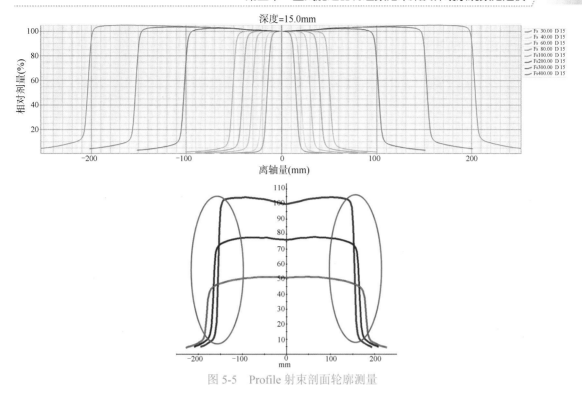

图 5-5　Profile 射束剖面轮廓测量

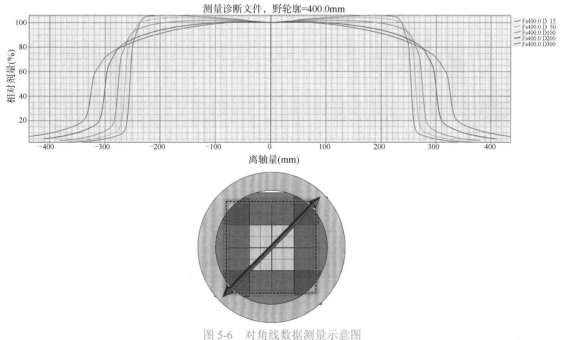

图 5-6　对角线数据测量示意图

4. 楔形板数据测量　对于均整模式照射野，若使用物理楔形板，需要测量其剂量曲线，一般需要固定相同的楔形板插入方向（如 Right 方向）。测量时需注意与测量软件的楔形方向一致。测量内容类似开放野，分别为百分深度剂量、楔形方向离轴量测量、楔形野纵轴向离轴量；深度与开放野相同，离轴量也可以进行半野测量。

5. 开放野输出因子测量（output factor）　测量条件一般为源至探头距离 100cm，即

SAD=100cm。电离室位于水下 5cm 处，测量开放野长宽为 3～40cm 的范围内推荐测量照射野边长的所有组合（表 5-1）。

表 5-1　输出因子表格示例

X/Y（cm）	3	5	7	10	15	20	30	40
3								
5								
7								
10								
15								
20								
30								
40								

6. 楔形野输出因子测量　测量方法及条件与开放野输出因子测量方法相同，照射野为楔形野允许范围内的推荐测量照射野边长的所有组合，测量时需保持准直器为 0°，楔形板保持同一个方向。对于动态楔形以及增强动态楔形野，不需要额外的数据测量。

7. MLC 透射因子及叶隙剂量测量　MLC 透射应测量叶片中和叶片间透射的平均值，应当使用较大的电离室并垂直于叶片方向，在等中心条件下测量，深度可等同于输出因子，也可在深度 5cm 和 10cm 处测量两组数据取平均值；叶隙剂量的测量需要一组 MLC 文件，该测量一般由厂商提供具体测量方法及文件。

8. 其他附件测量　加速器除上述剂量学特性需要测量外，还有其他附件需要进行测量，如挡块透射因子、托架因子、补偿器测量等。

（二）电子线数据测量内容

1. 开放野测量内容　开放野不需加装限光筒，将 Jaw 打开至 40cm×40cm 进行测量，每挡能量均需要测量。需要测量的数据为：水中百分深度剂量曲线、空气中离轴量曲线（SPD=100cm）。

2. 限光筒测量内容　对于每挡能量及每个大小不同的限光筒，需要测量水中百分深度剂量曲线（SPD=100cm）。6MeV 电子线 PDD 曲线的示例，如图 5-7 所示。

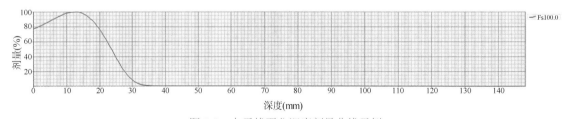

图 5-7　电子线百分深度剂量曲线示例

（三）数据格式及数据处理

对于 Eclipse 系统，所有采集到的数据均需要保存为其独有的 W2CAD 格式，才能够进行后续的数据建模，同时所有数据均需要按照规定要求进行相应的处理，才能够正确导入系统内，开始数据模型的建立。其他 TPS 均对数据格式有一定要求，均需要按照要求进行数据格式转换。因此，原始数据的保留在数据测量中尤为重要。

（四）数据测量的操作方法

1. 三维水箱的摆位与使用　三维水箱系统作为测量加速器剂量学参数的重要工具，需要合理使用以及精确摆位；其在使用中也有很多需要注意的地方。

（1）加速器准直器下方箱体的摆放

1）三维水箱体积较大，在加速器准直器下方摆放时需要注意清理足够的移动空间或足够的平坦区域。目前部分较新型水箱可直接跨越加速器地面圆盘，如图 5-8 所示；若水箱无法横跨地面圆盘区域，则需要寻找方式将水箱尽可能置于完整板面上，如图 5-9 所示；箱体需要对齐准直器十字线投影；需注意水箱注水口位置及电离室摆放位置，确认无误后再进行注水，以免注水后难以移动水箱位置。

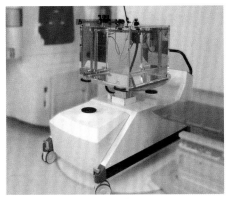

图 5-8　PTW Beamscan 三维水箱摆放

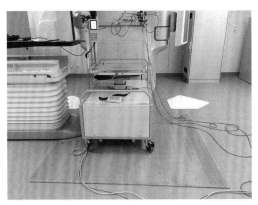

图 5-9　PTW MP3 型三维水箱

2）由于三维水箱并不是常用设备，会出现存放时间较长的问题，每次摆放需要确认水箱底有无杂物或者缺损；三维水箱作为非常精密的测量仪器，在每次使用前和使用后都需要小心处理（图 5-10），而且要注意定期保养维护。

3）三维水箱方向对测量非常重要，由于电离室运动由支撑杆带动，在测量数据时，应尽可能保证只有电离室运动而连杆不运动，因此应选择合适的方向，保证水箱内水的波动越小越好，如图 5-11 所示。

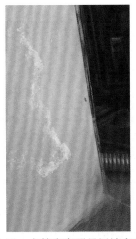

图 5-10　水箱底有明显污渍和杂物

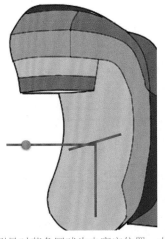

图 5-11　测量时蓝色圆球为电离室位置，电离室独立运动，无须连杆运动，以尽可能减小水波动

（2）水箱填满蒸馏水后，箱体水平的调整：三维水箱需要注入足够深度的蒸馏水，保证电

离室测量能够达到需要的深度；注水完成后，调整箱体水平以及电离室支撑杆的水平位置，保证电离室在整个运动范围内能够平齐于水平面（图5-12）。

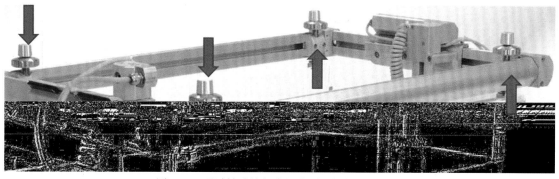

图 5-12　通过转动旋钮来调节联动杆的水平位置

射束方向观

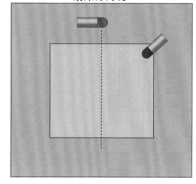

信号
——————
参考

图 5-13　电离室位置关系示意图

操作解读：三维水箱未注水前整体的水平调整往往易被操作者忽视，一般在承载箱体的载具上，会有相关的调整工具；未做调整的水箱，可能导致注水后，过多过复杂的连杆水平调节，甚至出现无法调节到合适位置的情况。

（3）电离室的摆放原则：相对剂量曲线测量需要主要电离室和参考电离室共同完成，参考电离室需要置于照射野内且不影响主要电离室在运动路径的位置。主要电离室需要平行于水面，由于电离室体积效应，主要电离室的位置对剂量测量的准确度至关重要。常规的主电离室及参考电离室在射束方向观（beam's eye view，BEV）方向的相对位置关系如图5-13和图5-14所示。

操作解读：如图5-15、图5-16所示，主电离室置于照射野内，其与参考电离室的位置关系非常重要。主电离室一般需要固定在水箱特定位置，此时必须注意电离室固定的方式，应严格按照使用说明进行，避免出现暴力操作及错误使用、电离室的损坏或位置错误。

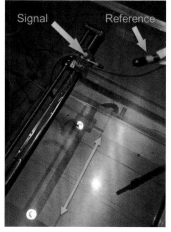

Signal. 信号；Reference. 参考电离室
图 5-14　电离室位置示例

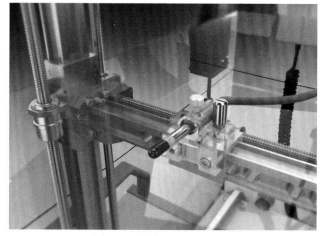

图 5-15　电离室固定示意图

参考电离室的位置，往往与主电离室、照射野有互相对应的关系，参考电离室不应过多进入照射野内，也不应出现在主电离室运动路径的垂直层面上，以防止信号干扰。

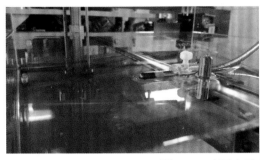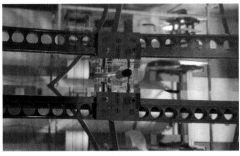

图 5-16　水面上下电离室视角示意图

2. 三维水箱软件部分处理重点（以 IBA 水箱软件为例）

（1）软硬件的连接：各类三维水箱软件操作均不相同，但操作理念基本一致，以 IBA 水箱软件为例，首先进行硬件设置和连接，确认各项连接无误后，完成高压加载、本底测量以及剂量归一，如图 5-17 所示，进行标准照射野 10cm×10cm 的一些简单测量测试。

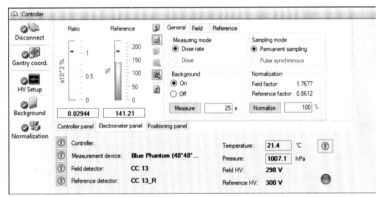

图 5-17　IBA 水箱软件控制界面

操作解读：常规的软硬件连接比较基础，并无特别操作，但是由于放射线的特性，还应注意硬件位置，例如主控制器的位置，应按照使用手册要求，放置在合理、安全的地方；信号延长线、辅助设备等，连接后应进行较为全面的测试，保证其工作正常。硬件连接检查完毕后，应确认软件内各个信息的准确与匹配，如电离室的设置和选择与实际使用的一致性、环境条件准确性、电压与信号正常比例等。

（2）测试项目的设置：对于需要测量的项目，可以使用软件提前进行相应的设置，注意扫描范围要求、照射野大小递增或递减、扫描模式及扫描速度的设置；可将需要测试的项目按照一定规律进行排列，一定程度上能够提高采集效率。以 IBA 水箱扫描队列为例，如图 5-18 和图 5-19 所示。

操作解读：不同水箱软件操作有所不同，但是测定要求一样。主要设置为：扫描项目全面、扫描效率较高、扫描细节准确。例如 PDD 的扫描，需注意扫描由深至浅，否则会有水面张力因素造成曲线的波动；PRO（profile，射束剖面轮廓）的扫描，注意扫描至半影区时探头速度的设置，此处常常被测量人员忽视，导致曲线有一定的误差。

（3）辐射中心的判断：水箱的摆位大多依靠激光灯、照射野灯及十字线判断位置，无法确认照射野的中心位置，水箱软件可以进行相应的测试项目进行照射野中心的校准。以 IBA 水箱扫描测试为例，如图 5-20 所示。

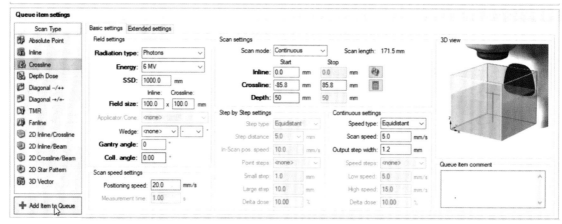

图 5-18　扫描队列项目的设置示例

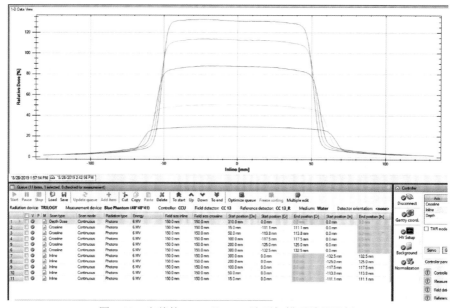

图 5-19　完整的 PDD 及 PRO 队列扫描后结果示例

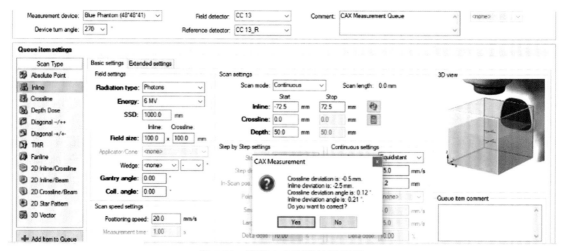

图 5-20　照射中心判断结果示例

操作解读：此功能在不同软件上有不同的实现方式，但需要注意，不能特别依赖此项目的校准，准确性还是主要依靠前期认真细致的摆位，尽可能提高精密度，通过此功能进一步验证和微调辐射中心的准确性。

（4）测量模式及测量速度的选择：绝大多数离轴量数据测量可以使用连续扫描的测量模式，但在某些特定情况下可以使用步进式扫描；对于扫描速度，可以根据不同 TPS 的需求进行设置，离轴量测试需注意 80%～100%区间的扫描速度设置，一般需要降低扫描速度以保证此阶段的数据准确性。

（5）楔形板的测量：楔形板相关测量类似于开放野的方式，需注意对应不同角度楔形板在测量软件内的相关设置；同时注意测量曲线和楔形板方向的一致性。以 IBA 水箱进行楔形板 Profile 射束剖面轮廓扫描为例，如图 5-21 所示。

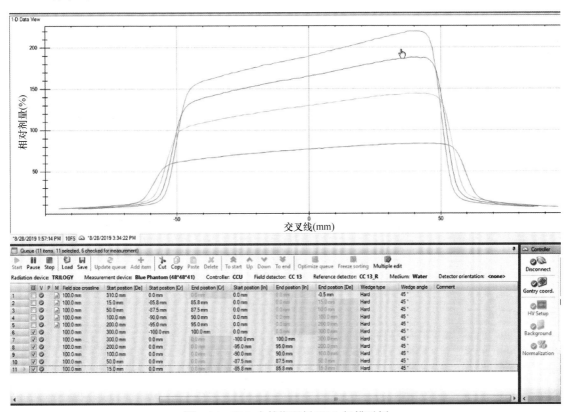

图 5-21　IBA 水箱楔形板 PRO 扫描示例

（6）输出因子的测量：输出因子测量时不需要使用参考电离室，使用绝对点剂量进行测量，此时需保证每次测量时间充足及照射野尺寸正确，同时按照测量要求确认源到探头的距离（如 Eclipse 加速器要求为 100cm），如图 5-22 所示。

（7）数据的分析和后处理：测量数据是一个非常耗时且需要耐心和细心的工作，时常会出现误测、漏测等情况。在完成全部数据的测量工作后，需要认真检查所有已测量数据，核对是否与测量要求一致，以保证测量完全和准确；对于已经测量的曲线进行检查，避免出现异常点或者错误数据；对于一些稍有瑕疵的数据，可以进行相关处理，但是需注意避免过度处理，如平滑、裁剪、编辑等，问题较大的数据也需要考虑进行重新测量（图 5-23、图 5-24）。但一定要注意备份保留原始数据和数据的真实性。

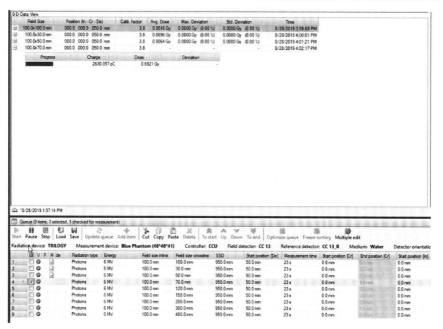

图 5-22　IBA 水箱输出因子测量示例

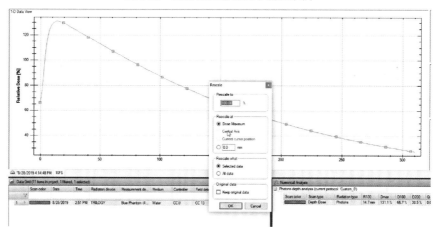

图 5-23　PDD 曲线的归一示例

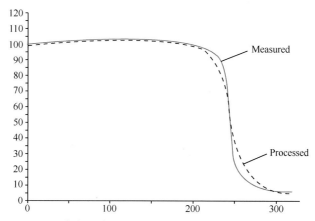

Measured（实线）. 实际测量曲线；Processed（虚线）. 后处理曲线

图 5-24　曲线平滑的过分处理示意

第二节　高剂量率的剂量测量

一、高剂量率测量的意义

随着放射治疗向更精准的方向发展，光子束调强放疗更加常见，调强放疗由于其调制的需要，通过 MLC 对射束进行遮挡，配合剂量率的变化使剂量更加适形，在提高靶区剂量包绕的同时，降低周围组织的受量。同时，随着放疗技术的发展，立体定向放射外科（SRS）和体部立体定向放射治疗（SBRT）应用更加广泛。由于上述原因，现代放射治疗较之前相比，每个计划的机器跳数（monitor unit，MU）数增加了许多。随着 MU 数增加，使用常规剂量率会使得治疗时间显著延长，造成患者治疗舒适度降低，对患者治疗中的运动控制提出了更高的挑战。因此，越来越多的治疗使用高剂量率的方式缩短单次治疗时间，提高患者舒适度及剂量投照的准确性。

传统上，直线加速器光子束通常是平坦的，以便在计算机无法用于治疗计划时简化剂量计算。然而，传统的平坦光束并不具有均匀剂量分布的优势，因为在现实中，肿瘤靶区的几何形状通常是弯曲的，并且还需要考虑到组织不均匀性存在。在 X 射线的射束路径中没有平坦滤波器，中心轴附近的辐射输出和治疗靶点的剂量率显著增加，这对 SRS 及 SBRT 期间的运动管理尤其有利。例如，使用 FFF 光束，在一个或几个呼吸周期的单次屏气或门控部分内，可以完成大量 MU 投照。此外，FFF 光子具有剂量学优势，例如头散射较低和场外辐射较低。对于非常高的光子能量，有人提出，使用 FFF 射束可以产生更少的中子，从而减少不必要的辐射。在过去 15 年中调强放疗的成功实施和容积旋转调强的最新发展，使得三维适形放疗技术使用越来越少，因此对于照射野均整器的要求也越来越少，许多厂家的加速器都提供了非均整射束的出束模式。高剂量率的测量与常规均整射束测量有一些区别，下面将分别介绍。

二、测 量 工 具

对于高剂量率的测量工具与常规测量相似，上面章节关于数据收集等均有介绍，本章节介绍一些高剂量测量的注意事项。

在使用水模体和电离室测量高剂量率射线时，需注意 FFF 射线与常规平坦射线不同，照射野中心的剂量梯度较大，因此在模体摆放和电离室摆放时，位置准确性尤为重要。在电离室摆放之前，可采用图像引导等方式进行摆位，如图 5-25 所示为利用影像引导方式对电离室进行摆位。

由于 SRS 及 SBRT 需求，很多时候 FFF 照射野要应用到较多小野。在测量电离室的选择上，应注意小野测量应选择小体积电离室，参见小野测量章节。如图 5-26 所示为常见的测量电离室。

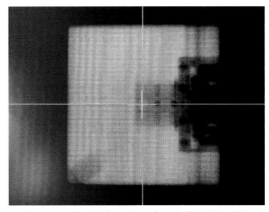

图 5-25　利用影像引导方式对电离室进行摆位

三、测 量 项 目

对于高剂量率射束，绝对剂量测量与常规射束相似，但相对剂量测量有所区别，这里介绍高剂量率测量需要的相对剂量测量项目。

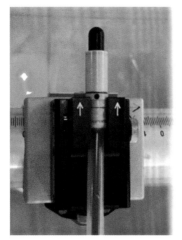
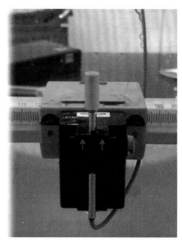

图 5-26   常见的测量电离室

（一）射线穿透性（能量或百分深度剂量曲线）

常规的射线穿透性在高剂量率测量中依旧重要，这项测量主要为计划系统确定射线质。FFF 射线一般比同样标称能量的带均整器射束偏软。如图 5-27 所示为 TrueBeam 加速器射线质情况。

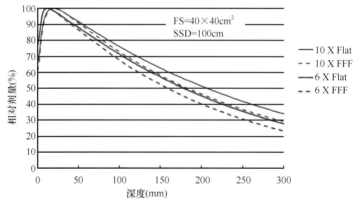

图 5-27   FFF 射线一般比同样标称能量的带均整器射束偏软示例
6/10 X 代表 6MV/10MV X 射线，Flat 代表有均整器，FFF 代表无均整器

该项测试一般在三维水箱中或利用平板探测器进行测量。在三维水箱中测量时应注意参考的值包括 D_{max}、D_5、D_{10}、D_{20}、D_{20}/D_{10} 等指标。该项参数应与计划系统中模型比较，确保计划系统剂量计算准确。

（二）对称性

常规对称性指标在高剂量率测量中依旧重要。应注意由于 FFF 照射野不平坦，在进行对称性检查之前应先进行 CAX Measurement 修正摆位误差。FFF 模式下 X 射线照射野的对称性定义为照射野内与照射野中心轴等距离的两点吸收剂量比值的最大值：

$$Symmetry = 100 \times \frac{\max(D_{left}, D_{right})}{\min(D_{left}, D_{right})}$$

对于对称性测量，在数据收集时，将照射野对称性调整至 1%以下再进行数据收集以保证束流模型建模稳定。建模内容在上述章节中有所介绍。在月检与年检质控中可以采用不同方式对对称性指标进行测量，容差范围也随检测频度有所不同。在 TG 142 号报告上，推荐的对称性容差值是±1%；而在 MPPG 8a 号报告上，推荐的对称性容差值为±2%。因此，各机构应根据所开展的技术及整体质控情况对于该项目容差值及测量频度进行定义。

（三）离轴强度（out axicel intensity，OAI）

对于常规照射野，除了对称性指标外，还有平坦度指标，由于没有平坦均整器，FFF 模式下照射野无平坦度概念，OAI 取代了平坦度测量。使用非平坦区域内表 5-28 中所示各点相对剂量与参考值的差异来控制非平坦区域的 Profile 形状。OAI 是指在距离光束中心线剂量归一化的正方形里子的束轴 10cm 或固定距离处剂量的最大变化。然后将测量结果与参考值进行比较，以验证正确的轮廓形状。

离轴强度相对于中心轴的最大变化，标准化为 100%，并在 100cm SSD 和 10cm 深度处测量，容差范围为±2.0%。如图 5-28 所示为离轴强度示意图。

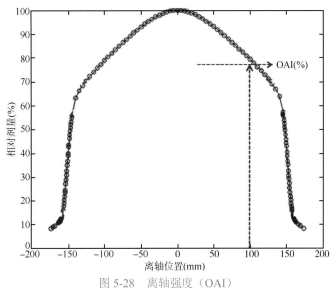

图 5-28　离轴强度（OAI）

（四）输出因子测量

与常规射束相似，FFF 曲线也要进行输出因子测量，在测量输出因子时，不同类型探测器由于自身几何尺寸和材料特性不同，在测量照射野输出因子时其响应（探测器读数和实际剂量的对应关系）会随照射野面积发生变化，产生误差。半导体探测器平均体积效应小，但对低能射线存在过响应。在测量大野时，随着照射野面积增大，野内射线的低能散射成分比例升高，能谱发生变化，影响测量结果。因此，在测量输出因子时，应注意采用菊花链连接的方式获得准确的输出因子。菊花链连接是由 Dieterich 和 Sherouse 提出的测量方法：使用 2 个探头，在各自响应变化较小的照射野范围内进行测量，半导体（小体积）探测器仅测量小野，电离室（较大体积）测量大野。通过中间野将小野读数归一到大野上，然后等效方野小的输出因子以小探头的结果为准，等效方野大的输出因子以大探头的结果为准。菊花链连接实现了不同探测器照射野输出因子的衔接，从而减少上述问题带来的误差，提高测量结果的准确性。如图 5-29 所示为菊花链连接示意图。

对于小照射野输出因子应特殊关注，由于 FFF 模式下常常针对小靶区或有小子野，因此在高剂量率剂量测量中，输出因子测量就显得更加重要。

SFD	1	2	4	6	8	10	14	20	24	28
1	0.746	0.776	0.790	0.795	0.797	0.799	0.801	0.803	0.805	0.804
2	0.802	0.848	0.880	0.890						
4	0.817	0.877	0.920							
6	0.824	0.886								
8	0.826									
10	0.828									
14	0.830									
20	0.831									
24	0.832									
28	0.834									

CC13	1	2	4	6	8	10	14	20	24	28
1										
2					0.893	0.895	0.898	0.900	0.901	0.901
4				0.935	0.944	0.948	0.954	0.958	0.960	0.961
6			0.936	0.956	0.967	0.973	0.982	0.988	0.989	0.991
8		0.893	0.943	0.966	0.979	0.988	0.998	1.008	1.011	1.011
10		0.897	0.950	0.975	0.989	1.000	1.012	1.021	1.024	1.025
14		0.895	0.953	0.982	0.999	1.011	1.026	1.037	1.042	1.044
20		0.901	0.959	0.988	1.007	1.020	1.037	1.052	1.057	1.059
24		0.897	0.959	0.989	1.008	1.022	1.041	1.057	1.062	1.065
28		0.902	0.961	0.991	1.010	1.024	1.043	1.059	1.065	1.068

FINAL2	1	2	4	6	8	10	14	20	24	28
1	0.746	0.776	0.790	0.795	0.797	0.799	0.801	0.803	0.805	0.804
2	0.802	0.848	0.880	0.890	0.893	0.895	0.898	0.900	0.901	0.901
4	0.817	0.877	0.920	0.935	0.944	0.948	0.954	0.958	0.960	0.961
6	0.824	0.886	0.936	0.956	0.967	0.973	0.982	0.988	0.989	0.991
8	0.826	0.893	0.943	0.966	0.979	0.988	0.998	1.008	1.011	1.011
10	0.828	0.897	0.950	0.975	0.989	1.000	1.012	1.021	1.024	1.025
14	0.830	0.895	0.953	0.982	0.999	1.011	1.026	1.037	1.042	1.044
20	0.831	0.901	0.959	0.988	1.007	1.020	1.037	1.052	1.057	1.059
24	0.832	0.897	0.959	0.989	1.008	1.022	1.041	1.057	1.062	1.065
28	0.834	0.902	0.961	0.991	1.010	1.024	1.043	1.059	1.065	1.068

图 5-29　利用 SFD 和 CC13 电离室对于大小野的输出因子进行菊花链连接示意图

四、电离电荷复合率

在非均整照射野的剂量测量中，电离室存在一定的发生复合的概率，这样的复合对剂量测量造成的影响被归纳为电离电荷复合率 P_{ion}。常规加速器的 FFF 模式或者 SRS 模式的剂量率一般可达到 1400MU/min 左右，在特定条件下，电离电荷符合率可能会达到接近 1% 的程度。因此在高剂量率测量时，应该考虑电离电荷符合率的问题。根据 Attix 的说法，离子复合效应由两部分组成，当在同一带电粒子轨道上形成的正负离子相遇并重组时，初始复合发生，因此它与剂量或剂量率无关；当来自不同轨道的离子到达收集电极的路上相遇并重组时，通常会发生复合，并且这种复合与剂量率相关。FFF 光束的能谱比平坦光束稍软。由于剂量率会影响临床剂量学质量保证过程中所需的离子复合校正，因此，对于高剂量率的测量，电离电荷复合率是需要考虑的重要因素，常见电离室在测量不同能量射束时的电离电荷复合率见表 5-2。

表 5-2　常见电离室在测量不同能量射束时的电离电荷复合率

| 能量 | P_{ion} | | | | | |
| | 指型电离室 | | 尖点电离室 | | 平面板电离室 | |
SAD（cm）	100	150	100	150	100	150
6MV X Flat	1.004	1.000	1.000	1.000	1.018	1.015
6MV X FFF	1.008	1.003	1.006	1.000	1.014	1.012
Diff	0.4%	0.3%	0.6%	0	−0.4%	−0.3%
10MV X Flat	1.012	1.000	1.005	1.000	1.011	1.008
10MV X FFF	1.015	1.008	1.005	1.000	1.019	1.014
Diff	0.3%	0.8%	0	0	0.8%	0.6%

1999 年发表的 TG51 号报告表明 P_{ion} 是剂量率的函数，应<1.05。对于测量 P_{ion}，TG51 号报告在确定校正电荷读数时使用"双电压"方法。双电压技术用于确定光子束 P_{ion}，使用 TG51 号报告中的方程计算 P_{ion}：

$$P_{ion} = \frac{1 - V_H / V_L}{M_{raw}^H / M_{raw}^L - V_H/V_L}$$

其中 V_H 和 V_L 分别为偏置高电压和低电压。M_{raw}^H 和 M_{raw}^L 是高电压和低电压下的电离室读数。

目前学术界对于"双压法"测量电离电荷复合率也有所争议。DeBlois 等提出双电压法可导致饱和电流高估 0.7%，他主张用一个半经验模型来获得更精确的离子复合和电荷倍增的测量。Palmans 等也提出双电压法过于简单，无法准确测定离子复合，因此他们考虑电离室的几何结构，并使用蒙特卡罗模拟来确定螺旋断层治疗装置中的离子重组。后者的结论是，在双电压法中使用较低的工作电压可以比传统范围更精确地进行离子复合校正。虽然这两项研究都发现用双电压法对离子复合估计不准确，但在临床实践中仍可以使用"双压法"来进行测量。双压法一般建议在 300V 和 100V 电压下测量，以获得电离电荷复合率。

五、总　　结

高剂量率剂量测量在实践中尤其需要注意模体和探测器的摆位准确性的问题。由于一般高剂量率剂量测量中涉及照射野较小且照射野内的剂量梯度较大，因此摆位偏差会对测量结果造成较大影响。摆位方式包括图像引导方式、探头扫描位置的确认等细节，需要特别注意。

同时，在测量时应注意包括温度、气压的变化、水模体液面随时间的变化等，保证测量精确度。

随着放疗技术的发展，IMRT 和 VMAT 技术在临床中得到普遍应用，与传统放疗技术相比，其雕刻式的剂量分布具有明显优势。因此高剂量率射线测量显得越来越重要，只有掌握了正确的方法，才能保证治疗剂量的准确。

第三节　小野剂量测量及分析

因图像引导的调强放射治疗技术在临床中的应用日益广泛，复杂技术中小野占比越来越高。若计划系统数据建模时小野数据偏离将导致严重的剂量偏差。对于 10MV 以上的高能光子束，由于存在建成区宽泛、组织交界处剂量外延、半影宽度大及中子污染等问题，"小野"使用占比越来越少，因此在小野数据测量中以 6～10MV 射束为主。

"小野"的定义：IAEA TRS483 号报告明确了外照射光子束定义为小野的 3 个限制性物理条件：

（1）侧向电子失衡：照射野宽度小于侧向电子的最大射程时，该照射野可被称为"小野"，侧向电子最大射程与光子束能量相关，能量越高，侧向电子射程越大。

（2）源部分遮挡效应：当限束器（钨门、多叶准直器、锥筒）开口变小时，其对主束部分遮挡，造成两侧半影区重叠，导致等中心平面半影分布宽度小于照射野分布宽度。

（3）探测器体积效应：当照射野尺寸与探测器尺寸相当或略大于探测器尺寸，此时可以认为该照射野为"小野"。

限制条件 1、2 与射束相关，限制条件 3 对于特定照射野与测量工具相关，通常 TPS 中 $4cm^2$ 以下的照射野数据包括 PDD、Profile、输出因子等都会涉及以上问题。

涉及小野测量的常规射线装置以医用电子直线加速器为主，通过设置准直器开口形成边长为 2～40mm 的小野，另外机头可外挂直径 4～17.5mm 的锥筒形成锥形束。射波刀 VSI 系统具备直径 5～60mm 固定式准直器系统，同时配有可快速变换的 dXchange™ 机器人准直器自动转换系统 Iris^{TM} 可变孔径准直器系统与十二种固定准直器近似尺寸的照射野孔径。托姆刀系统，具备 10mm、25mm 和 50mm 三个纵向窄缝野，横向为二元气动多叶准直器，等中心投影宽度为 6.25mm，通过控制叶片打开数量和纵向窄缝野可构成不同大小的矩形野。外照射常用射束能量一般为 6～10MV，标称能量相同的 FF 及 FFF 射束能谱存在差别，辐射场中探测器所产生的扰动不同，须分别修正。若数据测量及修正不规范或选用的探测器不正确，将导致小野数据测量误差超过 10%。除小野造成的能谱硬化效应外，影响因素主要体现在探测器的体积效应。有文献报道，对于直径 20mm 以下的锥筒，对总散射因子测量，不同探测器之间的测量结果差异高达 14%。对于不同类型的数据采集，体积效应对小野数据的影响如下：导致 PDD 后段上升；Profile 进行中心轴归一后照射野变宽、射野外剂量升高；输出因子降低。因此，在临床实践中应注意测量数据类型、对应探测器选择以及可能引入的测量误差。

一、测量工具

（一）探测器

理想的小野探测器应该具备点通量测量、等效水、理想的剂量线性和响应及非能量依赖性。探测器材料、尺寸及外观会导致其与布拉格-戈瑞原理的理想小体积概念产生差异，根据不同探测器对于特定线质需要进行扰动修正。对于采用小体积电离室测量小野的情况，通量扰动效应要比常规电离室大得多。小型固态探测器在极小野测量时也可能显示出一定的体积平均效应。对这些探测器来说，扰动效应也很重要，如金属电极的反向散射。一些半导体探测器的能量和角度依赖性也起到了重要作用。采用带屏蔽的半导体探测器用于补偿其在大野中的过响应的高原子序数材料在小野中会引起大的扰动。因此，应根据测量数据的类型选择灵敏体积的半径小、空间分辨率高的探测器，如小体积指型电离室、无屏蔽的半导体电离室、金刚石探测器、聚合物凝胶剂量计及胶片剂量计等。

小野相对剂量测量通常包括照射野中心轴百分深度剂量曲线、横向射束分布和总散射因子。根据被测参数选择适合的探测器，通常除离轴比曲线采用半导体探测器测量外，其余参数推荐采用小体积空气电离室测量。由于没有理想探测器，建议使用两到三种不同类型的探测器用于特定的测量，相互比较印证，避免产生重大的剂量测量误差。小野剂量测量探测器如图 5-30 所示。

（二）二维或三维水箱

如图 5-31 所示，对于小野剂量测量要求而言，一般深度<35cm，旁向散射及反向散射>5cm即可，因此常规箱体尺寸容易满足。但对于箱体及机械臂的加工精确度以及步进马达走位精确度要求高，最小步长应<0.2mm，到位偏差≤0.1mm，对配套控制单元重复性及稳定性要求较高。

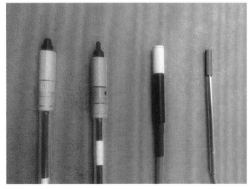

图 5-30　小野剂量测量常用的探测器
从左到右依次为 CC04、CC01、宝石探测器、SFD

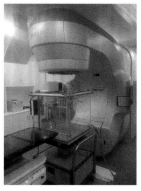

图 5-31　三维水箱及医用电子直线加速器示例

二、剂量测量参数

小野剂量测量可分为绝对剂量测量及相对剂量测量。绝对剂量测量主要用于量化射束所产生的吸收剂量，而相对剂量测量主要用于明确射束的空间分布。

（一）绝对剂量测量

采用经过初级或次级实验室校准的小体积电离室完成，主要存在体积平均效应以及介质扰动。电离室校准系数是在传统 10cm×10cm 参考野的校准光束中测量的。当电离室处于不同照射场中就需要一个线质校正因子来修正电离室校准系数。AAPM TG51 号报告对电离室的一些特性进行了量化，并被 IAEA TRS483 号报告所认可。IAEA TRS398 号报告和 AAPM TG51 号报告明确了电离室尺寸的要求，对于均整野应位于平坦区域以内，对于 FFF 野垂直横向方向的电离室长度尽量短，体积要求一般在 $0.1\sim0.3\text{cm}^3$。不同 FFF 照射野根据线质[TPR 20/10（10）或%dd（10，10）$_x$]与柱状电离室长度 L 进行体积平均效应修正。电离室外边界到照射野边缘距离应大于次级电子最大射程。具体测量及修正方法可参考 IAEA TRS483 号报告。探测器要求见 IAEA TRS483 号报告（表 5-3）。本章节重点介绍相对剂量测量。

表 5-3 用于设备相关参考照射野剂量测定的典型指型电离室的特性

参数	特性
电离室设置	累积剂量的响应：5min 内达到平衡；初始读数和平衡读数差异不超过 0.5%
漏电流	小于电离室读数的 0.1%
极化效应	小于电离室读数的 0.4%。^{60}Co 和 10MV 光子束范围内极化效应的能量依赖小于 0.3%
复合修正	1.修正与每脉冲剂量线性相关
	2.偏压 300V 时初始复合（剂量率或者每脉冲剂量独立于总电荷复合的部分）应小于 0.2%
	3.对于脉冲束，针对给定电压值 V，$1/M_Q$（电荷读数）与 $1/V$（偏压）成线性
	4.对于连续束，针对给定电压值 V，$1/M_Q$（电荷读数）与 $1/V^2$（偏压）成线性，表征常规复合效应。初始复合的存在会干扰线性，但这通常是一个很小的影响，可以忽略不计
	5.正负偏压所得初始复合修正的差别应小于 0.1%
电离室稳定性	在 2 年的重新校准期间，校准系数的变化低于 0.3%；长期稳定性（>5 年）的要求相同
电离室材料	室壁材料应不受温度和湿度影响

（二）相对剂量测量

主要包含百分深度剂量 PDD，离轴比曲线 Profile 以及不同照射野的输出因子（总散射因子和准直器输出因子）。对探测器要求见 IAEA TRS483 号报告表 5-4。

表 5-4 小野相对剂量探测器特性

探测器属性	要求	备注
稳定性	对于多次曝光数百 kGy 的总累积吸收剂量，探测器瞬时响应优于 0.1%	只要作用保持一致，可以对一段时间内的不稳定性进行修正，不需要频繁地重新校准
剂量线性	在至少三个数量级的吸收剂量范围内，线性优于 0.1%（如 0.01～10Gy）	
剂量率线性	临床直线加速器通常以 0.1～0.4Gy/s 的平均剂量率运行；在直线加速器运行输出的剂量率范围内，探测器响应呈线性，优于 0.1%	剂量率范围是 WFF 和 FFF 光束的典型值
每脉冲剂量线性	当改变每个脉冲的剂量时，在直线加速器的剂量率范围内电离复合修正后，探测器响应保持稳定，优于 0.1%	每个脉冲工作条件下的典型剂量为每个脉冲 0.2～2.0mGy

续表

探测器属性	要求	备注
探测器能量响应	用于小野 MV 放射治疗的探测器，适用能量范围是 ^{60}Co 至 10MV	理想的探测器应构造成与能量无关，并且具有宏观相互作用系数（对于光子来说为 μ_{en}/ρ，对于电子来说为 S/ρ，相互作用系数在所关注的能量区间中，与水中的作用系数有一恒定的比值
空间分辨率	在空间分辨率方面选择合适的探测器通常在高信噪比和小剂量计尺寸之间权衡	对空间分辨率的要求由待测量的梯度确定
探测器尺寸	探测器尺寸应使体积平均修正不大于 5%	
方向	理想情况下，探测器的响应与其相对于射束方向无关，并且在角度偏差与测定照射野输出因子推荐方向小于 60°时，其响应变化小于 0.5%	一般情况下，探测器响应不具有各向同性，需要进行校正以解决角度响应，或者更普遍的做法是固定光束入射方向（即从端部或侧面进行照射），以最大限度地减小影响
本底信号	会增加本底读数的任何形式的信号泄漏，至少比探测器低三个数量级	探测器的零剂量读数将影响设备的低剂量极限以及 1Gy 的信噪比响应
环境影响因素	在整个工作条件范围内进行校正可将影响降低到优于 0.3%	理想情况下，测量不受温度、大气压力和湿度变化的影响，或者针对这些影响进行精确校正

注：假设漏电可忽略不计，并且应用了适当的极性和复合校正

三、测 量 流 程

本小节以 Varian TrueBeam 加速器 6MV X 射线，采用 IBA 的二代蓝水箱扫描（IBA Dosimetry，Blue phantom 2，德国），叙述小野数据采集方法。

（一）水箱的架设

参考 AAPM TG106 号报告进行水箱架设。

1. 治疗床退至初始位置，机架准直器至 0°，照射野全开。

2. 水箱转运车体推到照射野正下方，箱体中心与照射野十字中心重合，固定转运车地脚。

3. 确认水箱运动臂"0"点位置。

4. 摆放场电离室至合适位置，场电离室安装校准帽。

5. 升高箱体大致到等中心高度，再次复核箱体中心与照射野十字投影对齐。使用水平尺调节连接架四个方向水平，公差小于 0.1°。

6. 连接水储存箱和水箱，启动水泵，给水箱注水，注水至等中心处，上下不超过 1cm（按照 SSD=100cm 摆位）。

7. CCU 距水箱距离至 3m 以上，用铅衣屏蔽，减少射线对 CCU 的影响。

8. 连接 CCU 及水箱上的运动控制单元 Drive Unit，按照需要连接 CCU 及测量探头，测量 PDD 及输出因子时采用 CC01，探头方向垂直于射束中心轴，Profile 采用 SFD，探头安装方向平行射束中心轴，以降低杆效应的影响。参考探头可采用参考剂量（RFD），测量野外散射线作为参考信号时应采用大体积电离室。

9. 打开 CCU 电源，等待几秒钟至水箱探头运动控制手柄点亮。

10. 操作人员站在机架前方，避免踩踏床底盘。

11. 以 CC01 电离室安装及调整为例，如图 5-32 所示，将探头垂直于射束中心轴安装，降低杆效应的影响。沿 Z 方向缓慢升至水面上，探头靠近 G 方向，旋转探头校准帽十字线至 45°，从水面下观察校准帽中心及其在水面的投影，直至校准帽中心与水面的投影刚好接触，此时探头正好升至水面高度。

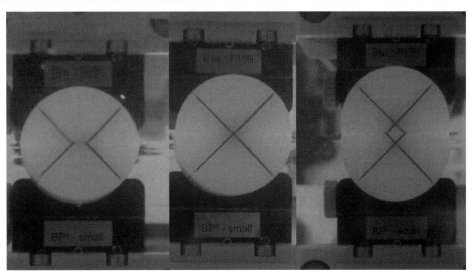

图 5-32 探头校准帽和水面的关系

12. 沿 *Y* 方向移动探头至对侧，在 *X* 正负方向移动探头，调整连接架升降螺母，使用 3 点法确保连接架与水平面平行。

13. 在水箱右前角固定参考电离室支架，并将参考电离室放置于靠近照射野边缘一角的位置，务必遮挡主探测器的运行路径。当照射野过小、无法放置参考探头位置时，可选择参考电离室放置在箱体下方远端，避开主探头运行路径或放入机头顶部，也可取消参考探头，但应提高主束剂量率以降低射束波动造成的剂量影响。

14. 通过激光灯及照射野灯确定水平面及探头（0，0，0）位置，也可采用机载影像系统确认并调整电离室中心及水面位置。

（二）软件参数设置

确认箱体坐标与加速器的位置关系，确认探头选择及 Offset 设置。注意半导体探头切勿加高压以免击穿造成损坏。本底采集时间应大于 30s。

（三）数据扫描条件

水箱扫描采用步进式扫描，PDD 测量时步进速度为 2mm，电离室应自下而上走位，最小采集范围为 300mm～−1mm。Profile 测量时，当照射野边长或直径小于 10mm 时，步进速度采用 1mm/s，照射野尺寸增加时，步进速度采用 2mm/s，采集范围为野外两侧各加 5cm，野外区域可采用变速扫描。采样时间均为 1s，扫描区域内到位速度为 2mm/s。

（四）中心轴校准

测量开始前或中途更换探测器及固定方式后，通过软件 CAX 功能添加一组 25mm 和 250mm 两个深度的离轴比曲线，通过曲线中心及对称性变化分析计算照射野中心及深度方向的角度变化，对后续扫描数据进行修正，若该值较大时应重新调整箱体水平及探测器的中心位置设置，并再次验证中心轴校准结果。如图 5-33 所示为软件给出的 CAX 测量结果，确认水箱架设及探头位置准确后即可单击"Yes"进行修正。

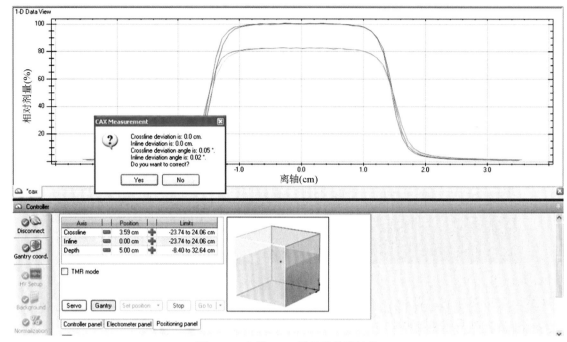

图 5-33　水箱 CAX 测量及修正结果

四、测 量 结 果

（一）百分深度剂量曲线的测量

采用 CC01 探测器进行小野 PDD 测量，当照射野 <1cm×1cm 时不加参考电离室，剂量率采用 1000MU/min，关闭加速器剂量率伺服，没有伺服扰动时测量数据相对稳定，但发生束流异常波动后需要重新测量。测量结果如图 5-34 所示。

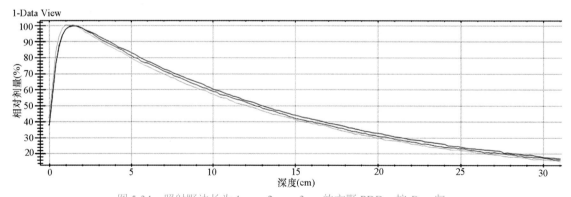

图 5-34　照射野边长为 1cm、2cm、3cm 的方野 PDD，按 D_{max} 归一

（二）离轴比曲线测量

使用 SFD 测量，深度通常为 15mm、50mm、100mm 和 200mm 的离轴比曲线。剂量率为 400MU/min，照射野 <1cm×1cm 时建议不加参考电离室，提高剂量率，同时关闭剂量率伺服以降低束流波动的影响。测量结果如图 5-35 所示。

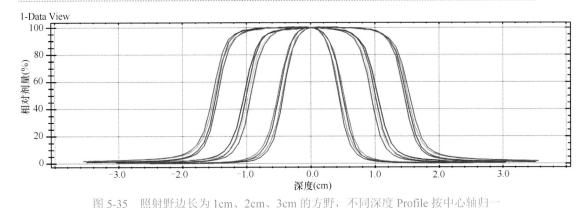

图 5-35 照射野边长为 1cm、2cm、3cm 的方野，不同深度 Profile 按中心轴归一

（三）输出因子的测量

采用 CC01 探测器杆，固定方式为垂直于射束中心轴方向。测量输出因子时不需要参考电离室，但应测量 30mm、40mm 及 100mm 方野并与 CC04 或 CC13 测量的常规照射野输出因子进行菊花链连接。此外，对于 CC01 测量结果应参考以往研究的结果，对于其他探测器的测量结果应了解相应的不确定度，见图 5-36 和图 5-37。

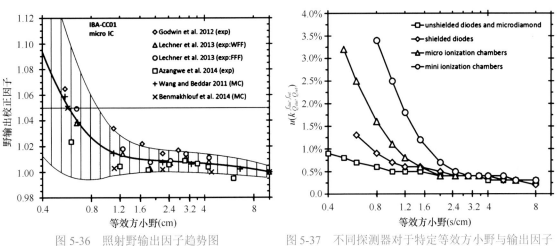

图 5-36 照射野输出因子趋势图　　图 5-37 不同探测器对于特定等效方小野与输出因子修正的相对不确定度的关系

五、总　结

随着调强放射治疗及 SBRT（包括基于外挂锥筒的 X 刀、射波刀、γ 刀和微型多叶准直器系统等）的发展，小野使用越来越广泛。与常规照射野相比，小野存在剂量梯度高、带电粒子失衡和部分辐射源被遮挡等特点，同时不同材料测量探测器的引入对辐射场造成了扰动，因而小野的测量十分困难，且具有明显的不确定性。因此，在 TPS 建模中，小野数据的采集精确度及修正的准确性将直接影响小野剂量计算的精确与否。水箱的架设及走位精确度、合适探测器的选用及数据测量参数的设置成为保证数据采集精确度的关键。

小体积探测器空间分辨率越高，信噪比越低，可以通过提高测量剂量率来提高信噪比。当探测器体积增加时，对于小野测量，体积平均效应和射束扰动显著，所以应根据测量数据类型选择合适的探测器。对于离轴比曲线，其形状和半影宽度与扫描时探测器的固定方式和扫描方向有关，应对测量数据的半影和 FWHM 进行比较分析，同时注意杆效应带来的影响。

第四节　TPS 数据建模的基本原理及操作

一、基本原理

建模，就是建立模型，为了理解事物而对事物做出的一种抽象的、对事物的一种无歧义的描述。建立系统模型的过程，又称模型化。数据建模，指的是对现实世界各类数据的抽象组织，确定数据库需要管辖的范围、数据的组织形式等直至转化成现实的数据库。数据模型（data model）是数据特征的抽象，它从抽象层次上描述了系统的静态特征、动态行为和约束条件，为数据库系统的信息表示与操作提供了一个抽象的框架。

治疗计划系统（treatment planning system，TPS）是一种通过对放射源及患者建模过程来模拟一个推荐的放射治疗设备。系统采用一个或几个专门的算法计算患者体内吸收剂量分布。治疗计划系统应首先对放射源建模，在安装阶段根据模型要求建立相应束流及参数数据库。在对患者设计计划时，首先通过介质或网络向治疗计划系统输入图像，系统获得关于患者的病变及重要器官与组织的信息，并进行密度场的重建，完成对患者的建模。之后，医生与物理人员结合治疗机（医用加速器、^{60}Co 治疗机等）参数，设计治疗计划。先进的治疗计划系统可提供自动优化功能，治疗计划系统给出治疗计划的模拟结果，通过一种或多种评价方法，对已设计的计划予以评价，经过反复修正和完善，最终获得用于临床的详细可行的治疗方案。代表性产品有 Pinnacle、Eclipse、Monaco 等。

二、数据的采集和拟合

治疗计划系统计划设计所需的数据包括：

1. 射野及机械运动有关的几何数据　如机架、准直器、治疗床等运动范围和方向、放射源的几何直径、放射源至等中心距离（SAD）、源至挡块托架距离（STD）、源至准直器距离（SCD）、电子束的有效源皮距（effective SSD）、在 SAD 或标称源皮距处的射野几何大小和楔形板的规格、方向及楔形野大小等。

2. 不同的治疗计划系统在射线束及射野剂量学数据采集时的要求会有差异，主要有以下三类：

（1）直接测量并经过归一处理的剂量学数据，包括各种方野的射野中心轴上水模体内百分深度剂量（PDD）、各种方野在不同深度处的射野离轴比、各种方野的准直器散射因子（Sc）和模体散射因子（Sp）、参考射野在 SAD 或 SSD 处的输出剂量率，以及楔形野的楔形因子、挡块托架因子等。

（2）由上述直接测量数据（如 PDD 等）推导出的剂量学数据，如组织空气比（TAR）、组织最大比（TMR）等，这些数据可以在系统配置前由物理师准备好或由系统配置后自动生成。

（3）计划计算数学模型所需的一些参数和系数，不仅与射线种类和能量有关，而且随机器而不同，必须从已测的数据中推导和模拟，模拟过程应反复多次，直到用模型计算的特定剂量分布与已测剂量分布基本符合。计划系统中剂量分布的精确性，除与采集数学计算模型相关外，很大程度上还取决于直接测量数据的可靠性和精确度。因此在测量时，要保证设备的稳定输出，测量工具性应符合要求，测量方法要正确。

三、剂量计算模式

TPS 的 X 射线剂量计算模式在 ICRU 42 号报告中将计算方法分成四大类，即解析法、矩阵法、半经验公式及三维积分方法。前两种方法产生于计算机刚刚用于放疗领域的年代，用于计算两维平面上的剂量分布。随后，当更复杂、更精确的数学模型出现后，对计算机硬件要求逐步提高，计算时间随之加长，为了综合功能与价格以及运算速度与计算精确度的两对既统一又矛盾的需求，现代治疗计划系统趋向于将软硬件分成不同档次组合配置，以协调用户的不同技术需要及资金条件。

TPS 的电子线剂量计算模式分为：

（1）笔形线束方法：对于电子线的计算，笔形线束核仅需要计算入射到患者二维表面上的数据，所提供的核就能根据在穿透路径上的形状来调节。笔形束核可以通过解析理论、蒙特卡罗模拟和实验测量得到。不均匀组织笔形线束核的修正包括原子序数的强效应，以 CT 影像数据转换为散射能力的数据为基础。

（2）相空间进化：在相空间进化技术中，笔形线束随着穿透深度路径上的相平面连续变化及时地被重新定义。这个技术更类似于光子束中应用的三维迭代法。笔形线束核是基于穿过物质较小的层厚内电子的位置、能量和方向的统计分布获得。这个统计分布以一种进化的方式传播，直到所有电子能量沉积。射束进化必须记录在多维空间中，这需要可观的计算机资源。

（3）宏观蒙特卡罗法：单个电子的行为可以被记录在栅格空间下，这种栅格空间相对影像体素尺寸要粗糙许多。在应用时，电子行为与一系列的毗邻球的体素相关。每一个球都可以当作一个剂量卷积核，这些球的散射效应可以由详细蒙特卡罗模拟预先确定，以达到节省计算时间的目的。体素蒙特卡罗算法（VMC）是常用蒙特卡罗代码的简化版，特定应用在电子束计算中。

四、数据采集要求及拟合要求

（一）Pinnacle³ 治疗计划系统

Pinnacle³ 拥有两个机器数据库：物理学机器数据库和计划机器数据库，前者是一个"工场"数据库，存储在其中的机器正处于用物理学工具建立的过程中，不能用于计划；后者是一旦机器已建立好并准备好用于计划，即会将其从物理学机器数据库中移除，然后添加到计划机器数据库中，该过程称为数据拟合测试。

对于光子外部射束治疗计划，Pinnacle³ 使用 3D 旋绕叠加剂量计算法，系统会对模型以下因素进行校正：患者体表不规则性、逐三维像素 CT 密度组织异质性、模型和头部散射及射束成形装置（如补偿片、楔形板、挡铅、多页准直器和补偿器）。对于光子束，Pinnacle³ 使用标准笔形线束剂量算法。使用物理学工具创建机器，并输入每一机器的物理学信息。

首先，必须输入机器的物理特性（床、机架、准直器角度限制、源轴距、最大 MU 设置等）。由于这些特性是机器所特有的，而非物理疗法所特有的，所以会为机器上的所有物理疗法创建和使用同一个特性文件。这些特性用于限制计划软件中的机器角度和设置，并用来将机器设置转换为内部 Pinnacle³ 坐标系统。输入机器特性后，可使用 Photon（光子）、Stereotactic Radiosurgery（立体定向放射外科）和 Electron Physics（电子物理学）工具，设置每种物理疗法的能量、输入或导入每一射束能量的实测物理学数据、生成射束模型（用于光子束和电子束）或剂量查询表（用于立体射束）。

其次，光子模型参数的建立，首先是创建好机器数据库，并在该机器中输入或导入某光子能量的所有实测射束数据，之后就可以开始该光子能量的射束建模过程。由于 Pinnacle³ 光子剂量算法基于模型而不是测量，软件仅将导入的实测数据与为同一测量几何结构计算的剂量剖面作比较。通过反复调整剂量模型参数，评估实测与计算深度剂量及剖面间的匹配特性，可以创建精确反映机器输出特征的剂量模型。Pinnacle³ 提供对建模过程的多级控制。可以通过反复更改参数并查看所得剂量分配，来手动为射束建模；也可以使用自动建模选项，让软件优化各项参数。在建模过程中也可同时使用手动和自动选项。例如，可以手动调整参数，直到剖面看起来合理，然后选用优化脚本"微调"该参数。数据采集要求可参考 Pinnacle[3] 治疗计划系统厂家手册，主要包含以下几部分：开野、MLC 野、楔形野、输出因子、穿射因子、电子线等。

（二）Eclipse 治疗计划系统

Eclipse 治疗计划系统是可将外照射计划、质子治疗计划、近距离治疗计划等各种放疗模式集成的计划设计系统，它能根据医师剂量处方以及接受放疗的肿瘤大小、形状和位置创建优化的放疗方案。Eclipse 软件可集成诸多独特功能，如颅内放射外科手术的 HyperArc 高精确度放疗（HDRT）、RapidPlan、多目标优化（MCO）等。

RapidPlan 可将人工智能技术应用于放疗计划，简化并加速治疗计划设计流程，如立体定向放射外科（SRS）、体部立体定向放射治疗（SBRT）、调强放射治疗（IMRT）、RapidArc 容积旋转调强放疗等复杂癌症治疗的计划过程。多目标优化是在不同临床目标要求下得出的不同计划结果中进行优选。数据采集要求参考本章第五节内容。

（三）Monaco 治疗计划系统

Monaco 为肿瘤精确放疗而设计，是集蒙特卡罗剂量算法与生物优化于一身的肿瘤治疗计划系统，采用行业金标准的蒙特卡罗剂量算法，保证剂量计算的准确性；对靶区以及危及器官同时使用生物优化，在控制肿瘤的前提下，最大限度降低危及器官的受照剂量。Monaco 支持目前所有放疗技术，如 3D、IMRT、VMAT 和 SBRT 计划，尤其是动态 IMRT 技术以及非等分角度 VMAT 技术，在提高计划质量的同时，可以缩短加速器的执行时间。采用 XVMC 蒙特卡罗剂量算法，为剂量算法的金标准，算法计算精确度高达 0.6%。Monaco 支持非等分角度 VMAT，优化性能与 Agility MLC 结合可更好地开展 SBRT 等先进放疗技术。Shrink margin 是 Monaco 计划系统的智能环工具，可提高计划质量，简化工作流程。Monaco 支持智能 Margin 功能，针对表浅移动靶区，Monaco 在优化时，可以自动优化子野，覆盖肿瘤可能溢出的边界范围，称作 Autoflash Margin。Monaco 支持打开其他治疗计划系统的计划，并可以使用蒙特卡罗算法对剂量进行重新计算，提高剂量准确度。

数据采集要求可参考 Monaco 治疗计划系统厂家手册，主要包含以下内容：光子开野百分深度剂量（PDD）；光子开野离轴比（X 轴和 Y 轴 Profile）；光子楔形野；光子楔形野离轴比；光子开野对角线（Diagonal）；光子楔形野对角线；光子开野水中输出因子；光子楔形野水中输出因子；光子开野空气中输出因子；其他（开野和楔形野的绝对输出剂量以及楔形因子）；电子线每个能量各限光筒水中的 PDD；电子线每个能量不加限光筒水中的 PDD；电子线每个能量各限光筒水中的 X 轴和 Y 轴 Profile；电子线每个能量空气中无限光筒 X 轴和 Y 轴 Profile；电子线每个能量空气中输出因子；电子线每个能量各限光筒水中绝对剂量。

第五节　TPS 剂量学预测试

在完成 TPS 建模之后，为验证模型的准确性，还需要结合临床完成一系列的测试，包括剂量学测试和非剂量学测试。非剂量学测试主要涉及的方面有数据集管理和表示、坐标系统、图像生成、图像配准、剂量-体积直方图的显示等，剂量学测试的目的是验证射束的相关参数和其他影响剂量计算准确性的数据在 TPS 中是否得到充分的模拟，以及模型与实际情况误差是否在可接受范围内。本部分主要讨论有关 TPS 剂量学方面的测试。

准确的模型验证会受到测量和建模限制的双重影响，剂量分布的某些部分可能很难测准（如探头对低能光子线 Profile 的低剂量尾区过响应）。同时，在其他情况下，即使输入的数据非常合适和准确，模型也不能进行完全模拟。理想的准确性应该和临床需求有关。在设置评估标准和容差值时，应该参考美国医学物理师协会（AAPM）发布的 MPPG5a 号报告中的建议，避免值设置过紧，造成在整个临床使用中都不可能达到合理的值；避免值设置得过松，造成在临床上使用次优模型，评估标准应该简单、实用。

在设计测试列时应遵循由易到难、由广泛到特殊的原则。技术上从简单适形计划到复杂的调强计划，模体上从均质模体到非均质模体，都应该有相应测试列，而且应该尽可能多地涉及临床上可能出现的情况。本章节结合 MPPG5a 号报告以及北京协和医院放疗科的经验，以光子束为例，对 Monaco TPS 进行剂量学测试。测试列分为以下几个方面：临床患者计划预测试、TPS 模型测试、光子束基础剂量算法测试、非均匀组织修正测试、调强放疗技术测试。

一、临床患者计划预测试

为确保放射治疗流程各个环节的连通性以及综合误差在临床可接受范围内，在 TPS 的验收测试前，需对临床常见病种的治疗进行完整流程测试，该部分 TPS 中计划所用算法为 MC 算法。

（一）测试内容

选择临床常见盆腔部位直肠癌患者一例，分别做步进式调强（step & shoot，SS）、滑窗式调强（sliding window，SW）和容积旋转调强（VMAT）技术的计划，治疗总剂量 50Gy，共 25 次。把三种计划分别移植到固体水、MapCheck2、ArcCheck 上，共 9 个移植计划。用固体水测量点剂量，用 MapCheck2 和 ArcCheck 测量面剂量。

（二）测试步骤

1. 用片状固体水组成上下各 8.5cm，共 17cm 厚的模体，并将 FC65 型号电离室放在模体中心。将该模体置于飞利浦大孔径 CT 中进行扫描，扫描完成后将图像导入 Monaco 治疗计划系统，并找出模体等中心位置。

2. 在 SNC 公司网站下载 ArcCheck 三维矩阵探测器虚拟模体，导入 Monaco 治疗计划系统，并找出模体等中心位置。

3. 选择临床已结束治疗的直肠癌患者一例，在其 CT 图像上分别做 SS、SW、VMAT 三种计划。计划质量要求为靶区（PCTV）：$V_{50}>99\%$（V_{50} 指照射总剂量高于 50Gy 的靶区体积占靶区总体积的百分数），膀胱：$D_{50}<27Gy$（D_{50} 指包绕 50%膀胱体积的高剂量区的最低剂量），小肠：$D_2cm^3<53Gy$（D_2cm^3 指包绕 $2cm^3$ 小肠体积的高剂量区的最低剂量）。剂量计算网格为 3mm，每次计算的统计不确定度为 1%，计算剂量沉积在介质中。

4. 将 3 种计划分别移植到固体水、MapCheck2 和 ArcCheck 上，重新计算剂量分布，9 个移植计划的剂量分布图，如图 5-38 所示。记录固体水模体中电离室的平均剂量，导出 MapCheck2 中心平面剂量和 ArcCheck 计划剂量。

5. 在加速器和三个不同模体上分别执行 9 个计划，记录测量剂量。

6. 分别比较实际测量剂量和 TPS 计划固体水中电离室平均剂量、MapCheck2 中心平面的剂量和 ArcCheck 的计划剂量。

二、TPS 模型测试

用户在完成了 MLC 参数测试和患者计划预测试后，在满足临床需求的前提下，对 Monaco 治疗计划系统有了整体的把握，暂时排除重大系统误差，但是对于临床可能遇到的具体情况，检测范围稍有不足，本文根据 MPPG5 对 Monaco 治疗计划系统进行全面测试。MPPG5 中对治疗计划系统的剂量验证测试分为四部分：第一部分是 TPS 模型的测试；第二部分是基础剂量算法测试；第三部分是非均匀介质的修正测试；第四部分是临床技术 IMRT/VMAT 的测试。

本小节将探讨 TPS 模型测试，该部分 TPS 中的计划所用算法为 MC 算法（蒙特卡罗算法）。

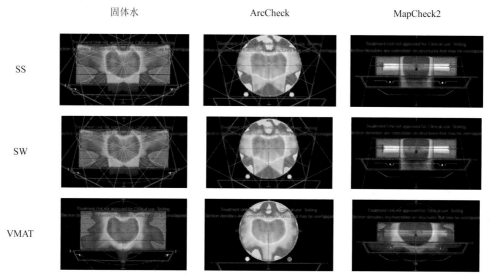

图 5-38　9 个移植计划示意图

（一）校准条件下的测试

选取剂量校准时的条件，在校准点位置处进行绝对剂量的比较。本文选取 G0C0 条件下方野 10cm×10cm，SSD=100cm，深度为 5cm 处的点为参考点。测量工具为 IBA Blue Phantom2 并配备 CC13 电离室。

（二）模型剂量分布验证

选取临床常用的照射野尺寸和源皮距，对 PDD、Profile 和深度为 5cm 处的绝对剂量进行比较。本测试选 2cm×2cm 至 40cm×40cm 的方野以及 2cm×10cm、2cm×10cm、20cm×5cm、5cm×20cm 的矩形野，SSD 分别为 75cm、80cm、90cm、95cm、100cm 的条件，如表 5-5 所示。PDD 选取照射野中心轴。Profiler 选取的深度为 D_{max}（1.62cm）、10cm、25cm，方向分别为左右方向（crossline）和枪靶方向（inline）。其中大于 4cm×4cm 的照射野的 PDD 用 CC13 电离室进行测量，Profiler 用 PFD 进行测量，而小于 4cm×4cm 的照射野其 PDD 和 Profiler 都用 SFD 测量。最后用开源 Matlab 程序 MPPG Profile Comparison Tool V2.4 进行分析，分析界面如图 5-39 所示。具体测量条件见表 5-6。

表 5-5　模型剂量分布验证的测试条件

SSD（cm）	100	95	90	80	75
照射野尺寸（cm×cm）	36×36	40×40	39×39	38×38	37×37
	31×31	35×35	34×34	33×33	32×32
	26×26	30×30	29×29	28×28	27×27
	21×21	25×25	24×24	23×23	22×22
	16×16	20×20	19×19	18×18	17×17
	11×11	15×15	14×14	13×13	12×12
	6×6	10×10	9×9	8×8	7×7
		5×5	4×4	3×3	2×2
			5×20		2×10
			20×5		10×2

表 5-6　模型剂量分布验证的测试工具

照射野尺寸（cm×cm）	PDD	Profiler
4×4～40×40	CC13	PFD
2×2、3×3、2×10、10×2		SFD

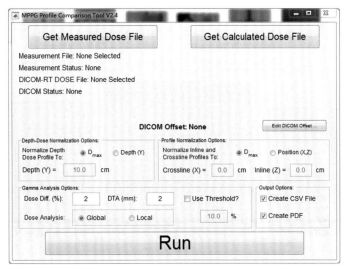

图 5-39　MPPG Profile Comparison Tool V2.4 比较工具分析界面

三、光子束基础剂量算法测试

在对 TPS 模型进行测试之后，需要对算法在剂量计算方面的基本功能进行检验。检测内容涉及不同条件下的点绝对剂量和相对分布 PDD 及 Profile。如图 5-40 所示，是对光子束的算法进行基础验证。测试列 5.4 是用来模拟临床常见且有多叶准直器（Multileaf Collimator，MLC）参与的非矩形小野。测试列 5.5 是用 MLC 形成类似斗篷状，同时存在凹凸型靶区的大野，用以检测 MLC 的半影区剂量。测试列 5.7 是在临床所用的最小 SSD=75cm 条件下，非对称的开放野。测试列 5.8 用来检测算法对斜入射的修正是否准确。测试列 5.9 检验算法对加速器中的楔形板模拟的是否准确。

测试序列的具体内容如表 5-7 所示，5.4～5.8 中每个测试列在计划系统中的示意图如图 5-40 所示，测试序列 5.9 的测量条件如表 5-8 所示，其中测试列 5.4～5.8 选用 MC 算法，测试列 5.9 选用 CC 算法。

表 5-7　光子束基础剂量算法验证测试序列

测试序列	测试因素	测试条件	测量工具	测量目标
5.4	由 MLC 形成的非立体定向型小野，铅门跟随技术	G0C0，SSD=90cm，照射野分别为 2cm×2cm，3cm×3cm，4cm×4cm，5cm×5cm 的 MLC 不规则野	IBA Blue Phantom 2，CC13 电离室，SFD 探头	d=5cm 处 100MU 的点剂量	PDD 和 $d=D_{max}$，10cm、25cm 的 Profile
5.5	斗篷野	G0C0，SSD=90cm，勾画斗篷形靶区，由 MLC 进行遮挡	IBA Blue Phantom 2，CC13 电离室	d=5cm 处 100MU 的点剂量	PDD 和 $d=D_{max}$，10cm、25cm 的 Profile
5.6	MLC 到对侧最大距离	G0C0，SSD=90cm，X_1=−15，X_2=20，Y_1=15，Y_2=15	IBA Blue Phantom 2，CC13 电离室	d=5cm 处 100MU 的点剂量	PDD 和 $d=D_{max}$，10cm、25cm 的 Profile

续表

测试序列	测试因素	测试条件	测量工具	测量目标
5.7	临床最小 SSD 下的非对称野	G0C45，SSD=75cm，X_1=2，X_2=8，Y_1=3，Y_2=7	IBA Blue Phantom 2，CC13 电离室	d=5cm 处 100MU 的点剂量	PDD 和 d=D_{max}，10cm、25cm 的 Profile
5.8	斜入射	G30C0，SSD=90cm，照射野为 10cm×10cm	IBA Blue Phantom 2，CC13 电离室	d=5cm 处 100MU 的点剂量	PDD 和 d=D_{max}，10cm、25cm 的 Profile
5.9	楔形板	四个楔形角度，不同照射野大小	MapCheck2	等中心平面的剂量

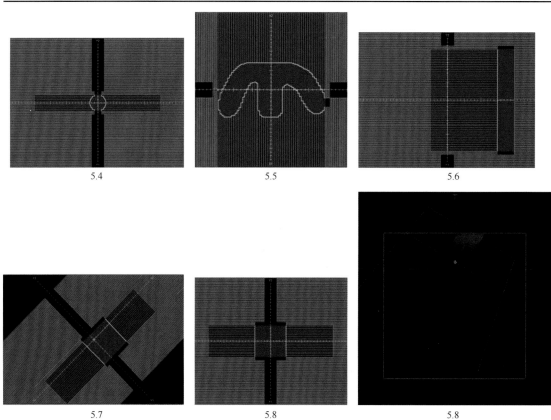

5.4　　　　　　　5.5　　　　　　　5.6

5.7　　　　　　　5.8　　　　　　　5.8

图 5-40　5.4～5.8 测试序列在 TPS 中的示意图

表 5-8　测试序列 5.9 的测量条件

楔形角（度）	10	15	20	30	45	60
照射野尺寸（cm×cm）	26×26	26×26	26×26	26×26	26×26	26×32
	22×22	23×23	24×24	25×25	26×26	20×5
	17×17	18×18	19×19	20×20	21×21	5×20
	12×12	13×13	14×14	15×15	16×16	10×2
	7×7	8×8	9×9	10×10	11×11	2×10
	2×2	3×3	4×4	5×5	6×6	10×10

四、非均匀组织修正测试

在治疗计划系统数据收集阶段，PDD、Profile 和输出因子等参数都是在 IBA Blue Phantom2

水箱中测得的，并且厂家基于这些数据对治疗计划系统中的算法模型进行调整。若是用此算法模型进行临床患者治疗计划设计，则需假定人体所有的组织等同于等效水。但在实际患者体内，射线会穿过人体内不同的组织，如脂肪、肌肉、肺、气腔和骨头等组织，它们的密度和原子序数都与水不同，水只能用于模拟人体的肌肉、软组织对射线的吸收情况。各种组织相对于水具有不同的密度和原子序数，在放疗领域称之为组织不均匀性或组织非均质。在 MV 级能量范围内，电子的康普顿效应占主要因素，它的衰减系数主要与组织的电子密度有关（电子数/cm^3），因此组织不均匀性将会改变人体对射线的吸收情况。用户在使用治疗计划系统进行剂量计算前，需要向其导入一系列数据进行算法模型调整，其中包括 CT-相对电子密度曲线。CT 图像是用 CT 值来说明不同组织的衰减系数。而衰减系数和电子密度呈正相关，因此把水的相对电子密度设为 1 时，其他组织可根据不同的 CT 值表示为与水的相对电子密度，因此就建立了CT-相对电子密度的关系，治疗计划系统会根据不同相对电子密度值进行组织非均匀性校正，从而提高剂量计算准确性。

肺组织等低密度物质引起的侧向电子失衡，可造成胸部肿瘤靶区剂量覆盖率显著下降，如果忽略这种效应则可能导致 15%～25% 的计算偏差。

本文基于 MPPG5 号报告，通过两个测试列检验 Monaco 治疗计划系统对组织不均匀性校正的准确性，该部分剂量计算算法为 MC 算法（蒙特卡罗算法）。

（一）核对 TPS 中相对电子密度曲线的准确性

将 Gammex 模体如图 5-41 所示置于 Philips 大孔径 CT 机扫描中心，确认模体中心轴垂直于 CT 机扫描平面。扫描条件为扫描层厚 3mm，扫描电压 120kV，扫描电流 400mAs/Slice。将扫描获得图像通过 DICOM 方式传入 Monaco TPS 中，利用计划软件测量各插件的平均 CT 值和相对电子密度值，并和模体原有相对电子密度值进行比较，Gammex 模体各插件的信息如表 5-9 所示。

表 5-9 Gammex 模体各插件的信息

插件序号	插件物质	物理密度（g/cm^3）	相对电子密度
17990-7	LN-300 Lung	0.28	0.271
17939-13	LN-450 Lung	0.48	0.464
17743	AP6 Adipose	0.945	0.928
17750	BR-12 Breast	0.977	0.954
7282	CT Solid Water	1.018	0.989
17857	BRN-SR2 Brain	1.051	1.047
17744	LV1 Liver	1.095	1.063
17760	IB Inner Bone	1.133	1.086
17751	B200 Bone Mineral	1.150	1.102
17706	CB2-30% $CaCO_3$	1.333	1.278
17626	CB2-50% $CaCO_3$	1.560	1.470
17639	SB3 Cortical Bone	1.823	1.695

（二）肺组织不均匀性修正测试

为检验治疗计划系统对不均匀组织剂量计算的准确性，本文依据 MPPG5 号报告设计一个测试模拟肺部组织的模体，见图 5-42，在治疗计划系统中计算时用 MC 算法。分别测量不均匀组织上、下两点剂量并与治疗计划系统中计算值进行比较。

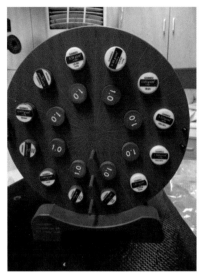

图 5-41 Gammex 模体示意图

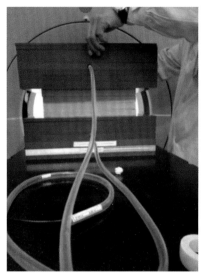

图 5-42 非均匀介质中剂量验证示意图

五、调强放疗技术测试

众所周知，为达到肿瘤放射治疗的根本目标，必须从三维方向上对剂量分布进行控制，使靶区内及表面的剂量处处相等。传统三维适形方法只能从照射方向上使射线的形状与靶区一致，并不能实现靶区内剂量均匀，后来人们从 CT 成像技术原理中得到启发，以最终希望得到的剂量分布为目标函数，反推射线进入人体的方式，这种方法称为调强放射治疗。它首先利用 CT 模拟定位机了解靶区及周围危及器官和组织的三维解剖特点，再根据预定的靶区剂量分布、危及器官的限量，利用相关的优化设计算法，在治疗计划系统中计算出照射野方向上应有的强度分布。然后，按照设计好的强度分布在治疗机上采用合适的调强方式实施治疗。这种计划设计的方法是常规治疗计划设计的逆过程，称为逆向计划设计。逆向计划设计较传统正向计划设计方法有诸多优点：①提高靶区内剂量分布的均匀性，有助于减小周围危及器官的受照剂量；②加快计划设计速度，降低剂量优化复杂性；③在计划设计中量化引入价值函数，与剂量体积限制和生物函数一起使用；④获得符合实际剂量投照技术要求的最佳治疗计划。

目前常用的调强器有常规物理楔形板、动态楔形板等一维调强器，还有 MLC 和其他形式的二维调强器。二维调强器相较于一维调强器使照射野输出剂量能沿照射野 X、Y 方向同时变化，每个叶片都由计算机控制，可以独立运动，叶片的位置误差小于 1mm，可以形成不规则野，与照射野方向观显示的靶区截面相适形，更符合临床治疗区的形状。以 MLC 为基础的调强放射治疗技术实施的方式，根据 MLC 运动模式的不同分为步进式调强技术、滑窗式调强技术和旋转调强技术。

步进式调强技术是将照射野要求的强度分布拆分成多个均一强度的子野，这种技术又称静态照射技术，只有当 MLC 叶片运动到某个指定的子野位置后才会出束照射，出束照射的过程中，MLC 叶片保持静止不动。滑窗式调强技术是利用 MLC 叶片的相对运动实现对射野强度的调节，即在出束照射的过程中 MLC 叶片仍在运动。当加速器臂架旋转到某个固定的角度开始照射后，由 MLC 相对应叶片形成的子野在计算机控制下扫过靶区体积，从而形成所期望的剂量分布。旋转调强技术的概念是在 1995 年由于新生等提出的，后来 Otto 等的工作使得其商业化。旋转调强技术是调强放射治疗技术中一种新的实施方式，综合了 MLC 动态调强技术和断层治疗技术的优点，相比以往技术能提供更多的自由度来优化剂量分布。在整个照射过程中治疗机机架绕患者做多次等中心旋转，每一次旋转过程中，MLC 不断改变照射野的大小和形状。

（一）测试列

由于不同调强技术对 MLC 和加速器的性能要求有所不同，因此，对于每种调强技术都需要分别进行测试。通过这些测试，可以使用户对临床使用的不同调强技术的 MLC 位置和运动的准确性及重复性进行精确的验证。本部分根据 Monaco 放疗计划系统的特点，结合 MPPG5 号报告和 TG119 号报告等文献，设计了一组测试列（表 5-10）。

表 5-10　调强放射治疗技术测试列

测试序列	测试因素	测试条件	测量工具		测量目标
7.1	<2cm×2cm 的剂量分布	G0C0，SSD=90cm，照射野为 1cm×1cm	IBA Blue Phantom2，SFD 探头	在 d=5cm 处 100MU 对应的点剂量	PDD 和 d=1.62cm、10cm、25cm 的 Profile
7.2	由 MLC 形成的不规则小野	见图 5-43 所示	固体水，MapCheck2	d=5cm 处 100MU 对应的点剂量	
7.3	TG119	见图 5-44 所示	固体水，MapCheck2	d=5cm 处 100MU 对应的点剂量	等中心平面的 Gamma 通过率及整体计划

测试列 7.1 是针对在数据收集阶段治疗计划系统厂家没有涉及的小野数据进行验证。

测试列 7.2 用来测量由 MLC 参与形成的小野。它不同于测试列 5.4 中涉及的小野，因为测试列 5.4 中的小野在实际治疗过程中可能会形成一个单独的稳定野，常用于传统的三维适形计划中，而该测试列中的小野是调强计划中涉及的子野，其主要特点是铅门所在位置和用于形成照射野的 MLC 位置相距较远。该测试列涉及两个计划，第一个计划是等效方野为 1.7cm×1.7cm 的近似方形野，第二个计划是宽度近似为 2cm 的弯曲条状野，如图 5-43 所示。

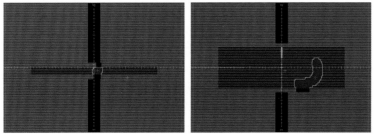

图 5-43　测试列 7.2 中的两个计划图示

测试列 7.3（即 TG119 号报告测试列）起源于 AAPM 第 119 号工作组在 2009 年发表的有关 IMRT 调试过程的文件，该文件提出一组用以检验 IMRT 计划和投照过程整体准确性的测试列。参与 TG119 制定的共有 10 个不同机构系统，每个机构系统里都有相同的靶区和危及器官，同时规定每种测试计划的目标函数，以保证不同机构系统的计划质量在同一水平上。TG119 中首先提出两个带有简单野的基本测试，以验证在非调强技术情况下待测系统的准确性。在此基础上再设计四个难度从简单到复杂的计划验证调强技术在临床实施的准确性，这四个计划依次是多靶计划、模拟前列腺计划、模拟头颈部计划和 C 形靶区计划，如图 5-44 所示。

第一个简单野测试是一组 10cm×10cm 的平行对穿野，每个照射野接受的机器跳数均为 100MU。第二个简单测试野是五组 $n$cm×15cm 的平行对穿野，n 依次为 3、6、9、12、15，且在 BEV 方向上，15cm×15cm 的照射野中心点在照射野中心轴上，其他照射野的左边界（即 Versa HD 直线加速器中的 X_1 方向）MLC 位置是重合的。每个照射野接受的机器跳数均为 25MU，5 组照射野的总机器跳数为 250MU。

多靶计划是由三个直径为 4cm、长度为 4cm 的圆柱形结构叠在一起，中间的圆柱体中心在照射野等中心处。

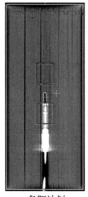
多靶计划

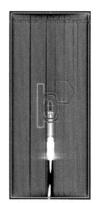
模拟前列腺计划

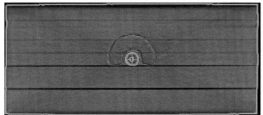
C形靶区计划

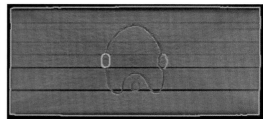
模拟头颈部计划

图 5-44　测试列 7.3 中的四个复杂计划

　　模拟前列腺计划结构包含靶区 PTV、靶区 CTV、直肠和膀胱，靶区 CTV 外形是椭圆形，但靠近直肠的一面呈凹形，CTV 左右、前后、上下方向的距离分别为 4.0cm、2.6cm、6.5cm，在 CTV 的基础上各个方向均匀外扩 0.6cm 形成 PTV，有 1/3 直肠在靶区 PTV 内，膀胱也呈椭圆形，左右、前后、上下方向的距离分别为 5.0cm、4.0cm、5.0cm。

　　模拟头颈部计划的结构有靶区 PTV、左右腮腺和脊髓，且靶区 PTV 和脊髓之间的空隙为 1.5cm。

　　C 形靶区结构包含 C 形 PTV 和中心圆柱体，C 形靶区的外半径为 3.7cm，内半径为 1.5cm。

　　结合临床常用的技术，针对以上四种结构分别做 SS、SW 和 VMAT 三种计划，每种计划的要求和最终达到的结果如表 5-11～表 5-14 所示。

表 5-11　多靶计划（Mul）　　　　　　　　　　（单位：cGy）

结构	中间靶区		上层靶区		下层靶区	
体积剂量	D_{99}	D_5	D_{99}	D_{10}	D_{99}	D_{10}
计划目标	>5000	<5300	>2500	<3500	>1250	<2500
SS	5004	5304	2537	2785	1339	1742
SW	5063	5288	2551	2791	1325	1693
VMAT	5031	5266	2540	2777	1322	1655

表 5-12　模拟前列腺计划（Pro）　　　　　　　　　（单位：cGy）

结构	靶区 PTV		直肠		膀胱	
体积剂量	D_{95}	D_5	D_{30}	D_{10}	D_{30}	D_{10}
计划目标	>7560	<8300	<7000	<7500	<7000	<7500
SS	7631	8034	5501	7466	3963	6161
SW	7560	7928	5364	7430	4003	6035
VMAT	7560	7932	5451	7398	4210	6102

表 5-13　模拟头颈部计划（HN）　　　　　　　　（单位：cGy）

结构	靶区 PTV			脊髓	左腮腺	右腮腺
体积剂量	D_{90}	D_{99}	D_{20}	D_{max}	D_{50}	D_{50}
计划目标	>5000	>4650	<5500	<4000	<2000	<2000
SS	5002	4545	5169	4000	1880	1882
SW	5012	4730	5168	4160	1764	1831
VMAT	4987	4556	5174	3637	2002	2080

表 5-14　C 形靶区计划（C）　　　　　　　　（单位：cGy）

结构	靶区 PTV		中心圆柱体
体积剂量	D_{95}	D_{10}	D_{10}
计划目标	>5000	<5500	<2500
SS	4975	5287	2194
SW	4988	5257	2165
VMAT	4934	5281	2268

（二）测试步骤

1. 在 Monaco 治疗计划系统的虚拟水模体中计算出测试列 7.1、7.2 的剂量分布。在 MapCheck2 中计算出测试列 7.2 的剂量分布。

2. 在临床患者计划预测试所使用的固体水中做测试列 7.3 中前两个基本测试，然后在固体水、MapCheck2 和 ArcCheck 中分别做后四个调强计划，每个调强计划分为 SS、SW 和 VMAT 三种技术进行设计，共 14 个计划。

3. 导出以上两组计划在 MapCheck2 和 ArcCheck 中的剂量分布文件，其中在 MapCheck2 中的计划导出的是中心平面剂量，ArcCheck 中的计划导出的是整个计划的剂量，并记录中心轴上深度为 5cm 的点剂量。

4. 根据点剂量测量方法，记录当天剂量读数和剂量的比例关系。

5. 按照表 5-10 中所述的条件，在加速器上进行测量。分别测量固体水中电离室的点剂量平均值和 MapCheck2，ArcCheck 中的面剂量。

6. 按照 TG119 号报告中的比较方法，得出偏差值，并计算出相应的置信限，并与 TG119 号报告中的值作比较。

六、结果与结论

（一）临床患者计划预测试

1. SS、SW、VMAT 三种计划用固体水测得的点剂量偏差均在 1.5% 以内，见表 5-15。

表 5-15　3 个测试计划的点剂量比较结果

点剂量	测量（cGy）	TPS（cGy）	偏差（%）
SS	190.154	192.1	1.02
SW	191.881	192.3	0.22
VMAT	190.634	191.8	0.61

2. 用 MapCheck2 和 ArcCheck 测得的剂量分布，2mm/2% 的通过率都在 90% 以上，3mm/3% 通过率都在 95% 以上，如表 5-16 所示。其中用 MapCheck2 测量 SS 和 SW 类型的计划时，分

别测了单个照射野剂量通过率和综合照射野剂量通过率。

通过以上 MLC 参数测试和临床患者计划预测试，可以看出 Monaco 治疗计划系统和 Versa HD 直线加速器的放射治疗流程的执行情况满足临床需求。

表 5-16　用 MapCheck2 和 ArcCheck 测得的剂量分布比较结果

计划类型		SS		SW		VMAT	
分析标准		2mm/2%	3mm/3%	2mm/2%	3mm/3%	2mm/2%	3mm/3%
MapCheck2	1	95.7%	99.2%	94%	100%	—	—
	2	98.6%	100%	97.4%	99.1%	—	—
	3	98.1%	99.7%	99.3%	99.7%	—	—
	4	96.8%	99.5%	95.2%	100%	—	—
	5	95.7%	99.5%	91.15%	98.7%	—	—
	6	96.8%	99.7%	99.1%	100%	—	—
	7	95.8%	99.7%	91.6%	98.9%	—	—
	All	99.5%	100%	99.3%	100%	97.1%	99.9%
ArcCheck		97.7%	100%	98.5%	100%	97%	100%

注：评估标准为全局归一

（二）TPS 模型测试

1. 校准条件下的测试　用 IBA Blue Phantom2 和 CC13 电离室测量 G0C0 条件下方野 10cm×10cm，SSD=100cm，深度为 5cm 处 100MU 的剂量为 86.8cGy，与 TPS 中同样条件下计算的剂量为 86.6cGy 相比，偏差为 0.23%，符合 MPPG5 中推荐的 0.5% 的要求。

2. 模型剂量分布验证　根据 2.2.3 中所述的测量条件，模型剂量分布验证共进行 43 个测量条件下的绝对剂量、PDD 和 Profile 测量。深度为 5cm 处的剂量偏差均在 2% 以内，偏差在 0.5% 以内的有 22 例（51%），偏差在 1% 以内的有 31 例（72%）。

本测试运用开源 Matlab 程序 MPPG Profile Comparison Tool V2.4 进行分析。PDD 在 2mm/2% 和 3mm/3% 的标准下，大部分通过率都在 99% 以上，只有 SSD=95cm，40cm×40cm 的条件下，PDD 2mm/2% 的通过率为 71%，但是 3mm/3% 的通过率为 98%。Profile 的通过率见表 5-17。

表 5-17　TPS 模型测试中 Profile 的比较结果

方向	深度（cm）	评估标准 $X_{mm}/X\%$	平均值（%）	标准差（%）
Inline（枪靶方向）	D_{max}	2/2	98.67	2.85
		3/3	100	0
	10	2/2	99.26	1.34
		3/3	100	0
	25	2/2	93.07	11.73
		3/3	98.66	6.13
Crossline（左右方向）	D_{max}	2/2	97.97	4.07
		3/3	99.94	0.37
	10	2/2	99.25	1.98
		3/3	100	0.01
	25	2/2	94.31	8.9
		3/3	99.24	2.29

注：评估标准为整体归一

（三）光子束剂量算法基础测试

1. 测试列 5.4-5.8 的点剂量　结果如表 5-18 所示，偏差都小于 2%。

表 5-18　测试列 5.4～5.8 的点剂量结果

测试列	5.4	5.5	5.6	5.7	5.8
点剂量偏差	1.28%	−0.23%	0.57%	0.35%	1.53%

2. 测试列 5.4～5.8 剂量分布曲线（即 PDD、Profile 的比较结果）　测试列 5.4 和 5.7 中的 PDD 在 2mm/2%和 3mm/3%的比较标准下，通过率都在 99%以上。Profile 中 2mm/2%的通过率都在 90%以上，3mm/3%的通过率都为 98%以上。测试列 5.5 中水下 10cm 和 25cm inline 方向（即枪靶方向 2mm/2%）的通过率大于 80%，其他条件的通过率与测试列 5.4 一致。测试列 5.6 和 5.8 的 PDD 在 2mm/2%和 3mm/3%的比较标准下，通过率都为 95%以上，但是 Profile 的比较结果相差比较大，如测试列 5.6 inline 方向 D_{max} 处的 Profile 2mm/2%的通过率不足 70%，3mm/3%的通过率不足 85%，测试列 5.8 inline 方向和 crossline 方向水下 25cm 处的 Profile 2mm/2%的通过率不足 70%，3mm/3%的通过率不足 90%。

3. 测试列 5.9 的剂量分布比较结果　用 MapCheck2 测量有楔形板参与的照射野剂量分布，测得在不同照射野尺寸，不同楔形角度情况下，2mm/2%的通过率平均值为 95.2%，最小值为 83.3%，3mm/3%的通过率平均值为 97.6%，最小值为 92.3%。

（四）非均匀组织修正测试

1. 核对治疗计划系统中的相对电子密度表的准确性　因为治疗计划系统中的 CT-ED（相对电子密度）曲线是在通过扫描 CIRS 模体中获得的，所以当把 Gammex 模体的 CT 图像导入治疗计划系统中后，通过治疗计划系统中的工具读出 Gammex 模体 12 个插棒的相对电子密度值即代表 CIRS 模体中该插棒的相对电子密度值，再将其与 Gammex 模体说明书中已有的相对电子密度值相比，比较结果如表 5-19 所示，曲线如图 5-45 所示。

2. 肺组织不均匀性修正测试　非均匀组织上面的电离室治疗计划系统的计算值和测量值偏差为 0.5%，下面的电离室治疗计划系统的计算值和测量值偏差为 0.7%，均小于 MPPG5 中推荐的 3%。

（五）调强放射治疗技术测试

（1）测试列 7.1 中的计算剂量是在 TPS 的虚拟水模体中得到的，为提高剂量计算的准确性，计算网格设为 2mm，每个控制点的统计不确定度设为 0.6%，最后计算出在 G0C0，SSD=90cm，照射野 1cm×1cm 的条件下，100MU 在 5cm 深度处的剂量为 74.626cGy。测量剂量是在 IBA Blue Phantom2 中进行的，所用电离室为 SFD 型半导体探测器，测得 5cm 深度处的剂量为 80.1cGy，因此 TPS 中计算剂量和 IBA Blue Phantom2 中测量剂量的偏差为 7.34%。而在相对剂量分布的比较中，TPS 计算的和 IBA Blue Phantom2 中测量的符合度都很好。PDD 在 2mm/2%的评估标准下通过率为 93.5%，3mm/3%的条件下通过率为 99.3%，Profile 在不同深度不同评估标准下的通过率均为 100%。

（2）测试列 7.2 中的第一个测试等效方野面积为 2.898cm^2，测得深度 5cm 处的剂量偏差为 3.96%。第二个测试是宽度近似为 2cm 的弯曲条状野，测得深度 5cm 处的剂量偏差为 1.13%。

表 5-19　CIRS 模体和 Gammex 模体相对电子密度值比较

批次号	替代品	CIRS CT 模体	CIRS ED 模体	Gammex ED 分析	%差异
17990-7	LN-300 Lung	−718.0	0.286	0.271	5.2%
17939-13	LN-450 Lung	−533.0	0.481	0.464	3.5%
17743	AP6 Adipose	−89.0	0.932	0.928	0.4%
17750	BR-12 Breast	−46.0	0.968	0.954	1.4%
7282	CT Solid Water	4.0	1.001	0.989	1.2%
17857	BRN-SR2 Brain	27.0	1.021	1.047	−2.5%
17744	LV1 Liver	79.0	1.062	1.063	−0.1%
17760	IB Inner Bone	177.0	1.103	1.086	1.5%
17751	B200 Bone Mineral	198.0	1.112	1.102	0.9%
17706	CB2-30% $CaCO_3$	433.0	1.238	1.278	−3.2%
17626	CB2-50% $CaCO_3$	802.0	1.44	1.47	−2.1%
17639	SB3 Cortical Bone	1213.0	1.667	1.695	−1.7%

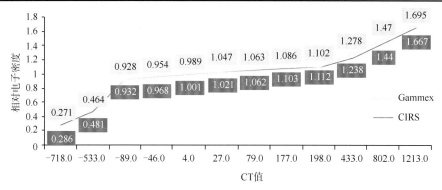

图 5-45　两模体相对电子密度值比较曲线图

（3）测试列 7.3 是 TG119 号报告中的部分测试列。该测试列首先提出了两个带有简单野的基本测试，以验证在非调强技术情况下待测系统的准确性。测得第一个简单野计划等中心处的剂量偏差为−0.31%，第二个简单测试野计划等中心处的剂量偏差为−0.88%，均在 2%以内。另外四个调强计划的靶区内高剂量低梯度的点剂量偏差如表 5-20 所示，本测试中得出的置信限为 1.83%，TG119 号报告中的结果为 4.5%。

表 5-20　TG119 号报告中四个调强计划靶区内点剂量结果

测试计划	技术类型	Measure（cGy）	TPS（cGy）	偏差（%）	置信限（%）	
Mul	SS	203.83	205.30	0.72		
	SW	202.76	203.40	0.32		
	VMAT	201.40	203.90	1.24	平均值：−0.56	
Pro	SS	183.81	185.20	0.76		
	SW	184.58	184.60	0.01		
	VMAT	180.02	180.60	0.32		CLs：
HN	SS	203.63	202.10	−0.75		1.83
	SW	200.62	202.30	0.84		
	VMAT	200.82	201.30	0.24		
C	SS	198.39	202.00	1.82	标准差：0.65	
	SW	204.12	204.90	0.38		
	VMAT	202.18	204.00	0.90		

ArcCheck 中的面剂量通过率，本测试中得出的 2mm/2%的置信限为 85.34%，3mm/3%的置信限为 98.01%，如表 5-21 所示。

表 5-21 TG119 号报告中四个调强计划 ArcCheck 比较结果

测试计划	技术类型	2mm/2%（%）	置信限（%）	3mm/3%（%）	置信限（%）
Mul	SS	98.20		99.80	
	SW	99.10		100.00	
	VMAT	95.60	平均值：94.57	99.80	平均值：99.48
Pro	SS	96.80		99.80	
	SW	96.10		100.00	
	VMAT	84.20	CLs: 85.34	97.90	CLs: 98.01
HN	SS	97.90		99.70	
	SW	97.20		99.90	
	VMAT	97.10	标准差：4.71	99.40	标准差：0.75
C	SS	94.90		99.90	
	SW	87.30		97.90	
	VMAT	90.40		99.60	

注：评估标准为整体归一

将 MapCheck2 中的通过率分为单野和复合野两种情况的通过率，四种计划、三种技术测量得到的总单野数目为 68 个，其中 2mm/2%的通过率平均值为 97.71%，标准差为 1.83%，置信限值为 94.12；3mm/3%的通过率平均值为 99.82%，标准差为 0.4%，置信限值为 99.04%，见图 5-46。TG119 号报告中单野通过率的置信限为 87.6%。用 MapCheck2 测得的复合野的通过率，2mm/2%的通过率平均值为 97.96%，标准差为 2.55%，置信限值为 92.96%；3mm/3%的通过率平均值为 99.88%，标准差为 0.35%，置信限值为 99.19%，见表 5-22。TG119 号报告中单野通过率的置信限为 93%。

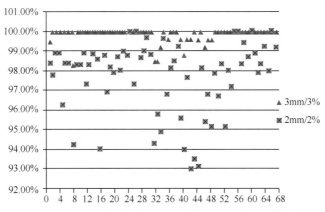

图 5-46 TG119 号报告中四个调强计划的 MapCheck2 单野通过率

表 5-22 TG119 号报告中四个调强计划的 MapCheck2 复合野通过率

测试计划	技术类型	2mm/2%（%）	置信限（%）		3mm/3%（%）	置信限（%）	
Mul	SS	98.90	平均值：97.96	CLs: 92.96	100.00	平均值：99.88	CLs: 99.19
	SW	97.30			100.00		
Pro	SS	97.10			100.00		
	SW	100.00			100.00		

测试计划	技术类型	2mm/2%（%）	置信限（%）	3mm/3%（%）	置信限（%）
HN	SS	99.70	标准差：2.55　CLs：92.96	100.00	标准差：0.35
HN	SW	92.30	标准差：2.55　CLs：92.96	99.00	标准差：0.35
C	SS	100.00	标准差：2.55　CLs：92.96	100.00	标准差：0.35
C	SW	98.40	标准差：2.55　CLs：92.96	100.00	标准差：0.35

注：评估标准为全局归一

第六节　基于蒙特卡罗算法的数据测量

本章节通过对蒙特卡罗算法相关的知识进行基本阐述，让读者对蒙特卡罗算法的一些基本概念有初步了解，物理师应该在实际工作中进一步学习，对蒙特卡罗算法进行深入研究和学习，争取将该算法的优势最大程度地发挥出来，造福患者。本章节主要依据 AAPM TG105 号报告的内容和其他一些更新的研究对蒙特卡罗算法进行阐述。

蒙特卡罗算法从开始在放疗中应用，就展现出了其剂量计算准确性极高的先天优势，特别是在非电子平衡的照射区域，其计算精确度比常规算法要高出很多。但是，由于蒙特卡罗模拟运算非常耗时，在开展初期并没有在实际临床应用中开展起来。最近 20 年，随着蒙特卡罗模拟算法的更新以及计算机运算速度的提升，蒙特卡罗算法应用于临床治疗计划成为现实。作为物理师，我们在将一个基于蒙特卡罗算法的治疗计划系统应用到临床患者之前，需要做的就是，认真研究蒙特卡罗算法的工作原理及其属于哪种蒙特卡罗模拟方法？该方法的优缺点如何？以及我们在数据采集、数据拟合和数据验证时需要重点关注哪些方面？只有真正弄清楚诸如此类的问题，我们才可以对实际工作中出现的有别于常规算法的问题进行科学的认识和解答。

精准的剂量计算和准确的剂量描述与计划系统以及患者的治疗效果是密不可分的，Dutreix、Orton 等学者在此方面进行了研究，研究表明临床上只有当治疗剂量偏差大于 7%时，才会通过疗效观察反映出剂量偏差，5%的剂量偏差就可以使靶区的局控率（TCP）降低 10%～20%，或者使危及器官的副作用发生概率升高 20%～30%（NCTP）。由于蒙特卡罗算法本身是通过统计概率来模拟粒子输运的过程，更接近于放疗的真实物理过程，因此剂量计算会更加准确。由此可见，蒙特卡罗在实际临床应用中具有广泛前景，随着蒙特卡罗模拟代码的研发以及计算机计算速度的提升，以后必将成为放疗计划系统的标准算法。

下面我们就从蒙特卡罗算法的基本过程、蒙特卡罗算法在放疗剂量计算中的应用以及蒙特卡罗在数据拟合、数据测量以及基于蒙特卡罗算法的放疗计划系统的验证等方面来对蒙特卡罗算法进行阐述。

一、蒙特卡罗算法在放疗的剂量计算中的应用

现在的蒙特卡罗算法作为一种统计学方法在很多科学和技术学领域被广泛应用。

蒙特卡罗算法的雏形即为基于随机抽样的统计方法，在 1777 年由 Buffon 提出，而现代蒙特卡罗算法真正的应用是在 20 世纪 50 年代以后，为了模拟核武器中的原子核粒子的互相反应、变化和输运而开始实际应用。由于蒙特卡罗算法本身就是为了模拟粒子输运和能量沉积而生，因此将其应用在放射治疗中是非常合适的。传统算法将放射线能量和人体相互作用中的测量和能量沉积的过程做很多复杂的假设，才能得以进行剂量计算和剂量测量，而蒙特卡罗算法不需诸如此类复杂的假设理论支持，只是简单地根据射线和人体的物理性质，来模拟粒子的输运过程以及能量沉积的过程即可。

将蒙特卡罗算法应用于放疗领域的经典方法是在 1963 年由 Berger 提出，Berger 首次将浓缩事件技术（condensed history technique）应用于电子输运的模拟当中。该方法是现代放疗用

蒙特卡罗技术的基础，以后接连出现的 ETTRN 代码、MCNP 代码、EGS4 代码等都是以此为基础开发出来的，其中于 1985 年发布的 EGS4 代码对蒙特卡罗算法应用于放疗剂量计算和剂量测量具有深远影响。从此以后，一些新的蒙特卡罗代码和蒙特卡罗技术如雨后春笋般出现。其实在蒙特卡罗算法真正的内置到放疗计划系统中、应用于患者剂量计算之前，已经在放疗中得到了很多应用，如在 CCC 算法或者 C/S 等卷积或者类卷积算法中，应用的剂量卷积核都是利用蒙特卡罗模拟的方法得到，此外，利用 AAPM TG51 号报告或 IAEA277 号报告、IAEA398 号报告推荐的校准流程进行剂量测量时，这些报告中提供的校准因子数据绝大多数都是通过蒙特卡罗模拟的方法获取的。

读者也可以通过阅读一些相关文献或者一些常用的蒙特卡罗代码的文档（如 EGSnrc、MCNP、GEANT4 和 PENELOPE 的说明书文档）来获得更详细的关于蒙特卡罗算法的知识。

二、蒙特卡罗算法模拟光子和电子的输运过程

以光子为例，在放疗外照射能量范围内，光子与周围物质发生作用的方式主要分为康普顿效应、电子对效应、光电效应和瑞利散射，光子主要通过前三种方式将能量传递给电子或者正电子，其中放疗用 MV 级光子以康普顿效应为主，随着光子能量增加，光子和治疗机头内高原子序数物质发生电子对效应和光核效应的概率增加。电子和物质发生作用时，主要通过两种方式来进行能量的传递：第一，和周围的原子或分子进行非弹性碰撞；第二，通过辐射损失能量。在传统算法中，虽然光子、电子和物质作用的方式可以通过一系列复杂积分公式进行数学描述，但是数学描述的过程需要进行很多近似取舍，并且没有模拟治疗的整个过程，而蒙特卡罗模拟的过程恰好可以弥补传统算法的不足，它并不需要进行复杂的近似计算，只需要剂量忠实的模拟放射线粒子和人体作用的过程即可。

光子和电子输运问题通过蒙特卡罗模拟即可准确描述，在模拟过程中，所有放射性粒子和周围物质的相互作用都会被充分考虑，包括由于非弹性碰撞产生的次级电子。蒙特卡罗模拟方法从光子或者电子从治疗机头的产生开始进行模拟，经过一定距离后作用于物质，在物质中进行怎样的相互作用，是否产生二次电子或者光子，最后粒子的能量怎样衰减、沉积等。它将这个光子或电子从出生到灭亡的整个过程分成了若干个阶段进行模拟，每个阶段根据统计概率的大小进行多次模拟运算，得出本阶段的结果，并将本阶段的结果作为下一个阶段的开始进行接续模拟。在蒙特卡罗算法中会有一些统计学概念产生，如统计不确定性、压缩事件模拟等，这些概念从不同统计学角度反映了该蒙特卡罗算法中一些特点，以及这些参数的大小在实际治疗中意味着不同的治疗剂量和或剂量学特性，这些蒙特卡罗算法中特有的概念是临床物理师需要了解的内容。

蒙特卡罗模拟粒子输运过程主要分为以下四步进行：第一步，确定到下一次相互作用位置的距离；第二步，将粒子输运到下一作用位置的过程中的各种几何限制或影响因素考虑进来；第三步，选择与物质发生相互作用的类型；第四步，模拟发生该种作用类型的过程。任何放疗中的粒子输运和能量沉积的过程都可以通过以上四部进行阶段性过程模拟。

三、基于蒙特卡罗算法的剂量计算

对放射治疗的整个物理过程，蒙特卡罗算法从电子枪产生电子开始模拟，经过治疗设备固定装置（靶、散射泊、初级准直器、监测电离室、均整器等），照射野塑形装置（如次级准直器、多叶光栅等），限光筒，楔形板，补偿器等；最后到达以 CT 图像为载体的人体组织的整个过程。这个过程就定义为一个光子或电子的事件，为了提高模拟效率，我们非常有必要把大部分经历相似的个体事件进行整合，统一进行模拟。

随着光子束在治疗设备内产生过程模拟方法的进步，光子束在整个患者放疗过程进行蒙特卡罗模拟成为可能。整个射束产生以及射入患者体内以前的过程模拟可以通过很多方法或策略

来实现，但是所有方法大体都可以分为以下两步。

第一步是粒子在治疗设备内产生以及射出的过程的模拟，该部分参数可以提前模拟并储存在一个单独的相位空间文件内，与该相位空间相关的参数包括射束能量、位置、方向、电荷性质等，储存在相位空间里的数据可以根据实际需要重复调取，这样可以提高模拟的效率。

第二步是与患者相关的过程的模拟，这部分模拟包括以第一步模拟的结束为起点，射束经过准直装置和调节装置后，离开治疗设备到入射进入人体以前的过程，这个过程也可以储存在单独的相位空间内，如提前把开放照射野的信息输入到该空间，以备随时调取使用。当然由于调强放射治疗、容积调强等新技术的开展，大部分照射野都是由多叶光栅构成，因此多叶光栅的特性参数的准确模拟显得尤为重要。

加速器相位空间数据也可以通过建立射束模型的方法来取代直接蒙特卡罗模拟的方法获得。射束模型的建立需要用到虚拟光源模型的概念，虚拟光源的建立分两种方式，一种是通过蒙特卡罗模拟治疗机头内部装置的详细参数和特性来建立，另一种是通过输入实际测量的射束的参数（如深度剂量、离轴比、输出因子等）来倒推建立。

与常规计划系统算法相类似，蒙特卡罗算法也需要进行射束数据的测量、拟合和测试等过程，该部分内容可以遵循 AAPM TG53 号报告和其他文献进行。其中通过对复杂照射野和非均质物质中的剂量计算结果进行测试可以很好地验证蒙特卡罗算法的准确性。

四、加速器治疗机头的模拟

（一）常规设计

简单来说，基于蒙特卡罗算法计划系统的数据模型是将一定位置、方向、能量的粒子传输到患者，并计算得到患者的吸收剂量的方法。蒙特卡罗算法与其说是基于数据模型的剂量计算方法，不如说是对射束进行模拟的过程。精确的数据模型是进行精确剂量计算的基础，数据模型的类型主要分为三种，如图 5-47 所示。

第一种模型为从直接使用蒙特卡罗模拟治疗机头得到相位空间的数据作为数据模型。第二种模型为通过蒙特卡罗模拟治疗机头得到的虚拟源或多源数据模型，这些数据模型可以通过测量数据来进行修正，也可以不做修正。第三种模型是通过测量射束的数据来建立的模型，这类模型又被称为基于测量数据的模型。

直接使用相位空间信息来描述加速器治疗机头内部的物理过程，在实际的临床治疗中不太现实。制约因素如下：第一，普通物理师难以进行相位空间信息的维护和质控工作，此部分工作需要蒙特卡罗算法方面的专业人员才能进行；第二，精确的相位空间数据取决于输入的建模参数精确与否，但是这些参数（如注入电子能量、加速器构成的材料和几何）大部分都不能被精确描述；第三，蒙特卡罗模型需要巨大的存储空间。

基于上述原因，通过测量一系列的标准射束

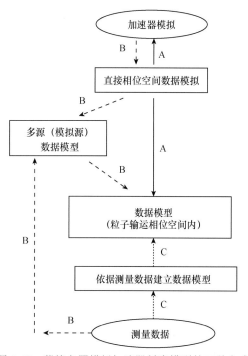

图 5-47 蒙特卡罗模拟加速器射束模型的三种方式
A. 实线为直接使用蒙特卡罗模拟治疗机头得到相位空间的数据作为数据模型；B. 虚线为通过蒙特卡罗模拟治疗机头得到的虚拟源或多源数据模型，这些数据模型可以通过测量数据来进行修正，也可以不修正；C. 圆点虚线为通过测量射束的数据来建立的模型（基于测量数据的模型）

参数来建立蒙特卡罗模拟的数据模型更为现实一些。根据 Deng、Siljamaki、Aljarrah 等的研究，可以通过测量数据来建立的数据模型不需要对治疗机头内部的物理过程进行详细的模拟，基于测量数据建立数据模型后，通过缩小模型计算结果和实际测量结果的差距来优化数据模型。这种蒙特卡罗数据模型的建立标准与常规算法模型的标准一致，当然，在模型的具体参数表述和软件的应用方面会有区别。这种数据模型的数据测量通常是在均质模体中（如水中）进行，测量数据的参数定义（如深度剂量、离轴比、输出因子等）和常规算法一致，不需要对加速器进行专业的蒙特卡罗模拟。当然，在对建立完成的数据模型进行验证时，除了在均质模体或水中进行外，在非均质模体的电子失衡状态下进行验证可以准确地确定此时的能谱。

（二）患者相关的射束调节装置

蒙特卡罗算法在模型照射束经过射野调节装置（如多叶光栅、次级准直器、楔形板、限光筒等）的过程时，通常有精确描述、精确-近似描述和假设描述三种模拟方法，不同的方法优缺点不同，总的来说，算法开发人员或者提供算法的厂家需要在精确度和耗时之间进行平衡，并且有义务对用户进行说明。

（三）输出因子

输出因子的定义和常规定义一致，即以标准条件下特定 MU 的吸收剂量为标准（如 10cm×10cm 照射野，SAD 为 100cm，水下 10cm 处），改变照射野大小且相同 MU 条件下，在同一点处的吸收剂量的比值，蒙特卡罗模拟和实际测量结果的误差通常较小，光子束输出因子误差小于 1.5%，电子线输出因子误差在 1%～2%之间。

（四）剂量建成区

在剂量建成区内，蒙特卡罗模拟和实际测量结果会有多达 5mm 的误差。Kawrakow、Sheikh-Bagheri 等学者分析了这个偏差存在的原因，经过多年的讨论和发展，现在比较统一的观点是，实际测量建成区时，建成区曲线除了与射线质和照射野大小相关外，与电离室本身的结构（如电离室有效空腔的长度、室壁材料、收集级尺寸以及电离室气腔半径等）也密切相关。同时，对测量曲线进行电离-吸收剂量修正和其他一些改进也会缩小蒙特卡罗模拟和测量结果之间的偏差。Chibani 和 Ma 等学者通过对初级准直器的模型和虚拟光源的铅屏蔽、反光镜结构进行优化模拟的方法，大大缩小了蒙特卡罗模拟和实际测量结果之间的偏差。

五、基于蒙特卡罗算法治疗计划的剂量计算特点

（一）统计不确定度

对于限定数量的独立模拟事件来说，利用蒙特卡罗算法来进行患者的剂量计算或者剂量模拟的精确度是容易受到统计不确定度影响的。蒙特卡罗算法带来的统计不确定度主要有两种来源，分别为对加速器治疗机头模拟的统计不确定度和患者或者模体内的剂量计算的不确定度。Sempau 等使用了潜在变量（latent variance）来描述由相位空间参数引起的统计波动导致的统计不确定度，以此来区别剂量在模体中沉积的随机属性引起的不确定度。通过重复调用已经计算过的相位空间数据文件来进行剂量计算，潜在变量和相位空间文件相关，与调用次数无关。通过使用相位空间参数模拟得到的光源数据模型可以有效减小由于相位空间参数的波动引起的潜在变量。利用测量数据来建立的数据模型，其潜在变量并不重要。在评估患者剂量计算的不确定度时，既要考虑相位空间计算引起的潜在变量，又要考虑患者剂量计算时的随机不确定度。我们需要知道的是，所有的射束模型都会受到系统不确定性影响，这一点与由潜在变量引起的不确定性类似。计算统计不确定度的方法主要分为批处理方法（the batch method）和连续

事件模拟方法（history-by-history method）。

在放射治疗中，每一个像素内的分次剂量不确定性随着分次剂量的增大而减小，这个关系从侧面说明，虽然高剂量区的绝对不确定度通常很大，但是高剂量区域的相对不确定度一定比低剂量区的不确定度要小。放射治疗的剂量分布的区域包含了很多像素，单个像素的剂量变化会非常大，不确定度也随之增大并且难以计算和测量，因此基于蒙特卡罗算法的计划系统最好将处方剂量给到某个面积较大的区域，如靶区、某一条等剂量线包括的区域等，尽量避免将处方剂量给到某一个点上，如等中心点、最大剂量点等，除非是有些医生认为比较特殊的器官（如脊髓、脑干等重要的串行器官）。统计不确定度会对诸如输出因子、等剂量线、剂量体积直方图（DVH）等的测量结果以及剂量响应参数（如等效均一剂量、肿瘤局控率、正常组织副作用发生率等）产生影响。由于相邻像素之间的剂量波动，在基于蒙特卡罗算法的计划系统中不可能在某一区域内（如靶区内）得到非常均匀的剂量分布。

（二）处方剂量和机器 MU 的计算

如前所述，由于蒙特卡罗算法是相对于每一个像素进行剂量计算，统计不确定度会非常大，因此在基于蒙特卡罗算法的计划系统中，不建议医生或物理师将处方剂量定义到某一个像素点上，而是应该定义到某一器官、等剂量线或者 DVH 中的某一点上。

（三）CT 值到物质的转换

现代的计划系统绝大多数还是以患者的 CT 图像为其载体来进行放疗计划的设计，常规的计划系统都是利用 CT 值密度（物理密度和电子密度）曲线来进行 CT 图像到人体物质的转换。但是在蒙特卡罗算法中，除了 CT 值以外，还需要知道物质元素的组成情况。因为即使某两种物质的密度相同，如果其元素组成不同，它们和放射粒子相互作用的机制也会不同。因此在基于蒙特卡罗的治疗计划系统中，CT 值到人体物质的转换要描述得更详细准确一些，如不同的位置、不同 CT 扫描条件最好都需要建立单独的 CT 值物质转换的关系曲线。特别说明，当有异物植入患者体内时，如果能知道植入体的具体组成成分，会对剂量计算有很大的帮助。

CT 图像还有一个影响因素就是伪影。CT 图像重建时的容积效应以及边缘的模糊效应，导致重建图像和实际物质的几何形状会有变化。在常规剂量算法中，这些变化可能不会对剂量计算结果产生很大影响。但是，在蒙特卡罗算法中，需要特别注意，它们可能对某些剂量参数影响较大，如剂量建成区的深度剂量曲线等。

（四）水中剂量和介质剂量

传统的放射治疗中，不管剂量的计算还是测量最后都是归一到水中的吸收剂量（D_w），蒙特卡罗算法是在实际患者的体内进行的粒子输运或者放疗过程的模拟，其最后的剂量是人体物质中的吸收剂量（D_m），从统计学角度来说，D_m 更能代表实际的吸收剂量。其实，在密度与水相近的物质中，D_w 和 D_m 的相差不大（1%～2%）；但是在高密度物质中，（如骨皮质）两者相差可高达 15%（根据 Siebers 等的研究）。

在实际的临床治疗中，基于蒙特卡罗算法计算出的剂量为 D_m，如果想知道传统的剂量值 D_w，需要进行转换，在这里我们需要明白，即使转换为 D_w，也是模拟在物质中的该位置植入了一个水的体素的剂量。实际临床中，具体使用 D_w 还是 D_m，按照临床实际需求即可，没有强制推荐。目前具体使用哪一个值没有定论，因为它们各有优缺点。使用 D_w 的优点为：第一，使用 D_w 值可以和以前的经验进行无缝链接，传统放疗中无论处方剂量还是危及器官的剂量限制都是基于 D_w；第二，加速器或者传统放疗设备的剂量校准规程都是基于 D_w 进行的；第三，肿瘤体积中的微小的肿瘤细胞的属性更接近于水而不是周围的组织。使用 D_m 的优点为：第一，D_m 是蒙特卡罗算法在实际人体进行模拟得到的剂量结果，理论上更接近于真实剂量；第二，

将 D_m 转换为 D_w 的过程中需要进行复杂的计算，会引入额外的不确定度；第三，在组织等效材料中，D_m 和 D_w 区别不大，在实际的大部分的临床治疗环境中，两种的差别可以忽略；第四，常规算法忽略了器官和靶区的运动因素，但是蒙特卡罗算法模拟了这种情况。如果转换为 D_w，类似于将剂量转换到了固定不动的人模体型中，在一些需要进行运动管理的治疗技术中是否需要进行 D_m 到 D_w 的转换有待商榷。

（五）调强剂量优化和剂量计算

蒙特卡罗算法非常适合在复杂的照射条件下进行精确的剂量计算，IMRT 治疗时，需要对大量的不规则的小子野进行照射，在常规算法中，一般只是采集了规则照射野的数据参数，通过一系列的近似计算和转换后计算出最终剂量，在调强照射中用到的小子野经过这种近似后可能会偏差较大，特别是调强治疗时患者接受的很大一部分的剂量来自多叶光栅的散射和传射，蒙特卡罗算法可以通过对多叶光栅的精确描述，很好地模拟患者剂量沉积的情况，很好地规避常规算法带来的误差。当然，在蒙特卡罗算法中，对 MLC 的描述至关重要，对多叶光栅的参数的小调整，可能会引起很大的剂量变化，这个问题在实际基于蒙特卡罗算法的计划系统中需要特别注意。

近年来，利用蒙特卡罗算法来进行 IMRT 的 QA 也逐步进入临床应用，大体做法是，经过常规计划系统设计出 IMRT 计划，将计划参数导入蒙特卡罗中进行二次计算，以蒙特卡罗算法得到的结果为参考标准，看常规剂量算法的误差大小，很多学者在这个方面做了大量研究，Wang、Ma 等发现，由于对非均质修正的考虑不同，靶区和危及器官的偏差分别高达 5%和 20%，此外 Pawlicki、Francescon 等将卷积算法或者笔行束算法和蒙特卡罗算法进行比较，发现偏差也较大，特别是在不均匀密度的组织中偏差更大，另外需要注意的是，不同的蒙特卡罗算法也有区别，不同的蒙特卡罗算法可能对不同的参数敏感性不同。

利用蒙特卡罗算法进行优化一直以来都进展缓慢，原因在于蒙特卡罗算法进行优化时，需要考虑因为非均质引起的剂量扰动和 MLC 散射和传射影响。在优化过程中应用不准确的剂量算法会带来收敛误差，这个误差会使得优化结果和通量之间产生差别。经过多年的努力，结合了统计平滑处理和降噪技术的蒙特卡罗优化算法，经过测试符合一定的要求后可以尝试进入临床使用。特别在目标函数的收敛速度明显快于个体剂量不确定度的情况时，更有益于临床使用。

（六）像素大小对治疗计划质量的影响

任何剂量算法的精确度都会受到计算矩阵大小的影响，对蒙特卡罗算法来说，>3cm×3cm 照射野时，利用 2～5mm 的计算矩阵；<3cm×3cm 的照射野时使用 1～2mm 的矩阵计算比较合理。特别指出，在剂量梯度比较大的计划设计时，推荐使用小于 2mm 的矩阵。但是如前所述，像素的减小会增大每个像素剂量计算的不确定度，需要进行大量高剂量的模拟才能降低该不确定度；但是像素较大时，又会影响体积平均效应和剂量分辨率。因此，在基于蒙特卡罗的计划系统进行剂量计算时，当使用小像素进行剂量计算时，需要注意计算不确定的设置不要太小。

（七）通量截面的描述

能量为 5keV 到低 MeV 的光子在作用物质的通量截面不确定度为 1%～2%（根据 Hubbell 的研究）。目前很多蒙特卡罗算法都使用无序散射因子进行通量近似，这个近似处理在放疗中用光子和电子的计算精确度可以达到临床要求。

五、验证蒙特卡罗算法

（一）蒙特卡罗算法的精确度验证测试

该测试大体分为两部分，第一部分为数据模型精确度的验证（数据模型分为治疗头模拟类型和依据测量数据重建的模型两种），第二部分为放射粒子在均质和非均质模体中输运过程的模拟精确度。

1. 数据模型精确度验证　和常规数据模型的验证相似，蒙特卡罗数据模型的精确度验证也需要在均匀模体（如水）中进行不同照射野大小、不同源皮距的深度剂量和离轴比数据的测量。另外，测量空气中的束流的离轴比数据可以很好地验证模型的精确度，因为束流在空气中的离轴比对电子线的平均能量、通量分布、初级准直器的尺寸和均整器的尺寸和密度都非常敏感（根据 Fraass、Dyk 等的研究以及 IAEA 第 430 号报告）。

2. 多叶光栅验证　多叶光栅对模拟光子的输运尤为重要，传统剂量优化算法中多叶光栅需要验证的参数包括叶片的半影、相对叶片间的最小距离、叶片间和叶片内的穿射剂量等，蒙特卡罗算法除了需要验证以上参数外，还需要对多叶准直器叶片的密度和构成成分、叶片末端的尺寸和形状、相邻叶片间距和叶片内部凹槽的尺寸进行准确的描述。根据 Siebers 等学者的研究，如果蒙特卡罗计算的剂量分布和实际测量的分布有明显差异，那么需要立即通知设备厂家进行确认，在蒙特卡罗算法中，修改以上参数的任何一个都有可能对这个多叶准直器的模型产生重大影响，因此修改这些参数需要设备厂家的参与和进行最后的验证。

3. 其他束流调节装置验证　在蒙特卡罗算法中，物理楔形板或者照射野挡块等照射野束流调节装置的模拟精确度也需要进行确认，验证方法和传统计划系统剂量算法验证方法相似。一般是取最大楔形野，取深度剂量曲线和不同深度的楔形方向的离轴比曲线和蒙特卡罗计算的结果进行比较，如果同时出现测量结果和计算结果有较大差异的情况，应该向厂家如实、及时反映情况，以调整参数来消除测量和计算结果的差距。

（二）验证蒙特卡罗算法在模体中辐射粒子输运模拟的精确度

与传统的剂量算法相比，蒙特卡罗算法在非均质物质中的非电子平衡状态下的电子输运状态模拟更为精确，因此我们需要做一些验证工作来证实蒙特卡罗算法在非电子平衡状态下的模拟精确度。AAPM TG53 号报告和其他一些报告等对计划系统的算法精确度测试虽然都包含了在非均质模体中的测试，但是并没有涉及非电子平衡区域的测试内容。因此，需要增加一些此方面的测试来最大限度地发掘蒙特卡罗算法的优势和潜力。

在测试高能光子时，在均质模体中嵌入低密度物质（如软木等），通过测量低密度物质周围的剂量可以很好地测试蒙特卡罗算法对由于侧向电子失衡引起的扩展半影效应的模拟精确度情况。同理，在均质模体中嵌入高密度物质，通过测量高密度物质上、下和周围的不同距离远近的位置的剂量可以对蒙特卡罗算法在高密度物质的存在对电子束或光子束产生的扰动的模拟精确度进行评估。

非均质情况下的电子失衡的测试同样需要在模拟人体的模体中测试，如胸部非均质模体、纵隔非均质模体以及其他一些肿瘤部位的测试。蒙特卡罗算法的验证测试最好在完全模拟人体的模体中进行测试，如说 Rando 模体，该模体可以在体内很多部位利用热释光剂量计进行剂量测试，总之，所有这些在非电子平衡状态下的测试，对测试工具的选择、测试方法以及测试的可重复性都要进行严谨的论证，在测量时一定要认真仔细，尽量避免引入不必要的测量误差。

（三）剂量建成区验证

无论是对传统剂量算法还是蒙特卡罗算法进行验证，在剂量建成区的验证总是需要给予额外的重视，Abdel-Rahman、Yokoyama、Kron 等学者利用不同的电离室对建成区进行测量都发现建成区的测量精确度对测量电离室的选择非常敏感，一般推荐使用平行板电离室、外推电离室或半导体电离室。

（四）输出因子验证

对蒙特卡罗算法的输出因子模拟精确度进行验证时，需要尽量模仿测量条件进行剂量计算，如在水模体中特定深度处（D_{max}、10cm 或者其他深度）由铅门准直器构成的照射野，如果模体和铅门的扫射情况模拟得精确，在 3cm×3cm 到 40cm×40cm 的照射野范围内，测量和蒙特卡罗计算输出因子的偏差应该在 1%～2% 以内（根据 Liu、Mackie 等的研究），同时，Siebers、Aaronson 等的研究表明临床 IMRT 治疗中大量使用的由多叶光栅构成的小照射野和离轴小照射野也需要进行详细的验证，人们通常使用一些离轴的不规则 MLC 照射野或者相连的窄条 MLC 照射野等进行验证。

（五）电子线束剂量特性验证

在对电子束的蒙特卡罗模拟精确度进行验证时，测试需要更加仔细谨慎，由于电子束的能量和治疗机头的结构关系更加紧密，因此电子束的某些参数的精确度要求更高。在此需要注意，精确的数据测量收集以及计划系统的拟合是得到精确的验证结果的基础，因此在电子束流的模拟精确度进行验证之前，更需要精确测量束流的剂量参数，如百分深度剂量曲线、离轴比曲线、空气中的离轴比曲线等。

同样，对在非均质情况下的剂量计算结果进行验证也必不可少的，此方面的测量 Shiu、Boyd 等很多专家学者都做过论述，在进行此部分验证时，需要特别注意体积平均效应对测量结果的影响，特别是在使用较大的计算矩阵进行剂量计算时，体积平均效应尤为突出。

（六）测量验证的不确定性考虑

在进行高精确度（如 1%～2%）的剂量算法或者高剂量梯度验证时，影响测量精确度的各种因素都需要综合考虑，如测量点的点效应、不同电离室的组织本领比和能量依赖性、电离室极性效应、复合效应以及扰动效应等。不同的测量内容需要对应的测量工具，如建成区或者两种组织界面需要用平行板电离室，非电子平衡区域需要用小体积电离室等，同时需要注意在进行高剂量梯度的测量时，电离室的位置对测量结果影响巨大。

实际上，在对 IMRT 照射野进行剂量测量时，电离室的扰动效应或者校正因子更大，但是与传统剂量算法一样，大多数蒙特卡罗算法并没有对这种扰动进行直接修正，而是通过对测量电离室的物理属性（如材质、尺寸、成分构成等）进行精确的描述，以期能更好地模拟剂量计算结果。总之，一种剂量计算方法精确度的大小是由数据测量、收集的精确度决定的，因此数据测量工具和测量技术的不确定性需要在验证时得到充分考虑。

综上所述，蒙特卡罗算法作为一个剂量计算的工具，与传统剂量计算方法理念不同，它基于随机取样的统计学理论，因此在进行此部分学习和应用时，需要对涉及的统计学知识进行系统的学习，临床物理师需要对自己的蒙特卡罗算法进行基本的认识和理解，这样才可以在实际临床工作中更好地使用，将蒙特卡罗算法的优势更大地发挥出来。

参 考 文 献

Abdel-Rahman W, Seuntjens J P, Verhaegen F, et al, 2005. Validation of Monte Carlo calculated surface doses for megavoltage photon beams[J]. Med Phys. 32(1): 286-298.

Agostinelli S, 2003. GEANT4 —A simulation toolkit[J]. Nuclear Instruments and Methods in Physics Research Section A, 506(3): 250-303.

Almond P R, Biggs P J, Coursey B M, et al, 1999. AAPM's TG. 51 protocol for clinical reference dosimetry of high-energy photon and electron beams[J]. Medical Physic, 26(9): 1847-1870.

Andreo P, 1991. Monte Carlo techniques in medical radiation physics[J]. Physics in Medicine and Biology, 36(7): 861-920.

Andreo P, Burns DT, Hohlfeld K, et al, 2000. Absorbed Dose Determination in External Beam Radiotherapy: An

International Code of Practice for Dosimetry based on Standards of Absorbed Dose to Water. IAEA Technical Reports Series no. 398[S]. Vienna: International Atomic Energy Agency.

Aspradakis M M, Byrne J P, Palmans H, et al, 2010. Small Field MV Photon Dosimetry[R]. York: Institute of Physics and Engineering in Medicine.

Baro J, Sempau J, Fernández-Varea J M, er al, 1995. PENELOPE-An algorithm for Monte-Carlo simulation of the penetration and energy-loss of electrons and positrons in matter[J]. Nuclear Instruments and Methods in Physics Research Section A, 100(1): 31-46.

Berger M J, 1963, Methods in Computational Physics[M]. New York: Academic.

Berger M, Seltzer S, 1973. ETRAN Monte Carlo code system for electron and photon transport through extended media[R]. Radiation Shielding Information Center (RSIC) Report CCC-107, Oak Ridge National Laboratory, Oak Ridge, TN.

Briesmeister J F, 1993. MCNP—A general Monte Carlo N-particle transport code, version 4A[R]. Report LA-12625-M, Los Alamos National Laboratory, Los Alamos, NM.

Brown F B, 2003. MCNP—A general Monte Carlo-particle transport code, version 5[R]. Report LA-UR-03 1987, Los Alamos National Laboratory, Los Alamos, NM.

DeBlois F, Zankowski C, Podgorsak E B, et al, 2000. Saturation current and collection efficiency for ionization chambers in pulsed beams[J]. Medical Physics, 27(5): 1146-1155.

Dutreix A, 1984. When and how can we improve precision in radiotherapy[J]. Radiother Oncol, 2: 275-292 .

Fraass B, Doppke K, Hunt M, et al, 1998. American Association of Physicists in Medicine Radiation Therapy Committee Task Group 53: Quality assurance for clinical radiotherapy treatment planning[J]. Medical Physics. 25(10): 1773-1829.

Goitein M, Busse J, 1975. Immobilization error: Some theoretical considerations[J]. Radiology, 117(2): 407-412.

Hubbell J H, 1999. Review of photon interaction cross section data in the medical and biological context[J]. Phys Med Biol, 44(1): 1-22.

In International Atomic Energy Agency, 2004. IAEA-Technical Report Series No. 430: Commissioning and quality qssurance of computerized planning systems for radiation treatment of cancer[R].

International Commission on Radiation Units and Measurements, 2017. Pre- scribing, Recording and Reporting of Stereotactic Treatments with Small Field Photon Beams[R]. ICRU Report 91. ICRU: Bethesda, MD.

International Electrotechnical Committee, 2007. Medical electrical equipment - Medical Electron Accelerators - FunctionalPerformance Characteristics (IEC 60976: 2007) [S].

Kawrakow I, Rogers D W O, 2000. The EGSnrc code system: Monte Carlo simulation of electron and photon transport[R]. Technical Report PIRS-701, National Research Council of Canada, Ottawa, Ontario.

Kawrakow I, Walters B R B, 2006. Efficient photon beam dose calculations using DOSXYZnrc with BEAMnrc[J]. Medical Physics, 33(8): 3046-3056.

Khan F M, Doppke K P, Hogstrom K R, et al, 1991. Clinical Electron-Beam Dosimetry[J]. Medical Physic, 18(1): 73-109.

Klein D M, Tailor R C, Archambault L, et al, 2010. Measuring output factors of small fields formed by collimator jaws and multileaf collimator using plastic scintillation detectors[J]. Medical Physics, 37(10): 5541-5549.

McEwen M, DeWerd L, Ibbott G, et al, 2017. Addendum to the AAPM's TG- 51 protocol for clinical reference dosimetry of high-energy photon beams[J]. Igaku Butsuri, 37(1): 2-24.

Metropolis N. 1987. The beginning of the MC Method[J]. Los Alamos Sci, 15: 125-130.

Mohan R, Chui C, Lidofsky L, et al, 1985. Energy and angular distributions of photons from medical linear accelerators[J]. Medical Physics, 12(5): 592-597.

Nelson W R, Hirayama H, Rogers D W O, 1985. The EGS4 code system[R]. California: Stanford Linear Accelerator Center.

Orton C G, Mondalek P M, Spicka J T, et al, 1984. Lung corrections in photon beam treatment planning: Are we ready[J]. Int J Radiat Oncol Biol Phys, 10(12): 2191-2199.

Palmans H, Andreo P, Huq MS, et al, 2017. Christaki K. Dosimetry of Small Static Fields used in External Beam Radiotherapy: An IAEA-AAPM International Code of Practice for Reference and Relative Dose Determination. Technical Report Series No. 483[S]. Vienna: International Atomic Energy Agency.

Petti P L, Goodman M S, Gabriel T A, et al, 1983. Investigation of buildup dose from electron contamination of clinical photon beams[J]. Medical Physics, 10(1): 18-24.

Poppinga D, Kranzer R, Ulrichs A, et al, 2019. Three-dimensional characterization of the active volumes of PTW microdiamond, microSilicon, and Diode E dosimetry detectors using a proton microbeam[J]. Medical Physics, 46(9): 4241-4245.

Raeside D E, 1976. Monte Carlo principles and applications[J]. Physics in Medicine and Biology, 21(2): 181-197.

Rao D V, Seltzer S M, Bergstrom P M, et al, 2004. Compton scattering cross-sections for individual subshells for a few elements of biological interest in the energy region 5 keV-10 MeV[J]. Radiation Physics and Chemistry, 70(4): 479-489.

Reynaert N, Coghe M, medtD S B, et al, 2005. The importance of accurate linear accelerator headmodelling for IMRT Monte Carlo calculations[J]. Phys Med Biol, 50(5): 831-846.

Rogers D W O, 2006. Fifty years of Monte Carlo simulations for medical physics[J]. Physics in Medicine and Biology, 51(13): 287-301.

Romano F, Shipley D, Petrie L M, et al, 2018. Abstract ID: 169 Monte Carlo calculated correction factors for a proton calorimeter in clinical proton beams[J]. Physica Medica, 42: 35-36.

Sempau J, Barnett R B, Cygler J E, et al, 2001. Monte Carlo simulation of electron beams from an accelerator head using PENELOPE[J]. Phys Med Biol, 46(4): 1163-1186.

Sherouse G, Dieterich S, 2010. SU-GG-T-330: Experimental Comparison of Six Commercial Dosimetry Diodes for Measurement of Stereotactic Radiosurgery Cone Factors[J]. Medical Physics, 37(6): 3262-3262.

Siebers J, Mohan R, 2003. Monte Carlo and IMRT[C]// Mackie T R, Palta J R. Intensity Modulated Radiation Therapy, The State of the Art, Proceedings of the 2003 AAPM Summer School, Advanced Medical, Madison, WI, 531-560.

Stewart J G, Jackson A W, 1975. The steepness of the dose response curve both for tumor cure and normal tissue injury[J]. Laryngoscope, 85(7): 1107-1111.

Ting J, 2012. MO-A-BRB-02: Facts and Fiction of Flattening Filter Free(FF-FFF)X-Rays Beams[J]. Medical Physics, 39(6): 3861-3862.

Turner J E, Wright H A, Hamm R N, et al, 1985. A Monte Carlo primer for health physicists[J]. Health Physicists, 48(6): 717-733.

Udale M, 1988. A Monte Carlo investigation of surface doses for broad electron beams[J]. Physics in Medicine and Biology, 33(8): 939-954.

Van Dyk, Barnett R B, Cygler J E, et al, 1993. Commissioning and quality assurance of treatment planning computers[J]. Int J Radiat Oncol Biol Phys, 26(2): 261-273.

第六章　直线加速器常规剂量学质控项目

直线加速器质量保证与控制（quality assurance and control，QA&QC）的目的是保证放疗过程中的服务和疗效达到一定的公认水准，是指经过周密设计和实施的一系列必要措施，保证放疗整个服务过程中的各个环节按照标准开展，使治疗得以安全、正常、无误执行。由于机械故障、物理事故或主要部件更换等，机器性能参数可能发生意外改变，相关参数将偏离其基准值，我们在建立周期性 QA 程序时，必须考虑这些失效模式。

直线加速器是结构复杂的大型医用治疗设备，质量标准有国际标准、国家标准和行业标准等，通常是由国家或行业组织制定的。质量标准主要有：国际原子能机构（IAEA）相关报告、国际辐射单位和计量委员会（ICRU）相关报告、国际电工委员会（IEC）物理学和工程学学会出版物以及国际医学物理组织（IOMP）和美国医学物理师协会（AAPM）相关报告，中国国家癌症中心等也发布了直线加速器的质控指南及相关的报告，本章主要参考上述的报告及标准，重点阐述直线加速器剂量常用质控的方法流程。

直线加速器的质控体系必须建立在统一坐标系下，本章采用 IEC 61217 标准，如图 6-1 所示。

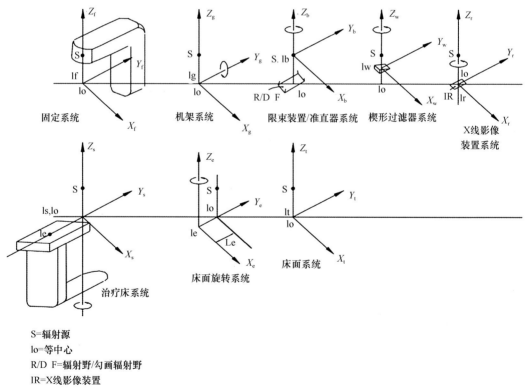

S=辐射源
lo=等中心
R/D F=辐射野/勾画辐射野
IR=X线影像装置

图 6-1　IEC 61217 直线加速器设备坐标系统

第一节　直线加速器剂量学质控项目

直线加速器束流的稳定性和准确性，是临床处方剂量得以精确实施的前提，是给予患者精准治疗的重要保证。直线加速器结构复杂，其加速管、微波等主要部件、机械精确度和软件设置的变化，都可能使直线加速器束流产生改变，进而影响剂量准确性。因此，必须对直线加速器射野束流系统进行周期性规范检测。

直线加速器剂量学质控内容按射线质分类，可分为光子线和电子线；按质控内容可分为绝对剂量输出、射线质检测、相对剂量测量和相关输出因子测量；按频率可分为日检、月检和年检项目。

一、高能 X 射线束剂量学

高能 X 射线束剂量学质控项目包括：剂量输出稳定性、各剂量率下剂量输出稳定性、不同机架角度剂量输出稳定性、MU 线性、直线加速器通道 1 和通道 2 监测电离室稳定性、能量稳定性、照射野平坦度和对称性、离轴剂量曲线稳定性和射野输出因子等。

（一）X 射线束剂量输出稳定性

检测目的是评价直线加速器 X 射线束剂量输出随时间变化的稳定性。直线加速器机架和准直器置于 0°，照射野大小 10cm×10cm，SSD=100cm，有效测量点在水下 5cm，直线加速器连续出束三次，计算平均值，与基准值比较，日检结果与基准值偏差≤±3%，月检结果与基准值偏差≤±2%。

（二）X 射线束不同剂量率下剂量输出稳定性

检测目的是评价加速器 X 射线束剂量输出在不同剂量率下的稳定性，摆位方法同前，至少选取常用的三挡剂量率，每次出束 100MU，每挡重复 5 次，记录平均读数，与临床常用剂量率 600MU/min 的读数比较，月检偏差≤±2%。

（三）X 射线束不同机架角度剂量输出稳定性

在检测中使用电离室支架使电离室悬空，配备相应能量的平衡帽，将电离室放置在加速器等中心位置，使用 10cm×10cm 的照射野，常规剂量率，分别在直线加速器机架 0°、90°、180°、270°时出束 100MU，记录数值并与 0°的数值比较，年检偏差≤3%。

（四）X 射线束 MU 线性

检测目的是评价加速器 X 射线束在不同 MU 情况下，每 MU 所对应剂量的稳定性。对每档能量，在标称吸收剂量范围内，以近似相等的间隔选取 i（i=5）个不同吸收剂量预置值（如 50、250、500、700、900MU）、在 j 挡（如果吸收剂量率是连续可调的，则从 20%到最大吸收剂量率的范围内取 4 个不同的吸收剂量率值，此时 j（j=4）吸收剂量率（如 100、200、400、600MU/min）下进行 n 次辐射照射并测量，记录剂量测量结果；D_{ijn} 代表在第 i 个吸收剂量预置值和第 j 个吸收剂量率下进行 n 次辐射吸收剂量测量结果的平均值。则：

$$D_{ij} = \frac{1}{n}\sum_{n=1}^{n}D_{ijn} \tag{6-1}$$

D_i 是第 i 个吸收剂量预置下 j 个吸收剂量率的 D_{ij} 值的平均值。则：

$$D_i = \frac{1}{j}\sum_{j=1}^{j}D_{ij} \tag{6-2}$$

对各个 D_i 数据用最小二乘拟合法求出式（6-3）给出的线性关系式：

$$D_c = SU + b \tag{6-3}$$

式中，D_c，用最小二乘法求出的吸收剂量计算值；S，线性因子；U，剂量监测计数；b，直线与纵坐标轴的截距；比较测量平均值 D_i 与用最小二乘拟合法计算值 D_{ci} 的偏差，根据式（6-4）计算，应符合前述性能要求的规定。

$$\frac{(D_i - D_{ci})_{\max}}{U_i} \times 100\% \tag{6-4}$$

式中，D_i，测量的平均值；D_{ci}，用最小二乘拟合法的计算值；U_i，剂量监测计数。

年检检测结果≤2%。

（五）直线加速器通道 1 和 2 监测电离室稳定性

检测目的是评价加速器内置电离室对剂量监测的稳定性，加速器内置电离室通道 1 和 2 的平均读数偏差≤2%（月检）。

在进行 X 射线电子线束输出剂量稳定性检查后，确定校准的射束是否发生变化，如果发生了严重变化，物理师需要调整监测电离增益，从而将射束校准重新设定为标准条件下的 1cGy/MU。

（六）X 射线束能量稳定性（PDD 曲线稳定性）

百分深度剂量（percentage depth dose，PDD）定义为沿射线中心轴、某一深度 d 处的吸收剂量率 D_d 与参考深度 d_0 处的吸收剂量率 D_{d_0} 之比，即 $\mathrm{PDD} = \dfrac{D_d}{D_{d_0}} \times 100\%$，参考深度 d_0 选在 $d_{\max}$ 处。通过测量中心轴 2 个不同深度点的剂量值或通过三维水箱扫描 PDD，计算射线质，和基准值比较，偏差≤±1%。

（七）X 射线束射野平坦度、对称性

平坦度定义为在等中心处（位于 10cm 模体深度下）或标称源皮距下 10cm 模体深度处，最大射野的 80% 宽度内最大、最小剂量偏离中心轴剂量的相对百分数，如图 6-2a 所示。该参数应通过三维水箱扫描或者二维平面矩阵获取，并与加速器验收时的平坦度数值相比较。

对称性定义为在等中心处（位于 10cm 模体深度下）或标称源皮距下 10cm 模体深度处，80% 射野宽度内，偏离中心轴对称的两点的剂量率差值与中心轴上剂量率的百分比，如图 6-2b 所示。该参数通过三维水箱扫描或者二维平面矩阵获取。

平坦度和对称性有若干种计算公式（DIN6800-2、DIN6814-8、DIN6809-1），相应的误差标准也不同，需要物理师正确使用和评估。

$$\text{Flatness} = 100\frac{D_{\max}}{D_{\min}} \text{；} \quad \text{Symmetry} = 100 \cdot \mathrm{Max}\left(\left|\frac{\mathrm{Point\,L}}{\mathrm{Point\,R}}\right|, \left|\frac{\mathrm{Point\,R}}{\mathrm{Point\,L}}\right|\right)$$

$$\text{IEC60976：Flatness} = \frac{D_{\max}}{D_{\min}} \text{；} \quad \text{Flatness} = 100\frac{|D_{\max} - D_{\min}|}{(D_{\max} + D_{\min})}$$

$$\text{AFSSAPS\_JORF：Flatness} = \frac{D_{\max} + D_{\min}}{2} \text{；} \quad \text{Flatness} = 100\frac{|D_{\max} - D_{\min}|}{(D_{\max} + D_{\min})}$$

高强度模式通常是指无均整器（flattening filter free，FFF）模式，厂家采用一个新的照射野强度规范来代替常规射野平坦度要求。由于 FFF 模式射野的横向、纵向剂量截面图是峰状剂量分布（图 6-3），射野强度通过特定射野中心轴上对称位置的几个特殊点强度来表达，将这些点的测量结果同厂家验收标准相比较。

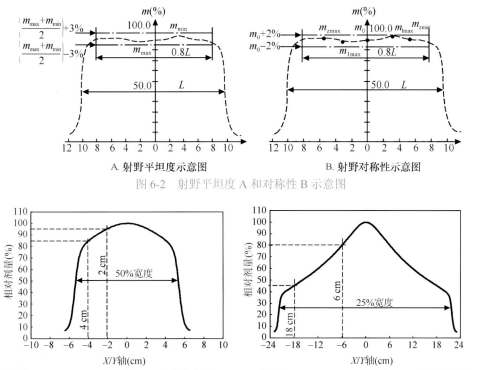

A. 射野平坦度示意图　　　　　　　　　B. 射野对称性示意图

图 6-2　射野平坦度 A 和对称性 B 示意图

A. 射野为10cm×10cm FFF模式的Profile示意图(水下10cm)　　B. 射野为40cm×40cm FFF模式的Profile示意图(水下10cm)

图 6-3　FFF 模式的 X/Y 方向截面剂量分布

（八）X 射线离轴剂量曲线（profile）稳定性

检测目的是评价加速器 X 射线束的离轴剂量曲线形状在固定机架角度或不同机架角度的稳定性。

离轴比（off-axis ratio，OAR）定义为照射野中任一点处的剂量率与同一深度处照射野中心轴上的剂量率之比，反映了与照射野中心垂直的照射野截面内剂量分布的情况。检测时需用到探头阵列，机架固定在 0°，或者 90°、180°、270°，分别测量离轴比，与基准值比较，偏差≤±2%（月检）。

（九）射野输出因子

射野输出因子也称总散射因子（S_t 或 S_{cp}），定义为射野在模体中吸收剂量率与参考射野（一般为 10cm×10cm 在模体中）的吸收剂量率之比：

$$S_{cp}(s) = \frac{D_{(s,d_{ref})} / M}{D_{(s_{ref},d_{ref})} / M} \tag{6-5}$$

式中，D 为模体中的测量的剂量；d_{ref} 为参考深度；s 为照射野尺寸；s_{ref} 为参考照射野尺寸；M 为机器跳数。在常规质控中可以抽检不同照射野尺寸的 X 射线束的输出因子，评价其与基准值的偏差，小野输出因子≤±2%，其他照射野≤±1%（年检）。

（十）附件穿射因子

附件穿射因子是描述挡块和托架、每个钨门、多叶光栅等除楔形板外所有内置与外置的在照射野束流方向上，用来调整照射野形状和剂量装置对吸收剂量的影响参数。

（十一）多叶准直器穿射因子

检测目的是评价加速器多叶准直器的平均穿射因子（不区分叶片间漏射与叶片下穿射）与基准数据的一致程度。在水模下 10cm 处测量开野和 MLC 在最远端闭合时剂量仪读数，闭合野和开野的比值与基准值比较≤±0.5%（年检）。

（十二）楔形因子稳定性

楔形因子的测量条件和计算方法基本同附件穿射因子一样，电离室若横向放置，其方向应平行于楔形野的非楔形方向。因为在楔形方向上的吸收剂量存在很大差异，因此电离室必须准确放置在照射野中心。可以采用同一楔形板治疗头旋转 180°，取两个读数平均值的方法来确定测量值，也可以先将两个角度的读数调成一致后再测量。

（十三）楔形角抽验

楔形板目前主要有物理楔形板、虚拟楔形板和一楔合成楔形板三种。楔形板角度的定义是在照射野中心轴 10cm 参考深度处的等剂量曲线与 1/2 照射野宽度的交点连线与照射野中心轴垂直面的夹角。楔形角抽检主要是指物理楔形板，物理楔形板的性能相对稳定，所以采用抽检方式评价物理楔形板离轴比曲线的形状与设备验收时基准值的差别。三维水箱辐射探测器扫描水下 10cm 深度处的离轴比曲线；辐射探测器沿照射野楔形方向，以连续或步进的方式进行离轴剂量测量，评价标准是与基准值相比≤±2%（年检）。

二、高能电子束剂量学

高能电子束剂量学质控项目包括：剂量输出稳定性、离轴剂量曲线稳定性、能量稳定性、射野平坦度对称性稳定性、输出因子稳定性、MU 线性等。

（一）电子束输出剂量稳定性

检测目的是评价直线加速器电子束输出剂量随时间变化的稳定性。直线加速器机架和准直器置于 0°，选择常用 10cm×10cm（或 15cm×15cm）的限光筒，SSD=100cm，在标定深度处，直线加速器连续出束三次，计算平均值，与基准值比较，日检与基准值≤±3%，月检与基准值≤±2%。

（二）电子束离轴剂量曲线稳定性

检测目的是评价加速器电子束离轴剂量曲线形状的稳定性。离轴比定义为照射野中任一点处的剂量率与同一深度处照射野中心轴上的剂量率之比，反映了与照射野中心垂直的照射野截面内剂量分布情况。检测时需用到探头阵列，机架固定在 0°，采用 20cm×20cm 的限光筒，测量离轴比，和基准值比较，偏差≤±1%（月检）。

（三）电子束能量稳定性

把大机架设置 0°，限光筒采用 10cm×10cm 或 20cm×20cm，测量中心轴 2 个不同深度点的剂量值，如图6-4 所示，和基准值比较，偏差≤±2mm（年检）。

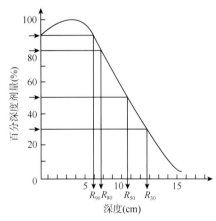

图6-4　电子线百分深度剂量曲线示意图

（四）电子束射野平坦度、对称性稳定性

电子束平坦度、对称性是年检项目，一般采用三维水箱，用 10cm×10cm 限光筒和最大尺寸的限光筒，SSD=100cm，扫描最大剂量深度处的离轴剂量曲线。平坦度是在照射野内（90%的照射野宽度内收 1cm），最大剂量点和最小剂量点的比值，偏差≤106%。对称性是在照射野内（90%的照射野宽度内收 1cm），中心轴上对称点剂量偏差最大一对点的剂量比值，偏差≤105%。

（五）电子束射野输出因子稳定性

抽检某个尺寸限光筒的照射野输出因子，和基准值的偏差≤2%。

（六）电子束 MU 线性

检测目的是评价加速器电子束在不同 MU 的情况下，每 MU 所对应剂量的稳定性。对每挡能量，在标称吸收剂量范围内，以近似相等的间隔选取 i（i=5）个不同吸收剂量预置值（如 50、250、500、700、900MU）进行 n 次辐射照射并测量，记录剂量测量结果；D_{in} 代表在第 i 个吸收剂量预置值下第 n 次辐射吸收剂量测量结果。则：

$$D_i = \frac{1}{n}\sum_{n=1}^{n}D_{in} \tag{6-6}$$

对各个 D_i 数据用最小二乘拟合法求出式（6-7）给出的线性关系式：

$$D_c = SU + b \tag{6-7}$$

式（6-7）中，D_c，用最小二乘法求出的吸收剂量计算值；S，线性因子；U，剂量监测计数；b，直线与纵坐标轴的截距；比较测量平均值 D_i 与用最小二乘法计算值 D_{ci} 的偏差，根据式（6-8）计算。

$$\frac{(D_i - D_{ci})_{max}}{U_i}\times100\% \tag{6-8}$$

式（6-8）中，D_i，测量的平均值；D_{ci}，用最小二乘拟合法的计算值；U_i，剂量监测计数，性能要求：≤2%（年检）。

第二节　直线加速器剂量学质控项目频度

根据直线加速器运行特点，医疗机构也可按照自身条件和经验对加速器质控的国家推荐标准做出一些调整，如误差易发生环节、多发生环节需要增加检测频度，而对于相对稳定风险较低的环节可以适当降低检测频度。目前国内外通用的直线加速器剂量学质控项目，按频率分为日检、月检、年检，以及维修后相应项目的检测。质控项目的检测频率及性能要求见表 6-1～表 6-3。

表 6-1　直线加速器剂量学日检质控项目频率与容差范围

日检项目	容差范围
X 射线束剂量输出稳定性	≤基准值±3%
电子束剂量输出稳定性	≤基准值±3%

表 6-2　直线加速器剂量学月检质控项目频率与容差范围

月检项目	容差范围
X 射线束剂量输出稳定性	≤基准值±2%
X 射线束各剂量率下输出剂量稳定性	≤2%
X 射线束能量稳定性	≤基准值±1%
X 射线束离轴剂量曲线稳定性	≤基准值±2%
电子束输出剂量稳定性	≤基准值±2%
电子束能量稳定性	≤基准值±2%
电子束离轴剂量曲线稳定性	基准值±1%
后备监测电离室稳定性	≤2%
楔形因子稳定性	≤基准值±2%

表 6-3　直线加速器剂量学年检质控项目频率与容差范围

年检项目	容差范围
X 射线束绝对剂量输出校准	绝对值±2%
X 射线束 MU 线性	≤2%
不同机架角度 X 射线束剂量输出稳定性	≤3%
X 射线束射线质（$PDD_{20,10}$ 或 $TPR_{20,10}$）	≤基准值±1%
X 射线束能量稳定性（X 射线 PDD 曲线稳定性）	≤基准值±1%
X 射线束射野平坦度稳定性	≤106%
X 射线束射野对称性稳定性	≤103%
不同机架角度 X 射线束离轴剂量曲线定性	≤2%
X 射线束射野输出因子抽验	≤基准值±2%（3cm×3cm）；≤基准值±1%（其他射野）
电子束绝对剂量输出校准	绝对值±2%
电子束 MU 线性	≤2%
电子束射线质（R_{50}）	≤基准值±2mm ≤基准值±1mm
电子束能量稳定性（电子线 PDD）	≤基准值±2mm
电子束射野平坦度	≤106%
电子束射野对称性	≤105%
电子束输出因子抽验	≤基准值±2%
楔形因子稳定性	≤基准值±2%
楔形角抽验	≤基准值±2%
多叶准直器穿射因子	≤基准值±0.5%
全身照射/全身皮肤电子束照射输出量校准	≤2%
全身照射/全身皮肤电子束照射能量和离轴剂量曲线稳定性	离轴剂量曲线与基准值偏差不应超过 1%，PDD 与基准偏差不应超过 1mm

第三节　直线加速器绝对剂量校准

　　稳定和准确的直线加速器照射野束流特性，是实际照射剂量能否达到临床目标的前提，也是给予患者精准照射剂量的重要保证。而直线加速器产生的光子和电子束绝对输出剂量的准确性是最重要的指标之一。因此，在临床应用前，必须对直线加速器产生的光子和电子束的输出剂量进行周期性校准标定。

国际上，对于光子和电子束剂量标定方法随着技术的发展而不断更新。各个国际机构和研究单位如 ICRU、IAEA 和 AAPM 都针对光子和电子束的剂量标定方法发布了相应的推荐报告。以 IAEA 为例，该机构于 1987 年发布了 TRS277 号报告，推荐了使用电离室测量外照射治疗源水中剂量规程；并于 1997 年发布了 TRS277 号第二版，更新了光子放射剂量测定；1997 发布了 TRS381 号报告，主要介绍了高能光子和电子束校准中平行板电离室的使用；2000 年发布了 TRS398 号报告，推荐了使用水中吸收剂量刻度电离室测量水中吸收剂量。

目前，国内对剂量标定大多采用 TRS277 号报告方法，国家计量检定规程 JJG589—2008 的主体内容也以 TRS277 号报告为主要参考依据。鉴于 TRS277 号报告涉及参数多、不确定度大，目前国际上多采用 TRS398 号报告和 AAPM TG51 号报告推荐的水中吸收剂量标定规程。国家计量院已经建立了水中吸收剂量检定规程，下文将分别就 IAEA 发布的 TRS277 号（JJG589—2008）报告和 TRS398 号报告中的剂量标定方法进行介绍。

一、TRS277 号报告吸收剂量的标定方法

（一）高能光子束吸收剂量的标定

高能光子束一般使用指型空气电离室来进行吸收剂量测量：

$$D_{\mathrm{w}}(P_{\mathrm{eff}}) = M \cdot N_{\mathrm{D}} \cdot S_{\mathrm{w,air}} \cdot P_{\mathrm{u}} \cdot P_{\mathrm{cel}} \tag{6-9}$$

式（6-9）中，M 为经温度、气压修正后的仪表读数，温度气压修正公式如式（6-10）所示：

$$K_{\mathrm{TP}} = \frac{273.2 + T}{273.2 + 22.0} \cdot \frac{101.33}{P} \tag{6-10}$$

N_{D} 为电离室空腔的吸收剂量校准因子，可由式（6-11）计算得到：

$$N_{\mathrm{D}} = N_{\mathrm{K}} \cdot (1 - g) \cdot K_{\mathrm{m}} \cdot K_{\mathrm{att}} = N_{\mathrm{X}}(W/e) \cdot K_{\mathrm{m}} \cdot K_{\mathrm{att}} \tag{6-11}$$

式中，N_{K} 为电离室的空气比释动能校准因子；N_{X} 为照射量校准因子；N_{K}、N_{X} 均由国家基准实验室或次级标准实验室计量院提供。值得注意的是，N_{X} 另需乘以伦琴国际单位制换算因子 2.58×10^{-4} C/kg；W/e=33.97J/C。用户的电离室及静电计需每年送交国家基准实验室或次级标准实验室进行校准；送检前应做好稳定性等指标的自测；检测完成后，需核对检测证书上的信息与所使用仪器是否一致，包括静电计型号、编号及电离室型号、编号等；另外，需查看标准参考条件，包括温度、气压、偏压等。

g 为电离辐射产生的次级电子消耗于韧致辐射的能量占其初始能量总和的份额，g=0.003；K_{m} 为电离室材料空气不完全等效的校正因子；K_{att} 为电离室材料（包括平衡帽）对射线吸收和散射的校正因子。两者可根据用于校准的电离室特性，查表或根据厂家技术手册获取。

$S_{\mathrm{w,air}}$ 为水/空气的阻止本领比，根据能量实测曲线或不同参考深度电离室有效测量点剂量，得到 $D_{20,10}$ 或 $\mathrm{TPR}_{20,10}$ 的值，然后查表获取。

P_{u} 为扰动因子，可根据射线质和室壁材料查表获得。

P_{cel} 为电离室中心收集电极的校正因子，可根据射线质与收集级半径查表获取；当电离室壁材料是石墨，中心电极材料为铝时，P_{cel}=1.000。

（二）高能电子束吸收剂量的标定

对于电子束，需要依据水模体表面平均能量 $\bar{E}_0$ 大小而采用不同的吸收剂量标定方法。

当测量水模体表面平均能量 $\bar{E}_0 \geqslant 10\mathrm{MeV}$ 时，需要选用指型电离室，在有效测量点处，水

中的吸收剂量 $D_w(P_{eff})$ 公式与光子束相同，如式（6-12）所示：

$$D_w(P_{eff}) = M \cdot N_D \cdot S_{w,air} \cdot P_u \cdot P_{cel} \tag{6-12}$$

$S_{w,air}$ 需由水箱采集曲线后确定 R_P，结合校准深度，查表获取；P_u 与 $\bar{E}_z$ 和电离室半径相关，$\bar{E}_z$ 可由式（6-13）获取：

$$\bar{E}_z = \bar{E}_0(1 - Z/R_P); \qquad \bar{E}_0 = 0.656 + 2.059R_{50} + 0.022(R_{50})^2 \tag{6-13}$$

其中 Z 为校准深度。

当测量水模体表面平均能量 $\bar{E}_0 < 5\mathrm{MeV}$ 时，则必须使用平行板电离室对水模体或固模体中的吸收剂量进行标定。平行板电离室用于电子束剂量测量的主要优点是电离室有效测量点位于其空腔前表面几何中心，这对于在浅深度累积区的非平衡条件下的测量非常重要。选用平行板电离室，有效测量点处，水中的吸收剂量 $D_w(Z_{ref})$ 的公式如下：

$$D_w(Z_{ref}) = M^{PP} \cdot N_{D,\,air}^{PP} \cdot (S_{w,air})_Q \cdot P_Q \tag{6-14}$$

式（6-14）中，M^{PP} 为经过温度气压修正的平行板电离室读数；下标 Q 表示电子束线质；$(S_{w,air})_Q$ 为水/空气的阻止本领比；P_Q 为电子束的总扰动因子。

当测量水模体表面平均能量 $5\mathrm{MeV} \leqslant \bar{E}_0 < 10\mathrm{MeV}$ 的电子束时，既可选用指型电离室，也可选用平行板电离室。

（三）有效测量点及其他

1. 有效测量点　高能 X 射线有效测量点应从电离室几何中心向射线入射方向前移 $0.6r$（r 为电离室空腔内半径，如 $r=3.15\mathrm{mm}$，$0.6r=1.9\mathrm{mm}$），高能电子线则位于 $0.5r$ 处。

2. 剂量计调整和预备测量　将电离室连接到静电计，打开电源，预热至少 5min，最好不小于 15min（IAEA398 要求预热 2h）；检查测量是否漏电，按说明要求将仪器调零；预照射 2～5Gy，预照射结束后，记录读数 X_0，60s 后再次记录读数 X_t。照射后漏电流应满足要求，否则须考虑重新调零、停止测量并进行修正。

3. 加速器和水箱准备　加速器光距尺、激光灯经过质控，准确无误；射线质确定（电子线、X 射线）；调整水箱水平，将电离室中心与水面距离调整到校准深度，使水面到源 SSD= 100cm，将照射野面积调整为 10cm×10cm，电离室中心与射束轴重合；将温度、气压等参数输入剂量仪，开始测量；将剂量计复位，设定 100MU，按下剂量计的开始测量键，然后出束，照射结束后立即记录剂量计的测量读数 R_1；重复过程，得到测量读数 R_2；比较该读数和前一测量读数，如果满足 R_2/R_1 的值在 1.000 ± 0.002 以内，则可停止测量，否则继续重复测量，直至满足要求。但总读数一般不超过 5 个。

（四）TRS277 号报告测量举例

1. 测量工具　PTW-UNDOS E 型剂量仪、一维水箱、PTW T30013 型 $0.6\mathrm{cm}^3$ 电离室（电离室内半径 $r=3.05\mathrm{mm}$）、蒸馏水。

2. 测量条件　直线加速器高能 X 射线，6MV 能量，$\mathrm{TMR}_{20}/\mathrm{TMR}_{10}=0.68$，查表 6-4 可知，可以在水模下 5cm 深度校准，照射野 10cm×10cm，SSD=100cm，$\mathrm{PDD}_{(5,\,10 \times 10)}=86.5\%$；最大剂量深度 $D_{max}=1.6\mathrm{cm}$。摆位深度已经修正，光子线有效深度前移 $0.6r$，电子线有效深度前移 $0.5r$。

表 6-4 不同类型的圆柱形电离室中高能光子束的 K_Q 计算值均为射线质 $TPR_{20,10}$ 的函数

电离室类型	射线质 TPR20.10												
	0.500	0.530	0.560	0.590	0.620	0.650	0.680	0.700	0.720	0.740	0.760	0.780	0.800
Capintec RR-05P min	1.004	1.003	1.002	1.001	1.000	0.998	0.996	0.994	0.991	0.987	0.983	0.975	0.968
Capintec RR-05 min	1.004	1.003	1.002	1.001	1.000	0.998	0.996	0.994	0.991	0.987	0.983	0.975	0.968
Capintec RR-06C/G Farmer	1.001	1.001	1.000	0.998	0.998	0.995	0.992	0.990	0.998	0.984	0.980	0.972	0.965
Exradin A2 Spokas	1.001	1.001	1.001	1.000	0.999	0.997	0.996	0.994	0.992	0.989	0.986	0.979	0.971
Exradin T2 Spokas	1.002	1.001	0.999	0.996	0.993	0.988	0.984	0.980	0.977	0.973	0.969	0.962	0.954
Exradin Al mini Spokas	1.002	1.002	1.001	1.000	1.000	0.998	0.996	0.994	0.991	0.986	0.982	0.974	0.966
Exradin T1 mini Spokas	1.003	1.001	0.999	0.996	0.993	0.988	0.984	0.980	0.975	0.970	0.965	0.957	0.949
Exradin A12 Farmer	1.001	1.001	1.000	1.000	0.999	0.997	0.994	0.992	0.990	0.986	0.981	0.974	0.966
Far West Tech IC-18	1.005	1.000	1.000	0.997	0.993	0.988	0.983	0.979	0.976	0.971	0.966	0.959	0.953
FZH TK 01	1.002	1.000	1.000	0.998	0.996	0.993	0.990	0.987	0.984	0.980	0.975	0.968	0.960
Nuclear Assoc 30-750	1.001	1.001	1.000	0.999	0.998	0.996	0.994	0.991	0.988	0.984	0.979	0.971	0.963
Nuclear Assoc 30-749	1.001	1.000	1.000	0.999	0.998	0.996	0.994	0.992	0.989	0.984	0.980	0.972	0.964
Nuclear Assoc 30-744	1.001	1.000	1.000	0.999	0.998	0.996	0.994	0.992	0.989	0.984	0.980	0.972	0.964
Nuclear Assoc 30-716	1.001	1.000	1.000	0.999	0.998	0.996	0.994	0.992	0.989	0.984	0.980	0.972	0.964
Nuclear Assoc 30-753 Farmer shortened	1.001	1.000	1.000	0.999	0.994	0.992	0.989	0.985	0.980	0.973	0.965	0.956	0.943
Nuclear Assoc 30-751 Farmer	1.002	1.000	1.000	0.999	0.997	0.994	0.991	0.989	0.985	0.981	0.977	0.969	0.961
Nuclear Assoc 30-752 Farmer	1.004	1.001	1.001	1.000	0.998	0.996	0.993	0.991	0.989	0.985	0.981	0.974	0.967
NE 2515	1.001	1.000	1.000	0.999	0.997	0.994	0.991	0.988	0.984	0.980	0.975	0.967	0.959
NE 2515/3	1.005	1.004	1.002	1.000	0.998	0.995	0.993	0.991	0.989	0.986	0.982	0.975	0.969
NE 2577	1.005	1.004	1.002	1.000	0.998	0.995	0.993	0.991	0.989	0.986	0.982	0.975	0.969
NE 2505 Farmer	1.001	1.001	1.000	0.999	0.997	0.994	0.991	0.988	0.984	0.980	0.975	0.967	0.959
NE 2505/A Farmer	1.005	1.003	1.001	0.997	0.995	0.990	0.985	0.982	0.978	0.974	0.969	0.962	0.955
NE 2505/3.3A Farmer	1.005	1.004	1.002	1.000	0.998	0.995	0.993	0.991	0.989	0.986	0.982	0.975	0.969
NE 2505/3.3B Farmer	1.006	1.004	1.001	0.999	0.996	0.991	0.987	0.984	0.980	0.976	0.971	0.964	0.957
NE 2571 Farmer	1.005	1.004	1.002	1.000	0.998	0.995	0.993	0.991	0.989	0.986	0.982	0.975	0.969
NE 2581 Farmer	1.005	1.003	1.001	0.998	0.995	0.991	0.986	0.983	0.980	0.975	0.970	0.963	0.956
NE 2561/2611 Sec Std	1.006	1.004	1.001	0.999	0.998	0.994	0.992	0.990	0.988	0.985	0.982	0.975	0.969
PTW 23323 micro	1.003	1.003	1.000	0.999	0.997	0.993	0.990	0.987	0.984	0.980	0.975	0.967	0.960
PTW 23331 rigid	1.004	1.003	1.000	0.999	0.997	0.993	0.990	0.988	0.985	0.982	0.978	0.971	0.964
PTW 23332 rigid	1.004	1.003	1.001	0.999	0.994	0.990	0.984	0.980	0.976	0.968	0.961	0.954	0.943
PTW 23333	1.004	1.003	1.001	0.999	0.997	0.994	0.990	0.988	0.985	0.981	0.976	0.969	0.963
PTW 30001/30010 Farmer	1.004	1.003	1.001	0.999	0.997	0.994	0.990	0.988	0.985	0.981	0.976	0.969	0.962
PTW 30002/30011 Farmer	1.006	1.004	1.001	0.999	0.997	0.994	0.992	0.990	0.987	0.984	0.973	0.967	0.959
PTW 30004/30012 Farmer	1.006	1.005	1.002	1.000	0.999	0.996	0.994	0.992	0.989	0.986	0.982	0.976	0.969
PTW 30006/30013 Farmer	1.002	1.002	1.000	0.999	0.997	0.994	0.990	0.988	0.984	0.980	0.975	0.968	0.960
PTW 31002 flexible	1.003	1.002	1.000	0.999	0.997	0.994	0.990	0.988	0.984	0.980	0.975	0.960	0.952
PTW 31003 flexible	1.003	1.002	1.000	0.999	0.997	0.994	0.990	0.988	0.984	0.980	0.975	0.968	0.960
PTW 31006 PinPoint	1.004	1.003	1.001	0.999	0.998	0.995	0.992	0.989	0.985	0.980	0.974	0.966	0.959
PTW 31014 PinPoint	1.004	1.003	1.001	0.999	0.998	0.995	0.992	0.989	0.985	0.980	0.975	0.969	0.959
SNC 100700-0 Farmer	1.005	1.004	1.001	0.999	0.998	0.995	0.992	0.989	0.986	0.981	0.976	0.969	0.962

电离室类型	射线质 TPR20.10												
	0.500	0.530	0.560	0.590	0.620	0.650	0.680	0.700	0.720	0.740	0.760	0.780	0.800
SNC 100700-1 Farmer	1.007	1.006	1.003	1.001	0.999	0.997	0.995	0.993	0.990	0.986	0.983	0.976	0.969
Victo reen Radocon III 550	1.005	1.004	1.001	0.998	0.996	0.993	0.999	0.986	0.983	0.979	0.975	0.968	0.961
Victo reen Radocon II 555	1.005	1.003	1.000	0.997	0.995	0.990	0.996	0.983	0.979	0.975	0.970	0.963	0.956
Victo reen 30-348	1.004	1.003	1.000	0.998	0.996	0.992	0.999	0.986	0.982	0.978	0.973	0.966	0.959
Victo reen 30-351	1.004	1.002	1.000	0.998	0.996	0.992	0.999	0.986	0.983	0.979	0.974	0.967	0.960
Victo reen 30-349	1.003	1.002	1.000	0.998	0.996	0.992	0.999	0.986	0.983	0.980	0.976	0.969	0.962
Victo reen 30-361	1.004	1.003	1.000	0.998	0.996	0.992	0.999	0.986	0.983	0.979	0.974	0.967	0.960
Scdx-Welhöfer XX01	1.002	1.002	1.002	1.001	1.000	0.999	0.996	0.994	0.991	0.986	0.981	0.972	0.956
Scdx-Welhöfer CC04/IC04	1.001	1.001	1.001	0.999	0.997	0.995	0.992	0.989	0.984	0.979	0.970	0.962	
Scdx-Welhöfer CC08/IC05/IC06	1.001	1.001	1.001	1.000	0.999	0.997	0.995	0.993	0.989	0.985	0.980	0.972	0.964
Scdx-Welhöfer CC13/IC10/IC15	1.001	1.001	1.001	1.000	0.999	0.997	0.995	0.993	0.989	0.985	0.980	0.972	0.964
Scdx-Welhöfer CC25/IC25	1.001	1.001	1.001	1.000	0.999	0.997	0.995	0.993	0.989	0.985	0.980	0.972	0.964
Scdx-Welhöfer FC25-C/IC28	1.001	1.001	1.001	1.000	0.999	0.997	0.995	0.993	0.990	0.985	0.980	0.972	0.964
Scdx-Welhöfer FC65-G/IC70 Farmer	1.003	1.002	1.001	0.999	0.998	0.995	0.993	0.990	0.986	0.981	0.976	0.968	0.960
Scdx-Welhöfer FC65-G/IC70 Farmer	1.005	1.004	1.002	1.000	0.998	0.997	0.995	0.992	0.989	0.985	0.981	0.973	0.966

（五）高能 X 射线计算方法

水模体中高能 X 射线电离室有效测量点 P_{eff} 处的吸收剂量的计算如式（6-15）所示：

$$D_{\text{w}}(P_{\text{eff}}) = M \cdot N_{\text{D}} \cdot S_{\text{w,air}} \cdot P_{\text{u}} \cdot P_{\text{cel}} \tag{6-15}$$

式（6-15）中，$D_{\text{w}}(P_{\text{eff}})$ 是测量点的吸收剂量；M 是剂量仪读数（经温度、气压校准）；N_{D} 是电离室的空气吸收剂量校准因子；$S_{\text{w,air}} = 1.119$ 为水对空气的阻止本领比；$P_{\text{cel}} = 1$ 为电离室中心电极的修正；$P_{\text{u}} = 1.002$ 为扰动因子，校正空气和电离室室壁材料置换水后对辐射场扰动影响。

$$N_{\text{D}} = N_{\text{X}} \cdot (W/e) \cdot K_{\text{m}} \cdot K_{\text{att}} = 1.007 \times 33.97\text{J/C} \times 2.58 \times 10^{-4}\text{C/kg}$$
$$= 0.857\text{cGy}$$

式中，N_{D} 是电离室的空气吸收剂量校准因子；$N_{\text{X}} = 1.007$ 是电离室校准因子（国家计量院检测报告）；W/e 是电子平均电离能（IAEA：33.97J/C）；K_{att} 是电离室材料（包括平衡帽）对射线吸收和散射的校正因子；K_{m} 是电离室材料与空气不完全等效的校正因子：

$$K_{\text{att}} \cdot K_{\text{m}} = 0.972$$

直线加速器剂量刻度在标准条件下进行，即 SSD=100cm，照射野 10cm×10cm 的水模内中心轴上最大剂量点 d_0 处的输出剂量被刻度成 1MU=1cGy：

$$D_{\text{w}}(d_0) = (M \cdot N_{\text{D}} \cdot S_{\text{w,air}} \cdot P_{\text{u}} \cdot P_{\text{cel}}) / \text{PDD} \tag{6-16}$$

式中，$D_{\text{w}}(d_0)$ 为最大剂量点的吸收剂量，PDD 为有效测量点的百分深度剂量。

剂量仪读数 M（经温度气压修正）为：

$$M = [D_{\text{w}}(d_0) \cdot \text{PDD}] / (N_{\text{D}} \cdot S_{\text{w,air}} \cdot P_{\text{u}} \cdot P_{\text{cel}}) \tag{6-17}$$

（六）高能电子线计算方法

水模体中高能电子线电离室有效测量点 P_{eff} 处的吸收剂量的计算如式（6-18）所示：

$$D_{\text{w}}(P_{\text{eff}}) = M \cdot N_{\text{D}} \cdot S_{\text{w,air}} \cdot P_{\text{u}} \cdot P_{\text{cel}} / \text{PDD} \tag{6-18}$$

以 6MeV 能量为例，根据实测的 PDD 曲线，可以查得射程 R_p=2.88cm，R_{50}=2.33cm，最大剂量点深度为 1.4cm 左右，校准深度选择在最大剂量点附近，则可以求得表面平均能量 $\bar{E}_0$：

$$\bar{E}_0 = 0.818 + 1.935 \times R_{50} + 0.04 \times R_{50}^2$$
$$=0.818+1.935 \times 2.33 + 0.04 \times 2.33^2$$
$$=5.55\text{MeV}$$

实测校准深度为 1.4cm，则可以求得水中深度 Z 处的平均能量 $\bar{E}_z$：

$$\bar{E}_z = \bar{E}_0 \cdot (1 - Z / R_p) = 5.55 \times (1 - 1.4 / 2.88) = 2.85\text{MeV}$$

或根据 Z/R_p=0.487 查表可以求得

$$\bar{E}_z = \bar{E}_0 \times 0.586 = 2.67\text{MeV}$$

根据在水中不同校准深度处的平均能量 $\bar{E}_z$ 及电离室内半径 r=3.05mm，查相应的参数可得 P_u=0.953，$S_{w,air}$=1.058，则剂量仪实际读数为 M，M 计算公式为：

$$M = (D_w(P_{eff}) \cdot PDD)/(N_D \cdot S_{w,air} \cdot P_u \cdot P_{cel}) \tag{6-19}$$

二、TRS398 号报告吸收剂量的标定方法

（一）高能光子束水中吸收剂量的标定

对于射线质为 Q 的光子束使用指型电离室进行测量，在水中参考深度 Z_{ref} 处吸收剂量的关系式：

$$D_{w,Q} = M_Q \cdot N_{D,w,Q_0} \cdot k_{Q,Q_0} \tag{6-20}$$

其中，M_Q 为在电离室参考点 Z_{ref} 处剂量仪读数，需要经过温度、气压、静电计、极化效应、离子复合效应等修正，修正公式：

$$M_Q = M_{raw} \cdot k_{TP} \cdot k_{elec} \cdot k_{pol} \cdot k_s \tag{6-21}$$

M_{raw} 为电离室剂量计初始读数；k_{TP} 为温度气压修正因子，计算公式同 TRS277 报告；k_{elec} 为剂量计校准因子，当电离室和剂量计作为整体被校准时，可认为 1.00；k_{pol} 为极化效应修正因子：

$$k_{pol} = \left| \frac{M_{raw}^+ - M_{raw}^-}{M_{raw}^+ + M_{raw}^-} \right| \tag{6-22}$$

其中，M_{raw}^+ 为剂量计显示的当电离室加负极化电压时收集到的正电荷读数，M_{raw}^- 为剂量计显示的当电离室加正极化电压时收集到的负电荷读数；k_s 为离子复合效应修正因子，通常可采用双压法获得：

$$k_s = \frac{1 - (V_H / V_L)^2}{M_{raw}^H / M_{raw}^L - (V_H / V_L)^2} \tag{6-23}$$

M_{raw}^H 为使用正常工作用极化电压 V_H 测量出的电离室的初始读数；M_{raw}^L 为缩小极化电压至少 2 倍于 V_H 达到 V_L 后测量出的电离室的初始读数。

N_{D,w,Q_0} 为参考射线质 Q_0 下电离室在水中的吸收剂量校正因子，由国家基准实验室或次级标准实验室校准得到。

k_{Q,Q_0} 为射线质转换因子，用于修正参考射线质 Q_0 与实际使用的射线质 Q 之间的差异，可

通过测量查表 6-4 得到。

（二）高能电子束水中吸收剂量的标定

TRS398 号报告推荐使用平行板电离室对各种射线质的电子束进行吸收剂量标定，特别对于射线质 $R_{50} < 4\text{g/cm}^2$ （$E_0 \leqslant 10\text{MeV}$）的电子射束必须使用平行板电离室进行标定。电离室的参考点应取入射窗的内表面、窗的中心处。此点应该位于模体内的感兴趣点上。对于射线质为 $R_{50} \geqslant 4\text{g/cm}^2$ （$E_0 \geqslant 10\text{MeV}$）的射束，可以使用指型电离室。

对于射线质为 Q 的电子束，参考深度 Z_{ref} 处，水中吸收剂量为：

$$D_{\text{w},Q} = M_Q \cdot N_{\text{D,w},Q_0} \cdot K_{Q,Q_0} \tag{6-24}$$

其中，M_Q 为在参考点 Z_{ref} 处的经过修正的剂量计读数；$N_{\text{D,w},Q_0}$ 为参考射线质 Q_0 下电离室在水中的吸收剂量校正因子，由国家基准实验室或次级标准实验室校准得到；$N_{\text{D,w},Q_0}$ 是参考射线质 Q_0 下，剂量仪的水中吸收剂量校准因子。k_{Q,Q_0} 为射线质转换因子，用于修正参考射线质 Q_0 与实际使用的射线质 Q 之间的差异，可通过测量查表得到。

参考深度 Z_{ref} 由下式（6-25）得出：

$$Z_{\text{ref}} = 0.6R_{50} - 0.1\text{g/cm}^2 \tag{6-25}$$

式中，R_{50} 单位为 g/cm^2。临床归一化大多设置在最大剂量深度 Z_{max} 处，在 TRS398 校准规程中，Z_{max} 并不总是等于 Z_{ref}。要确定剂量 Z_{max} 处吸收剂量，对给定射束，用户应当利用测量中轴深度剂量分布，将 Z_{ref} 吸收剂量转换成 Z_{max} 吸收剂量。当射线质 $R_{50} < 4\text{g/cm}^2$ （$E_0 \leqslant 10\text{MeV}$）时，$Z_{\text{ref}}$ 接近最大吸收剂量对应的深度 Z_{max}；当射线质更高时，该深度大于 Z_{max}。应该注意，在大于 Z_{max} 的深度进行高能量电子的参考剂量测量时，指型电离室的不确定度会因空腔扰动效应而变大。在最差的情况下，当 $R_{50} = 5\text{g/cm}^2$ （E_0 大约等于 12MeV）时，不确定度增加大约 0.3%。

（三）射线质的确定

对于直线加速器产生的高能光子束，射线质采用 $\text{TPR}_{20,10}$ 表示，其为水模体中深度 20cm 和 10cm 处的吸收剂量之比，测量条件为：源轴距 SAD=100cm，测量平面上照射野大小为 10cm×10cm。$\text{TPR}_{20,10}$ 最重要的特性是不受入射光子束电子污染的影响。$\text{TPR}_{20,10}$ 是剂量之比，所以使用指型电离室时，无须使用两种深度处的位移修正系数。此外，在大多数临床设置中，$\text{TPR}_{20,10}$ 不受每一深度处小的电离室放置系统误差影响。

对于直线加速器产生的高能电子束，射线质采用 R_{50} 表示，其为吸收剂量降低到最大吸收剂量一半时的水中深度（单位：g/cm^2）。对所有射线质来说，首选平行板电离室对 R_{50} 进行测量；如果射线质 $R_{50} \geqslant 4\text{g/cm}^2$ （$E_0 \geqslant 10\text{MeV}$），可以使用指型电离室，此时参考点位置应在此模体内感兴趣点深 $0.5r$ 处。此外，应当优先选择水模体对 R_{50} 进行测量；如果射线质 $R_{50} < 4\text{g/cm}^2$ （$E_0 \leqslant 10\text{MeV}$），可以使用塑料模体。

（四）TRS398 号报告测量举例

根据 TRS398 号报告，在水中参考深度 Z_{ref} 处，射线质为 Q 的光子束使用指型电离室的情况下，水吸收剂量为：

$$D_{\text{W},Q} = M_Q \cdot N_{\text{D,w},Q_0} \cdot K_{Q,Q_0} \tag{6-26}$$

式（6-26）中，M_Q 为在电离室的参考点 Z_{ref} 处的剂量仪读数，并经温度、气压、静电计校准、极化效应和离子再结合等影响量修正。N_{D,W,Q_0} 为参考射线质 Q_0 下电离室在水中的吸收剂量校正因子，k_{Q,Q_0} 是能量响应修正因子。

以直线加速器高能 X 射线 6MV 能量为例，查表 6-4 可知，照射野 10cm×10cm，SSD=100cm，PDD（5，10×10）=86.5%，TMR_{20}/TMR_{10}=0.68，可以在水模下 5cm 深度校准。剂量仪为 PTW UNDOS，电离室为 PTW T30013 型 0.6cm^3 电离室，查表 6-4 可知 N_{D,W,Q_0}=5.282×10^{7}Gy/C，k_{Q,Q_0}=0.99，根据式（6-26）可以计算出测量深度处的吸收剂量。

TRS398 报告推荐的高能电子束水吸收剂量的确定方法，适用于能量在 3～50MeV 的临床电子束的参考剂量和相对剂量测量。它基于射线质 Q_0，参考射束中关于水中吸收剂量校正系数 N_{D,W,Q_0}。对各种射线质的电子束都建议使用平行板电离室，射线质为 $R_{50}\geq4g/cm^2$（$E_0\geq10MeV$）的高能电子束，可以使用指型电离室。

三、直线加速器实测流程

（1）水箱蓄水深度＞15cm，测量前 1h 将蓄好水的水箱安置在机房内（图6-5）。

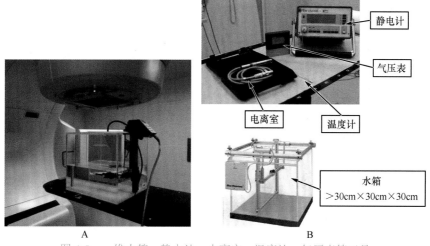

图6-5　一维水箱、静电计、电离室、温度计、气压表等工具

（2）测量时，先将机架和准直器旋转至 0°，X 射线照射野尺寸为 10cm×10cm，电子线限光筒尺寸 10cm×10cm（或 15cm×15cm），而后将水箱安放在加速器床上，通过调节箱体底部旋钮支架，使水箱水平。

（3）装上电离室，电离室接口通过延长线或直接与绝对剂量仪连接。

（4）将电离室有效测量点置于水模体下等效深度 5cm（10cm）照射野中心处，电离室下方至少放置 5cm 厚的水模，调节床面高度使得 SSD 正好在 100cm 处。

（5）剂量仪开机、自检、预热。在测量时须将温度计插入水中静置 5min 后再读数。

（6）将温度气压读数输入剂量仪内进行校正，选择电离室型号，设置偏置电压，测试场所本底，然后进行剂量测量。

（7）加速器出束 100MU、200MU、300MU，重复 3～5 次取平均值，测量值填入记录表 6-5 中。

表 6-5　直线加速器绝对剂量校准表格

剂量仪:		电离室:	温度:	气压:	日期:

日期	剂量仪实际读数	平均读数	计算值	偏差	通过/不通过
100MU	/ /				
200MU	/ /				
300MU	/ /				

性能要求：稳定性≤基准值±2%，读数重复性必须小于0.5%。

第四节　直线加速器剂量学测量流程

（一）X射线束剂量输出稳定性（日检）

检测目的：评价加速器X射线束剂量输出随时间变化的稳定性。

工具：Daily QA^{3}晨检仪，如图6-6、图6-7所示。

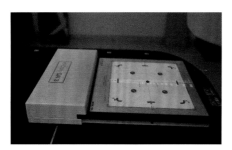

图6-6　晨检仪检测高能X射线

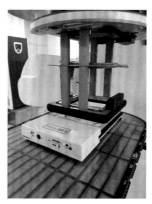

图6-7　晨检仪检测电子线

方法：将Daily QA^{3}摆放到照射野中心，机架角=0°，SSD=100cm，X射线照射野大小为20cm×20cm，电子线限光筒 20cm×20cm，自动本底测量，自动温度气压修正，自动分析检测结果，如图6-8所示。

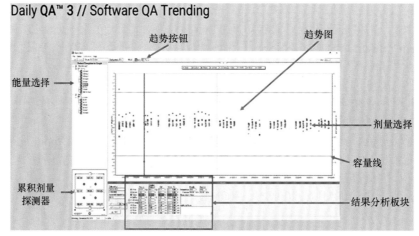

图6-8　晨检仪检测结果界面显示

性能要求：≤基准值±3%。

（二）X射线束输出剂量稳定性（月检）

检测目的：评价加速器X射线束输出剂量随时间变化的稳定性。

工具：电离室（指型电离室、平行板电离室）、一维水箱、固体水。

方法：

（1）水箱蓄水深度＞15cm，测量前1h将蓄好水的水箱安置在机房内。

（2）测量时，先将机架和准直器旋转至0°，X射线照射野尺寸为10cm×10cm，电子线限光筒尺寸10cm×10cm（或15cm×15cm），而后将水箱安放在加速器床上，通过调节箱体底部旋钮支架，使水箱水平，如图6-5所示。

（3）装上电离室，电离室接口通过延长线或直接与绝对剂量仪连接。

（4）将电离室有效测量点置于水模体下等效深度5cm（10cm）照射野中心处，电离室下方至少放置5cm厚水模，调节床面高度使得SSD正好在100cm处。

（5）剂量仪开机、自检、预热。在测量时须将温度计插入水中静置5min后再读数。

（6）将温度气压读数输入剂量仪内进行校正，选择使用的电离室型号，设置偏置电压，测试场所本底，然后进行剂量测量。

（7）加速器出束100MU、200MU、300MU，重复3～5次取平均值。

性能要求：稳定性≤基准值±2%，读数重复性必须≤0.5%。固体水的应用及注意事项与日检相同。

固体水用于测量具有更加方便快捷的优点（图6-9），然而在加速器校准实践中，由于固体水并非完全等效水，因此不推荐将固体水作为加速器剂量校准的基准实施方法。但是，经过电离室在水中过程的标定后，固体水中的测量值可以作为对照参数，即在固定水中等于或接近校准深度处，以标准校准条件照射，获取加速器正常状态下的剂量仪读数。当后续某次校准测量时，超出规定限值允许时，仍推荐执行水中标定校准流程调整加速器。另外，固体水测量要标记其摆放位置和方向，避免测量时不均一的厚度和密度对结果的影响。

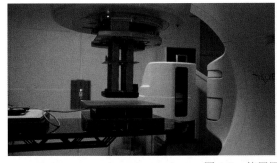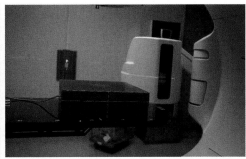

图6-9　使用固体水校准

（三）X射线束各剂量率下的输出剂量稳定性（月检）

检测目的：评价加速器X射线束输出剂量在不同剂量率下的稳定性。

工具：一维水箱、电离室、静电计。

方法：

（1）机架和准直器旋转至0°，照射野尺寸10cm×10cm，SSD=100cm。

（2）将电离室有效测量点置于水模体下等效深度5cm照射野中心处，电离室下方至少放置5cm厚水模。

（3）将气压、温度及相应用户因子输入剂量仪，至少选取三挡剂量率，分别出束100MU，重复测量 5 次。

（4）记录平均剂量读数，与临床常用剂量率（如 600MU/min）的输出剂量读数比较，其偏差满足性能要求（与临床各数据对 D_{300} 归一得到剂量率影响因子与基准值比较）。

性能要求：≤±2%（每挡剂量率的读数重复性必须 <0.5%）。

（四）加速器通道 1 和 2 监测电离室稳定性（月检）

检测目的：评价加速器内置电离室对剂量监测的稳定性。

方法：

（1）机架和准直器旋转至 0°，照射野尺寸为 10cm×10cm。

（2）加速器出束 100MU，重复 3 次，分别记录加速器通道 1 电离室（MU1）和通道 2 电离室（MU2）的平均读数，两者偏差应满足性能要求。

性能要求：≤2%。

（五）不同机架角度 X 射线束、电子束输出剂量稳定性（年检）

检测目的：加速器在不同机架角度条件下，评价 X 射线束或电子束输出剂量稳定性。

方法：

（1）机架和准直器旋转至 0°，照射野尺寸为 10cm×10cm，SSD=100cm。

（2）将带有适当建成厚度的电离室固定在辐射头上（或将带有适当建成帽厚度的探头，用适配器固定好，伸出治疗床外，并放于等中心位置进行测量），如图 6-10 所示，亦可用探测器阵列。

（3）选择临床上常用剂量率，在不同机架角度（180°、270°、0°、90°）下分别出束 100MU，记录剂量读数。

（4）各角度分别与 0°结果相比，最大偏差值应满足性能要求。

性能要求：≤3%。

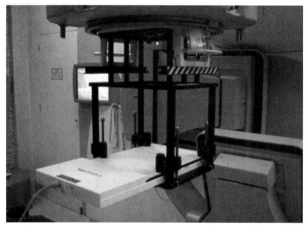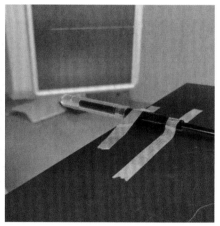

图 6-10　不同机架角度 X 射线束、电子束输出剂量稳定性测试

（六）X 射线束、电子束 MU 线性（年检）

检测目的：评价加速器 X 射线束或电子束在不同 MU 的情况下，每 MU 所对应的剂量稳定性。

方法：

（1）机架和准直器旋转至 0°，照射野尺寸为 10cm×10cm，SSD=100cm。

（2）将指型电离室有效测量点置于水模下等效水深度 10cm 处，电离室下方至少放置 5cm 厚水模，剂量仪输入正确的修正因子。

（3）使用临床常用的剂量率照射 400MU 并记录测量结果。

（4）同样的条件下，使用相同的剂量率照射 100MU 并记录测量结果。

（5）验证 100MU 时的读数是 400MU 时的 1/4，并在 X 射线 MU 线性的容差范围之内。

（6）使用相同的剂量率投照并验证其读数是 100MU 时的 1/50，并在 X 射线 MU 线性的容差范围之内。

（7）使用临床上使用的其他剂量率照射 100MU，并验证每 100MU 的读数彼此相等并在 X 射线 MU 线性的容差范围之内。

（8）所有 X 射线能量条件下重复步骤（3）～（7）。

（9）将电离室移至一个合理的深度（靠近最大剂量深度）。

（10）使用临床相关的剂量率照射 400MU 并记录测量结果。

（11）同样条件下，使用相同的剂量率投照 100MU。

（12）验证 100MU 时的读数是 400MU 时的 1/4，并在电子线 MU 线性的容差范围之内。

（13）所有电子线能量条件下重复步骤（10）～（12）。

性能要求：≤2%。

（七）X 射线束能量稳定性（月检）

检测目的：评价加速器 X 射线束射线质的稳定性。

方法：

（1）机架和准直器旋转为 0°，照射野尺寸为 10cm×10cm（或 20cm×20cm）。

（2）将（具备能量测量功能的）辐射探测器阵列置于基准位置。

（3）加速器出束，辐射探测器沿辐射中心轴方向（Z 方向），抽样采集两个不同深度的剂量点数据。

（4）计算两者比值，与基准值的偏差应满足性能要求。

性能要求：≤基准值±1%。

（八）X 射线束能量稳定性（PDD 曲线稳定性）以及射线质检测（年检）

检测目的：评价加速器 X 射线束射线质的稳定性。

方法：

（1）机架和准直器旋转为 0°，照射野尺寸为 10cm×10cm，SSD=100cm。

（2）三维水箱辐射探测器（电离室）（图 6-11）沿照射野的中心轴线，以连续或步进的方式进行百分深度测量，测量深度＞20cm。

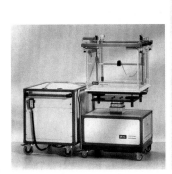
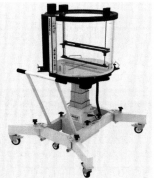

图 6-11 三维水箱示意图

（3）计算 X 射线束的射线质（10cm 处的 PDD 值或 20cm 和 10cm 处的 TPR 比值），与基准值的偏差应满足性能要求，如表 6-6 所示为 Varian 加速器的厂家标准。

性能要求：≤基准值±1%。

表 6-6　Varian 直线加速器光子线百分深度参考值

能量 (BJR11/BJR17)	标准 D_{max}（cm）	实测 D_{max}（cm）	深度处的剂量 10cm（D_{10}）			实测值 10cm %
			标准（%）	容量（%）		
			D_{10}	TOL 1	EBC	
4MV	1.2±0.20		63.0	±1	±0.7	
6MV	1.6±0.15		67.2	±1	±0.5	
8 MV	2.0±0.15		71.0	±1	±0.5	
10 MV	2.4±0.15		74.1	±1	±0.5	
15/16 MV	2.9±0.15		77.4	±1	±0.5	
18/23 MV	3.3±0.15		80.2	±1	±0.5	
20/25 MV	3.5±0.15		82.0	±1	±0.5	
6MV HI	1.5±0.15		64.3	±1	±0.5	
10MV HI	2.34±0.15		71.8	±1	±0.5	

（九）电子束能量稳定性（月检）

检测目的：评价加速器电子束能量与基准数据的一致程度。

方法：

（1）机架和准直器旋转至 0°，限光筒尺寸 10cm×10cm（或 20cm×20cm）。

（2）将辐射探测器阵列置于基准位置。

（3）加速器出束，沿照射野中心轴方向（Z 方向），抽样采集两个不同深度的剂量点数据。

（4）计算两者的比值，与基准值的偏差应满足性能要求。

性能要求：≤基准值±2%。

（十）X 射线束照射野平坦度稳定性（年检）

检测目的：评价加速器 X 射线束照射野平坦度的稳定性。

方法：

（1）机架和准直器旋转至 0°，照射野尺寸 10cm×10cm，SSD=100cm。

（2）三维水箱辐射探测器置于水下 10cm 深度。

（3）加速器出束，辐射探测器沿照射野的两条主轴方向（X、Y 方向），采集照射野离轴比曲线数据。

（4）调整照射野尺寸到 30cm×30cm，重复（2）、（3）项操作。

（5）在照射野均整区内（80%照射野宽度范围内）计算最大剂量点与最小剂量点的比值，其数值应满足性能要求。

性能要求：≤106%。

（十一）X 射线束射野对称性稳定性（年检）

检测目的：评价加速器 X 射线束射野对称性的稳定性。

方法：

（1）机架和准直器旋转至 0°，照射野尺寸 10cm×10cm，SSD=100cm。

（2）三维水箱辐射探测器置于水下 10cm 深度。

（3）加速器出束，辐射探测器沿照射野的两条主轴方向（X、Y方向），采集照射野离轴曲线数据。

（4）调整照射野尺寸到30cm×30cm，重复（2）、（3）项操作。

（5）在照射野均整区内，计算对称于照射野中心轴、剂量偏差最大的一对剂量点比值（大比小），其数值应满足性能要求。

性能要求：≤103%。

（十二）X射线束离轴剂量曲线（Profile）稳定性（月检）

检测目的：评价加速器X射线束的离轴剂量曲线形状的稳定性。

方法：

（1）机架和准直器旋转至0°，照射野尺寸不小于20cm×20cm。

（2）将辐射探测器阵列置于基准位置，常取水下典型深度（如最大剂量深度处、5cm、10cm、15cm和20cm）进行测量。

（3）加速器出束，辐射探测器沿照射野的两条主轴方向（X、Y方向），抽样采集照射野离轴剂量点数据。

（4）在照射野内逐点比较测量数据与基准数据的偏差，其数值应满足性能要求。

性能要求：≤基准值±2%。

（十三）不同机架角X射线束离轴剂量曲线稳定性（年检）

检测目的：加速器在不同机架角度的条件下，评价X射线束的离轴剂量曲线稳定性。

方法：

（1）机架和准直器旋转至0°，照射野尺寸不小于20cm×20cm，SSD=100cm。

（2）辐射探测器阵列悬挂于治疗头基准位置。

（3）加速器出束，辐射探测器沿照射野的两条主轴方向，抽样采集照射野离轴点数据。

（4）将机架旋转至90°、180°、270°，重复（1）、（2）、（3）项操作。

（5）在照射野内逐点比较照射野离轴剂量与机架0°时的数据偏差，其数值应满足性能要求。

性能要求：≤2%。

（十四）X射线束射野输出因子抽验（年检）

检测目的：抽验加速器不同射野尺寸的X射线束射野输出因子，评价其与基准数据的一致程度。

方法：

（1）机架和准直器旋转至0°，选择3cm×3cm、10cm×10cm、15cm×15cm、20cm×20cm、30cm×30cm或其他尺寸接近的照射野（按照TG142号报告的要求，抽检两个或两个以上大小的方野），SSD=100cm。

（2）将三维水箱辐射探测器有效测量点置于水下10cm照射野中心处。

（3）加速器每次出束100MU，记录不同尺寸照射野的剂量读数并以射野尺寸为10cm×10cm的结果归一，与基准值的偏差应满足性能要求。

性能要求：≤基准值±2%（3cm×3cm），≤基准值±1%（其他照射野）。

（十五）电子束能量稳定性（PDD曲线稳定性）以及射线质检测（年检）

检测目的：评价加速器电子束能量与基准数据的一致程度。

方法：

（1）机架和准直器旋转至 0°，限光筒尺寸 10cm×10cm（或 15cm×15cm），SSD=100cm。

（2）三维水箱辐射探测器沿照射野的中心轴线，以连续或步进的方式进行百分深度剂量测量。

（3）计算电子束的射线质 R_{50}（50%PDD 所对应的深度），与基准值的偏差应满足性能要求。

性能要求：≤基准值±2mm。

（十六）电子束射野平坦度（年检）

检测目的：评价加速器电子束平坦度稳定性。

方法：

（1）机架和准直器旋转至 0°，限光筒尺寸为 10cm×10cm（或 15cm×15cm），SSD=100cm，三维水箱辐射探测器有效测量点置于该挡电子线最大剂量深度处。

（2）加速器出束，辐射探测器沿照射野的两条主轴方向，采集照射野离轴剂量曲线数据。

（3）在照射野均整区内（90%照射野宽度内收 1cm），计算最大剂量点与最小剂量点的比值，其数值应满足性能要求。

（4）更换为最大尺寸限光筒，重复（2）、（3）项操作。

性能要求：≤106%。

（十七）电子束照射野对称性（年检）

检测目的：评价加速器电子束对称性的稳定性。

方法：

（1）机架和准直器旋转至 0°，限光筒尺寸为 10cm×10cm（或 15cm×15cm），SSD=10cm。

（2）三维水箱辐射探测器有效测量点置于该挡电子线最大剂量深度处。

（3）加速器出束，辐射探测器沿照射野的两条主轴方向，采集照射野离轴剂量曲线数据。

（4）更换为最大尺寸限光筒，重复（2）、（3）项操作。

（5）在照射野均整区内（90%照射野宽度内收 1cm），计算对称于照射野中心轴、剂量偏差最大的一对剂量点比值（大比小），其数值应满足性能要求。

性能要求：≤105%。

（十八）电子束离轴剂量曲线（Profile）稳定性（月检）

检测目的：评价加速器电子束的离轴剂量曲线形状与基准数据的一致程度。

方法：

（1）机架和准直器旋转至 0°，限光筒尺寸 20cm×20cm。

（2）将辐射探测器阵列置于基准位置，根据计划系统的数据采集要求，取水下典型深度（如 Pinnacle 要求的 R_{90}、$1/2R_{90}$、R_{70}、R_{50} 等）。

（3）加速器出束，辐射探测器沿照射野的两条主轴方向，抽样采集照射野离轴剂量点数据。

（4）在照射野内逐点比较测量数据与基准数据的偏差，其数值应满足性能要求。

性能要求：≤基准值±1%

X 射线平坦度、对称性以及 Profile 的稳定性、剂量率稳定性、不同机架角度束流稳定性等项目可使用探测器阵列（图 6-12）测量，此设备可以自动

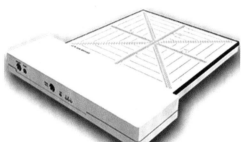

图 6-12 探测器阵列

获取数据并进行分析；也可以利用加速器的 EPID 图像和专业软件进行测量分析。

（十九）电子束照射野输出因子抽验（年检）

检测目的：抽验加速器电子束某一尺寸限光筒的照射野输出因子，评价其与基准数据的一致程度。

方法：

（1）机架和准直器旋转至 0°，SSD=100cm。

（2）测量时应分别考虑不同的源皮距要求（如 90cm、95cm、100cm、105cm、110cm 等），输出因子的测量深度也须根据 TPS 数据采集要求确定（如 Pinnacle 要求为每个能量的 D_{max} 深度，用最大照射野的 PDD 来确定 D_{max} 深度）。

（3）加速器每次出束 100MU，记录某一尺寸限光筒所有能量的剂量读数并以 10cm×10cm（或 15cm×15cm）的结果归一。

（4）计算照射野输出因子，与基准值的偏差应满足性能要求。

（5）每年需更换不同的限光筒进行抽查。

性能要求：≤基准值±2%。

（二十）附件穿射因子（托盘、铅块等）（年检）

方法：

（1）机架和准直器旋转至 0°，SSD=100cm。

（2）X 射线束照射野尺寸 10cm×10cm 大小，水下 10cm 照射 100 或 200MU，限光筒选取 10cm×10cm，测量深度为最大照射野的 R_{100}。

（3）带有附件与开野时剂量仪平均读数的比值。

（4）电子线测量挡块因子的测量过程中，须关注剂量仪漏电流对测量结果的影响。

性能要求：≤基准值±2%。

（二十一）楔形因子稳定性（月检）

检测目的：评价加速器 X 射线束的楔形因子与基准数据的一致程度。

方法：

（1）机架和准直器旋转至 0°，照射野尺寸 10cm×10cm，SSD=100cm。

（2）将三维水箱辐射探测器有效测量点置于水下 10cm 照射野中心处。

（3）加速器每次出束 100MU，分别记录开野及各个角度楔形野的剂量读数。

（4）计算两者的比值（楔形野比开野），其与基准值的偏差应满足性能要求。

（5）每年需更换不同的限光筒进行抽查。

性能要求：≤基准值±2%。

（二十二）楔形角抽验（年检）

检测目的：评价加速器 X 射线束的楔形野离轴剂量曲线形状与基准数据的一致程度。

方法：

（1）机架和准直器旋转至 0°，照射野尺寸 10cm×10cm，SSD=100cm。

（2）楔形板安装于治疗头上，三维水箱辐射探测器置于水下 10cm 深度。

（3）辐射探测器沿照射野楔形方向，以连续或步进的方式进行离轴剂量测量，在 80%照射野宽度内逐点比较测量数据与基准数据的偏差，其数值应满足性能要求。

性能要求：≤±2%。

（二十三）多叶准直器穿射因子（年检）

检测目的：评价加速器多叶准直器的平均穿射因子（不区分叶片间漏射与叶片下穿射）与基准数据的一致程度。

方法：

（1）机架和准直器旋转至 0°，照射野尺寸 10cm×10cm，SSD=100cm。

（2）将指型电离室有效测量点置于水模下等效水深度 10cm 照射野中心处，电离室长轴与准直器 Y 方向平行（与多叶准直器运动方向垂直），电离室下方至少放置 5cm 厚水模。

（3）加速器每次出束 100MU，分别记录开野及多叶准直器在最远端闭合时的剂量读数。

（4）记录两者的比值（闭合野比开野），与基准值的偏差应满足性能要求。

性能要求：≤基准值±0.5%。

（二十四）FFF 高强度光子野强度和对称性验收（年检）

测试工具：三维水箱、0.125cm³ 电离室或探测器阵列。

方法：

（1）按照与测量百分深度电离曲线同样的要求设置各初始参数，同时把测量电极放置到水下 10cm 处。

（2）设置扫描方式为径向（横向）扫描，在进行横向扫描之前，扫描所有的径向扫描，以便校准一些不必要的方向。

（3）执行表 6-7 中所列的所有能量的中心轴扫描，包括径向、横向两个面的扫描，不同野、不同能量间的扫描。分析各个扫描后的曲线，保存所有扫描信息，包括能量、扫描平面、照射野大小等。如表 6-7 所示为两种不同大小的 FFF 照射野的 Profile 示意图。

（4）分析如表 6-7 所示的数据表中所列的两条中心轴的所有所需的等距离点的强度，均应在厂家推荐值范围内。

在此需要说明的是，虽然加速器质控项目较多，计算方法及标准各异，但是各放疗机构可根据本单位实际情况制定好日检、周检、月检、年检的项目，计算方法及参考标准，而不同的设备也可设立个体化的质检方法与标准，一旦确定了规范化标准，建议在今后工作中严格执行。

表 6-7　Varian FFF 高强度模式验收标准

能量	射野大小（cm）	10cm×10cm 强度标准值（中心轴）		测量强度@±2cm（记录最大偏离值）	测量强度@±4cm（记录最大偏离值）	对称性标准值（%）	测量对称性（%）
		±2cm	±4cm				
6MV HI	10×10	97.5%±2	90.5%±2			2%	
10MV HI	10×10	95.5%±2	85.0%±2			2%	

能量	射野大小（cm）	40cm×40cm 强度标准值（中心轴）		测量强度@±2cm（记录最大偏离值）	测量强度@±18cm（记录最大偏离值）	对称性标准值（%）	测量对称性（%）
		±6cm	±18cm				
6MV HI	40×40	90.0%±2	59.5%±2			2%	
10MV HI	40×40	80.0%±2	45.0%±2			2%	

参 考 文 献

郭洪涛, 2009. JJG589—2008《医用电子加速器辐射源》检定规程中技术要求和检定方法[J]. 中国计量, (6), 122-125.

国家癌症中心/国家肿瘤规范化诊治质控中心, 2020. 医用电子直线加速器质量控制指南[J]. 中华放射肿瘤学杂志, 29(004), 241-258.

国家标准化管理委员会. 2003. 医用电子加速器验收试验与周期检验规程(GB/T 19046—2003)[S]. 北京: 中国标准出版社.

胡逸民, 1999. 肿瘤放射治疗物理学[M]. 北京: 原子能出版社.

金献测, 谢聪颖, 任江平, 等, 2018. 肿瘤放射治疗物理质控手册[M]. 北京: 科学出版社.

宋钢, 卢峰, 邓大平, 等, 2011. 《远距治疗患者放射防护与质量保证要求》应用指南[J]. 中国卫生标准管理, 2(1): 4.

王若峥, 尹勇, 2014. 肿瘤精确放射治疗计划设计学[M]. 北京: 科学出版社.

卫生部, 2006. 放射诊疗管理规定[J]. 中华人民共和国国家卫生和计划生育委员会公报, (2): 3-7.

中华人民共和国卫生部, 2011. 电子加速器放射治疗放射防护要求(GBZ 126—2011)[S]. 北京: 中国标准出版社.

禚凤官, 2004. 《电离辐射防护与辐射源安全基本标准》GB18871—2002 介绍[J]. 核标准计量与质量, (4): 8.

IEC, 2011. Radiotherapy equipment-coordinates, movements and scales (IEC 61217—2011)[S].

INTERNATIONAL ATOMIC ENERGY AGENCY. 1987. Absorbed Dose Determination in Photon and Electron Beams, Technical Reports Series No. 277[C]. IAEA, Vienna.

INTERNATIONAL ATOMIC ENERGY AGENCY. 1997. The Use of Plane Parallel Ionization Chambers in High Energy Electron and Photon Beams, Technical Reports Series No. 381[C]. IAEA, Vienna.

INTERNATIONAL ATOMIC ENERGY AGENCY. 2001. Absorbed Dose Determination in External Beam Radiotherapy, Technical Reports Series No. 398[C]. IAEA. Vienna.

Klein, E, Hanley J, Bayouth J. 2009. Task Group 142 Report: Quality assurance of medical accelerators[J]. MedPhys, 36(9): 4197-4212.

Thomas S D, Mackenzie M, Rogers D, et al, 2005. A Monte Carlo derived TG-51 equivalent calibration for helical TomoTherapy[J]. Medical Physics, 32(5): 1346-1353.

第七章 TomoTherapy（TOMO）物理数据采集及常规 QA

TomoTherapy（简称 TOMO）是将直线加速器安装在 X 射线计算机螺旋断层成像装置的滑环机架上，采用逆向 CT 成像原理，使用扇形射线束，以螺旋断层方式进行放射治疗的装置。TomoTherapy 作为一款集调强放疗、图像引导放疗及自适应放疗于一身的"完美"利器，经常作为剂量学的"金标准"。放疗实施全程中的任一偏差都会引起精确放疗的不确定性，甚至造成治疗失败和医源性事故。TOMO 和常规直线加速器之间存在差异，故在质控项目及质控方法上亦存在许多不同之处。TOMO 质量保证过程包括射线输出、能量测量、机架旋转、床速、图像特性和摆位激光灯验证等。本章针对 TOMO 设备剂量学部分质控项目的方法、规范及流程、治疗前患者计划质量保证工作等进行阐述。

第一节 TOMO 简介及验收

一、TOMO 基本原理

TOMO 采用容积旋转扇形束调强实施方式照射，适形高度的剂量分布是由多个角度照射野调制汇总而成。TOMO 断层实施的基本原理：一套紧凑的 6MV 直线加速器安装于环形机架上实施旋转照射，如图 7-1 所示。源至中心轴的距离为 85cm，治疗床在 Y 方向上运动可进出机架孔径。射线在患者参考坐标体系内呈螺旋状向内成一定角度实施照射，治疗过程中射线源围绕机架以恒定速度旋转，如图 7-2 所示。旋转周期 12～60s。TOMO 的螺距定义为机架每旋转一圈时治疗床行进距离与照射野宽度的比值，其值通常介于 0.1～0.5。照射野宽度为 1cm、2.5cm 或 5cm 固定 jaw 以及 2.5cm、5cm 动态 jaw 可选。叶片在等中心处投影宽度为 0.625cm，64 个叶片同时打开时，投影至中心的最大横向照射野长度为 40cm。TOMO 无均整器，实施无均整器（flattening filter free，FFF）照射，剂量率较常规加速器高，有利于缩短治疗时间。

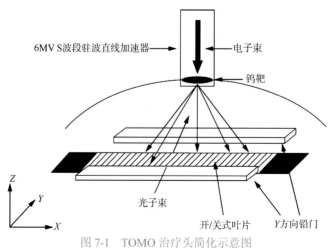

图 7-1　TOMO 治疗头简化示意图

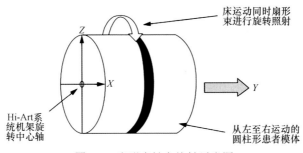

图 7-2　扇形束轴向旋转示意图

二、TOMO 的坐标系、等中心和常规术语

（一）固定坐标系

TOMO 使用固定坐标系，依据 IEC61217 号报告关于放疗设备坐标、移动和刻度的要求建立。该坐标系以机架等中心为原点（图 7-3）。

1. 水平轴（X）　机器的等中心为横向 X 轴坐标原点，从设备正面看，右侧为正（+X）。

2. 纵向轴（Y）　机器的等中心为纵向 Y 轴坐标原点，从设备正面看，从等中心出孔径为负（−Y）。TOMO 机架围绕 Y 轴旋转，Y 轴是穿越等中心的轴。

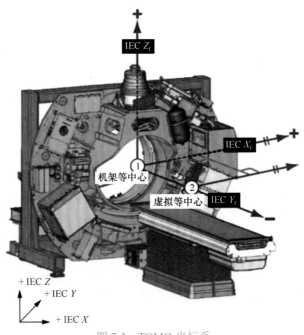

图 7-3　TOMO 坐标系

3. 垂直轴（Z）　机器的等中心为上下方向 Z 轴坐标原点，从设备正面上看，往上为正（+Z）。

（二）机架等中心

机架等中心（gantry isocenter）/治疗平面等中心（treatment plane isocenter）定义在 TOMO 扇形束照射路径中机架孔径的中心点。为了和 IEC 坐标系统一致，机架等中心定义在空间中。

（三）虚拟等中心

虚拟等中心（virtual isocenter）位于机架等中心-700mm IEC Y 处（床上方），高度和机架等中心一致。图 7-3 中，蓝线是符合 IEC 的 Y、Z 和 X 轴，绿线标出虚拟等中心的位置，红线标出 700mm 的空间距离。

（四）照射野宽度

照射野宽度（field width，FW）为照射野在系统治疗等中心处纵轴方向（Y 方向）的宽度。

（五）调制因子

调制因子（modulation factor，MF）为多叶准直器最长的叶片打开时间（leaf open time）和叶片平均打开时间的比值。

（六）螺距

螺距（pitch）为机架每旋转一圈，床沿 Y 轴移动的距离与照射野宽度的比值。

三、实施照射过程中影响剂量分布的因素

TOMO 设备是动态调强放疗技术（TOMO HD 定角照射除外），其精确性取决于二元气动多叶准直器、机架及治疗床的同步准确运行。患者体内任何组织器官接受的总剂量均是该部位累积剂量，其取决于如下因素：①静态剂量输出；②系统动态性；③系统同步性；④系统几何特性。

（一）静态剂量输出

与常规加速器不同，TOMO 具有许多独特属性。

第一，TOMO 不基于 MU 运行，设备输出剂量定义为单位时间的吸收剂量，而非传统的每 MU 剂量。因此，机架旋转、床运动和 MLC 打开时间等治疗计划参数均基于时间标定。假设治疗计划中剂量率为恒定，一旦治疗达到预定时间即结束。

第二，TOMO 取消了束流均整器，其机头内散射线剂量低于常规直线加速器，输出因子随照射野大小而变化，分三个阶段建立射线模型。对于每一种照射野宽度的设置，须建立独立输出因子模型，考虑不同照射野条件下机头散射变化；通过计划系统基于卷积/迭代剂量算法，处理照射野区域内模体散射的变化；影响剂量输出的其他重要因素是叶片的凹凸槽（tongue and groove，TG）效应。多个相邻叶片同时打开，相比于只有一个叶片或相邻几个叶片打开，将导致每叶片打开时注量增加。机器验收时，通过测量的 TG 校准因子与叶片计划开启的次数相乘，通过计划系统实现其校准。对于每一叶片而言，TG 因子特定，首先测量开启单一叶片的注量，然后将数值与该叶片与邻近叶片同时开启时测量的数值进行比较。

第三，TOMO 设备 X 方向剖面曲线中可显示初级射线向前的波峰样射线形状，如图 7-4A 所示，而 Y 方向剖面曲线形状主要由钨门开度及其半影宽度确定，如图 7-4B 所示。常规加速器所产生的治疗射线须具有较好的平坦度和对称性，而 TOMO 采用的多叶准直器实现 X 方向离轴曲线的调制，通过螺旋照射方式获得 Y 方向离轴曲线，离轴剂量分布无平坦度和对称性要求。验收时测量出的离轴曲线形状，必须精确反映出 TOMO 实施治疗时的性能，进而在 TPS 中建立射束模型。由于 TOMO 源轴距减小，百分深度剂量比的变化较 6MV 常规加速器要大。

第四，剂量输出启动时间是指从直线加速器脉冲产生到其输出剂量到达稳定值所需的时间间隔，如图 7-5A 所示。为确保治疗前剂量率稳定，多叶准直器在加速器脉冲形成后一定时间

内（一般为 10s）处于关闭状态，此时间间隔应至少大于剂量输出启动时间。出束后，治疗过程中射束稳定对于精确治疗至关重要。射束稳定性由特定联锁系统监视，若在 1s 和 5s 时间内平均输出剂量与参考剂量偏差超过 50% 和 5%，则中断治疗，实际治疗过程中很少出现该种情况。2min 螺旋过程中采用 12s 机架旋转所收集的脉冲输出剂量数据如图 7-5B 所示。除每脉冲输出因受放疗机架角度改变的轻微影响而出现微小周期性变化外，剂量输出较稳定。

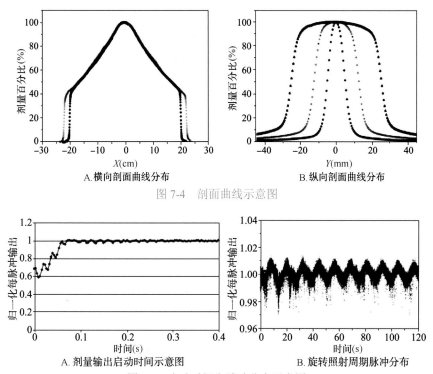

A.横向剖面曲线分布　　　　　　　　　B.纵向剖面曲线分布

图 7-4　剖面曲线示意图

A.剂量输出启动时间示意图　　　　　B.旋转照射周期脉冲分布

图 7-5　启动时间和脉冲分布示意图

（二）系统动态特征

患者肿瘤靶区内受照总剂量与扇形束照射时间呈线性关系。影响时间的动态因素包括：①Y 方向照射野宽度（由钨门开放大小确定）；②床行进速度；③叶片打开时实际时间分次（设定分次乘以其响应因子）。

照射野宽度既包含几何因子又包含动态因子。当治疗床上患者穿过扇形束时，患者靶区照射时间与照射野宽度成正比，与床速成反比。

照射剂量大小与实际分次叶片开启时间呈线性关系，这不同于预设叶片打开时间。原因在于叶片存在一定的延迟效应——叶片有限的开/关时间（对 TOMO 而言约 20ms），另外还存在轻微电动控制延迟，因此可通过 TPS 计算出预设叶片打开时间。首先通过计划优化服务器计算出实际开启时间，而后通过软件利用响应时间来校正这些时间，从而实现预设叶片开启时间满足束流强度分布照射的需要。

当叶片按照分次预设开启时间和投照时间函数开启时，通过扣除本底影响来校正延迟响应时间。将测量分次预设开启时间的信号除以 100% 叶片开启时间信号，得出其相应的实际叶片分次打开时间。四个不同叶片和 200ms 照射时间测量的实际与预设开启时间的对应关系如图 7-6 所示。一个叶片到另一叶片没有产生较大改变，几乎呈线性关系。

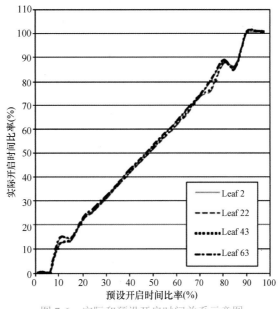

图 7-6　实际和预设开启时间关系示意图

$$预设分次打开时间=m（\tau_p）×实际分次打开时间+c（\tau_p） \quad (7-1)$$

其中 τ_p 为投照时间，其值通过对不同叶片所测量曲线的平均值拟合得到，将式（7-1）应用于 TPS 中，可以实现由计算值转换为预设打开时间。随着照射时间降低，延迟响应增加，叶片开/关时间构成最短照射时间的重要成分。

（三）系统同步性

若使照射剂量与计划计算分布相吻合，则除了前述控制因素外，还有其他因素需要在照射过程中与机架角度同步，尤其是：①叶片打开；②直线加速器脉冲调制；③床运动。

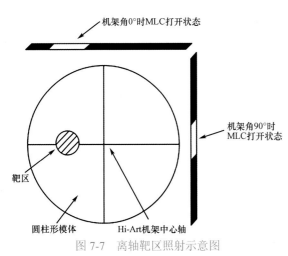

图 7-7　离轴靶区照射示意图

离轴靶区治疗情况如图 7-7 所示。为了对靶区实施持续照射，叶片打开模式需随机架角度变化，否则会产生剂量偏差。若采用较大螺距（如 pitch＞1），从所有角度对靶区实施照射，可持续以高剂量形式实现对靶区覆盖。而在靶区侧向边界外缘，剂量分布呈螺旋梯形状，通过射线持续照射特性会变得平滑。通常采用 pitch＜1 的螺距实现螺旋断层治疗，此时靶区外剂量分布紧凑，梯状剂量分布相互叠加。射线的歧离会引起剂量分布变化，导致靶区内出现一些细线式剂量扰动。

若直线加速器以固定重复频率脉冲工作，且机架旋转速度不平衡性会随角度变化而存在微小变化，则靶区周围剂量水平也将随角度变化而发生轻微变化。由于受照剂量正比于照射时间，所以靶区边界外射线的照射时间取决于机架旋转速度。

然而，TOMO 治疗床运动速度并未与机架旋转角度关联。目前对治疗床和机架转速独立考虑并实施调控，从而保证二者的足够同步性。事实上，相对于旋转速度而言，TOMO 机架旋转允许误差为 2%，有可能导致床计算和实际速度之间的轻微差异。这样的差异也会导致微小剂量偏差，这种偏差可通过床与机架的联动驱动予以消除。同理，若床和机架实现完全同步的话，可以通过 TPS 正确地计算出靶区螺纹效应和外围螺旋的形状，否则会出现一定程度扭曲的束流强度分布。

若治疗床与机架平均速度之间有效匹配，床速保持恒定，当机架速度随其角度发生微小变化时，靶区剂量分布区则将在 Y 方向上产生信号强度小的波纹。出现这种剂量变化的原因在于每角度剂量输出（即直线加速器脉冲数）保持恒定，而机架速度的变化导致了每秒脉冲数波动。另外有数据显示，对于典型的螺距值（0.4），机架速度 $\pm 1\%$ 的变化将导致 Y 方向靶区剂量分布出现 $\pm 0.1\%$ 的波动。直线加速器每脉冲剂量输出的旋转变化，也会产生近乎相同的效应，如图 7-5B 所示；对于 0.4 的螺距值，每脉冲剂量输出旋转变化 $\pm 1\%$ 将导致 $\pm 0.1\%$ 的波纹的产生。

（四）系统几何特性

TOMO 几何坐标与 TPS 的几何模型相匹配，是实现精确剂量分布的重要前提条件。Balog 等的研究描述了 TOMO 的几何测试项目，包括 MLC、准直器、机架、床的测试。

TOMO 射束等中心位于机架孔内，由于在孔内应用激光灯进行治疗患者摆位不太现实，故采用类似 CT 模拟机激光灯的使用，沿射束中心轴 Y 方向外 70cm 固定距离处设置虚拟等中心点。在虚拟等中心处进行患者摆位，然后通过床运动将患者移至射束中心。鉴于此，床的运动精确性在 TOMO 中占据极为重要的地位。传统放疗中将激光灯对齐皮肤十字标记后，床仅作轻微移动，在断层放疗中，于虚拟等中心处行患者摆位，然后床移动至实际等中心处，可通过在治疗前获取 MVCT 断层扫描图像来校正患者摆位。剂量照射的几何精确度取决于床运动范围内微小偏差和靶区长度范围内床的运动方向。若在 X-Y 平面形成 1° 的偏差，可导致 10cm 的长靶区纵向边界形成 $\pm 1mm$ 的横向偏移。

四、TOMO 设备验收

TOMO 设备在出厂前都要预先接受调试，用户的验收应包括多项测试以确保射束和设备参数在允许范围内，临床物理师验收测试并备份这些数据作为年检的参考数据。通常放疗设备厂家在安装及安装后测试中都会有本单位一套验收标准，即产品安装验收（installation product acceptance，IPA），用户一般是按照厂家提供的标准进行验收，验收过程中，除保证剂量学检测、影像系统、机械系统以及安全性验收测试等都满足合同规定值外，还应对验收测试和调试项目内容设置相关的基准值，其目的在于为以后测试设备的剂量和稳定性以及验证该设备的机械功能和绝对剂量值是否在容差值范围内运行提供基准。在验收合格后，由主管物理师代表使用单位签署厂家验收文档，同时编写本单位的验收报告。

TPS 中输入的数据是厂家提供的一套标准数据，在 TOMO 设备安装中，工程师尽量把机器数据调试到与标准数据一致或在误差允许范围内，这套标准数据就是 TPS 的基准数据。TOMO TPS 验收可以按照常规直线加速器的验收项目进行。

理论上，TOMO 设备验收测试合格完成后，即可治疗患者；但临床物理师必须负责安全合理地使用设备，治疗前须理解其重要特性。

（一）开展临床工作前的验收项目

（1）螺旋断层放疗系统供应商的资质、螺旋断层放疗系统的合格证明文件。
（2）螺旋断层放疗系统伴机技术文件，包括使用说明书、维护保养手册等。
（3）螺旋断层放疗系统说明书和标签应有生产企业的名称、地址和联系方式。
（4）螺旋断层放疗系统的通用名称、型号、规格、生产批号和生产日期。
（5）螺旋断层放疗系统的性能、主要结构与适用范围及使用注意事项。

（6）螺旋断层放疗系统维护和保养方法以及环境要求等。

（7）螺旋断层放疗系统应配置中文操作手册和说明书。

（8）螺旋断层放疗系统配套伴机附件完整。

（9）螺旋断层放疗系统验收依据的标准。

（10）验收合格的螺旋断层放疗系统应予编号、建立台账，验收信息记录在案归档保存。

（二）操作制度

（1）螺旋断层放疗系统操作人员的资质要求。

（2）螺旋断层放疗系统开关机记录、临床使用记录的要求。

（3）合理制定设备运行状态检测项目及检测周期，明确责任人。

（4）安全巡视检查的内容与记录标准。

（5）操作违规行为处置原则。

（三）应急预案

（1）应急预案的责任人。

（2）紧急情况的处置程序。

（四）螺旋断层放疗系统安装验收测试

（1）TomoTherapy 系统安装完成后应由院方医疗器械管理部门会同国家质量监督部门、医疗机构业务管理部门、临床使用部门和设备供应商依据购买合同、配置清单等相关文件进行验收测试。

（2）验收测试的内容应包括设备机械运动精确度和数值刻度、剂量学精确度、电气、辐射防护安全和网络数据管理等。

（3）检测结果应符合 GB 9706.1、GB 9706.5、GB 18871、GBZ 179 以及设备厂家提供的用户验收规程中的相关规定。

（五）螺旋断层放疗系统临床使用前测试

（1）螺旋断层放疗系统通过安装验收并由临床使用部门接收后，应由临床使用部门进一步针对拟开展的治疗技术对设备进行更加严格的误差检测和必要校准。

（2）临床使用部门应评价设备用于不同照射技术时的不确定度、开展治疗的可能性及预期达到的质量目标。

五、TOMO 设备剂量学验收

剂量学验收包括静态输出剂量、动态输出剂量、射线质[百分深度剂量（PDD）]、横向截面剂量分布、纵向截面剂量分布。

（一）静态照射野条件下剂量刻度校准

TOMO 的剂量刻度精确度与传统 C 臂直线加速器剂量刻度精确度要求一致。AAPM 高能光子束临床参考剂量的推荐协议为 AAPM TG51 报告。该协议基于 ADCL 电离室 ^{60}Co 水下的吸收剂量刻度因子：

$$D_{水}=M \cdot k_Q \cdot N_{D, w} \tag{7-2}$$

$D_{水}$是无电离室时水下测量点处吸收剂量，M 是完全校正后的剂量仪读数，$N_{D, w}$ 是 ^{60}Co 在水下的吸收剂量刻度因子，k_Q 是射线质转换因子，它考虑了 ADCL 确定的介于感兴趣射线

质 Q 与 ^{60}Co 射线质之间的水下吸收剂量校正因子的变化。

TG51 号报告中 k_Q 数值不适用于 TOMO，因为 TOMO 无法达到其特殊的参考条件。TOMO 物理限制使其 SSD=100cm 处无法形成 10cm×10cm 的方野，只能得到 SSD=85cm 处 5cm×10cm 或 5cm×40cm 的矩形野。另外，从等中心处降床最大距离只有 28cm，无法放置足够的模体模拟反向散射，因而无法准确测量 SSD= 100cm 条件下 10cm 处百分深度剂量。因为 TOMO 无均整器，其深度剂量数据与标称光子能量相近，与有均整器射束数据有所不同。由于 TG51 号报告中几何 PDD 参考条件无法达到，需其他方法来确定其射线质，在校准其参考剂量时能够使用 TG51 号报告的 k_Q 数值。

建议用户使用 IAEA/AAPM 相关报告中的新公式确定射线质和 k_Q 值，在 TOMO 参考条件下确定静态射线在水下吸收剂量。式（7-3）是 TG51 剂量校准报告的扩展，详细描述了水下吸收剂量的计算。

$$D_{\mathrm{w},Q_{\mathrm{msr}}}^{f_{\mathrm{msr}}} = M_{Q_{\mathrm{msr}}}^{f_{\mathrm{msr}}} \cdot N_{\mathrm{D,w},Q_0} \cdot k_{Q,Q_0} \cdot k_{Q_{\mathrm{msr}},Q}^{f_{\mathrm{msr}},f_{\mathrm{ref}}} \qquad (7\text{-}3)$$

式（7-3）中，Q，根据 TG51 号报告 SSD=100cm、传统方野 10cm×10cm 条件下射线质[%dd$(10)_x$]；Q_{msr}，设备特定参考照射野 f_{msr}（SSD=85cm 和 10cm×5cm 照射野）的射线质[%dd$(10)_x$]；$M_{Q_{\mathrm{msr}}}^{f_{\mathrm{msr}}}$，参考照射野 f_{msr} 条件下剂量仪的校正读数；$N_{\mathrm{D,w},Q_0}$，标准实验室（ADCL 或 NRC）确定的 ^{60}Co 在水下吸收剂量刻度因子；k_{Q,Q_0}，传统参考射野 f_{ref}（SSD=100cm 和 10cm×10cm）条件下射线质 Q 的校正因子；$k_{Q_{\mathrm{msr}},Q}^{f_{\mathrm{msr}},f_{\mathrm{ref}}}$，传统参考射野 f_{ref} 与特定设备参考照射野 f_{msr} 的校正因子，考虑的条件有照射野大小、几何条件、模体材料及射线质。对于大多数使用的电离室，该值等于 0.997。

式（7-3）中的一个关键参数是射线质 Q 的传统参考照射野 f_{ref}（SSD=100cm，10cm×10cm）校正系数。TOMO 系统不能形成 SSD=100cm 条件下 10cm×10cm 的方野，须通过蒙特卡罗法建模和计算得到 f_{ref} 的%dd$(10)_x$。Thomas 等推导出螺旋断层放疗系统SSD=85cm 条件下 10cm×5cm 照射野大小测量的 Q_{msr} 与 TG51 号报告 SSD=100cm 条件下 10cm×10cm 方野测量的 Q 关系。描点并用一个三阶多项式[式（7-4）]进行数据拟合表示这种关系（图 7-8）。

本报告推荐的确定 TOMO 系统射线质和 k_Q 的方法采用 Thomas 等学者提出的技术。该方法需要物理师确定 Q_{msr} 值，即SSD=85cm、10cm×5cm 方野条件下 10cm 深度处百分深度剂量，并用 Thomas 等学者定义的关系确定出 SSD=100cm 条件下

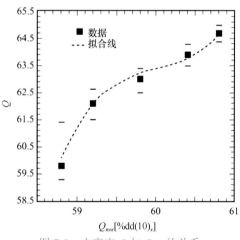

图 7-8　电离室 Q 与 Q_{msr} 的关系

10cm×10cm 方野的 Q 值。一旦射线质 Q 已知，可用表 7-1 来确定 k_Q。注意到表 7-1 是从 TG51 号报告中扩展而来的，包括了 Thomas 等学者计算的 Exradin A1SL 电离室的 k_Q 值。

Thomas 等学者推导出来的多项式：

$$Q = 1.30805 \cdot Q_{\mathrm{msr}}^3 = 244.493 \cdot Q_{\mathrm{msr}}^2 + 14672.98 \cdot Q_{\mathrm{msr}} - 293479.4 \qquad (7\text{-}4)$$

式（7-4）拟合的最大误差为 0.3%。必须用大小合适的电离室测量 Q_{msr}。因为 TOMO 的光子束未被均整，所以射线在横断面上呈峰状，只有小部分（<2cm）剖面可被认为是连续均

匀的。测量 Q_{msr} 的电离室有效体积应尽可能小，横向半径应不超过 6.3mm。对测量电离室大小的要求可确保在照射野平坦部分测量出百分深度剂量，并将平均体积效应最小化，减少在照射野内放置电离室所引入的误差。如图 7-8 所示用 Exradin A1SL 电离室（WI）测得 Q_{msr} 与 Q 的关系曲线，也可以使用能达到体积要求的其他电离室，正确的测量数据应考虑 TG51 号报告定义的有效测量点的位移校正（$0.6r_{cav}$）。

确定 TOMO 射线质中的另一个考虑因素是，Q_{msr} 中任何小的误差不会影响参考吸收剂量计算中所使用的 k_Q 值。在 Q 值范围内，比如 60%～64%，连同 TOMO 测量的 Q_{msr} 值，TG51 号报告和 Thomas 等的论文中大多数常用的圆柱体电离室的 k_Q 值几乎不变，相应的变化范围为 0.999～0.995。

这样，TOMO 的剂量刻度程序就近似于 TG51 号报告中的规程：

（1）电离室的中心电极放置在照射野大小 10cm×5cm，SSD=85cm，10cm 深度处，室温恒定使电离室达到电离平衡。

（2）记录温度和气压读数，确定温度/气压校准因子 P_{TP}。

（3）确定全偏压条件下每单位时间读出剂量仪读数即 M_{raw}。

（4）通过全偏压条件下每单位时间读出剂量仪读数（即 M_{raw}）确定电离电荷复合因子 P_{ion}。

（5）用相反电极的全偏压时每单位时间读出剂量仪读数 M_{raw}，确定电极校正因子 P_{pol}。

（6）计算校正后电离室读数：

$$M_{Q_{msr}}^{f_{msr}} = M_{raw} \cdot P_{TP} \cdot P_{ion} \cdot P_{pol} \cdot P_{elec} \tag{7-5}$$

（7）已知射线质 Q 以及 $k_{Q_{msr},Q}^{f_{msr},f_{ref}}$ =0.997，用表 7-1 中的 k_Q 计算深度为水下 10cm 时的剂量。

$$D_{w,Q_{msr}}^{f_{msr}} = M_{Q_{msr}}^{f_{msr}} \cdot N_{D,W,Q_0} \cdot k_{Q,Q_0} \cdot k_{Q_{msr},Q}^{f_{msr},f_{ref}} \tag{7-6}$$

（8）通过 SSD 摆位条件下临床%dd（10）或者 SAD 的临床 TMR（10）计算出水下 d_{max} 的剂量。

临床参考剂量采用常用圆柱形电离室的 Q 值函数表示光子射线的 k_Q 值，见表 7-1。可采用线性插值的方法得到 Q 值。A1SL 电离室的值来源于 Thomas 等学者的实验数据。

表 7-1 临床参考剂量中采用常用圆柱形电离室 Q 值函数表示 X 射线的 k_Q 值

电离室	射线度 Q（k_Q）		
	58	63	66
ExradinAl Shonka[①]	0.999	0.998	0.996
Exradin A12 Farmer	1	0.999	0.996
ExradinAlSL miniature Shonka	0.999	0.998	0.996
PTW N30001 0.6cc Farmer[②]	1	0.996	0.992
PTW N30002 0，6cc all 石墨	1	0.997	0.994
PTW N30004 0.6cc 石墨	1	0.998	0.995
PTW 31003 0.3cc 防水[③]	1	0.996	0.992
Wellhofer IC-10/IC-5	1	0.99	0.996

注：①Al 的空腔半径为 2mm；②PTW N30001 是 PTW N23333 的等效替换；③PTW N31003 是 PTW N233641 的等效替换

在设备调试阶段进行这些测量可以保证 TOMO 工作是正确连续的。另外，静态输出剂量校准也满足大部分规程，物理师每年用建立的剂量校准规程来校准设备。上面描述的过程是

TG51 号报告的简单扩展，可以满足年检剂量校准的需要。

（二）旋转模式输出剂量校准

TOMO 通常不以静态射线束的方式实施治疗，而是机架围绕患者呈螺旋状治疗。前面提到的 AAPM/IAEA 相关报告中的公式也解决了 TOMO 的这个问题。放疗物理师创建"计划类特定参考照射野" P_{csr}（plan-class specific reference rield），并在这个照射野中测量旋转照射时的输出。根据 AAPM/IAEA 公式，P_{csr} 照射野"与最终临床照射方式尽可能相似，但对形状简单的靶区照射均匀的吸收剂量。" P_{csr} 照射野定义为用 5cm 的准直器以及 0.287 螺距在直径 30cm 的圆柱形等效水模体中（如 Cheese 模体）螺旋照射得到的直径为 8cm、长 10cm 的合成野。在圆柱形等效水模体 CT 图像上设计 P_{csr} 照射野产生均匀剂量的治疗计划。模体放在治疗床上，在 P_{csr} 照射野中心准确放置电离室，电离室测量均匀剂量分布的累积电荷。P_{csr} 照射野内吸收剂量的计算可以用下列公式计算，这是式（7-3）的扩展：

$$D_{W,Q_{pcsr}}^{f_{pcsr}} = M_{Q_{pcsr}}^{f_{pcsr}} \cdot N_{D,W} \cdot k_Q \cdot k_{Q_{msr},Q}^{f_{msr},f_{ref}} \cdot k_{Q_{pcsr}Q_{msr}}^{f_{pcsr},f_{msr}} \tag{7-7}$$

式（7-7）中，$k_{Q_{msr},Q}^{f_{msr},f_{ref}}$ 是设备特定参考照射野 f_{msr} 与计划特定的参考照射野 f_{pcsr} 的校正因子，考虑了照射野大小、几何、模体材料和射线质等条件。对于大多数常用电离室，该值取 1.003。

物理师应遵循同样的程序，在设备特定的参考照射野 Q_{msr} 确定射线质，用 Thomas 等学者的方法确定传统照射野射线质 Q。已知射线质 Q 后可确定剂量校准使用的特定电离室的 k_Q，根据相应的设置确定 P_{csr} 照射野的校正读数 $M_{Q_{pcsr}}^{f_{pcsr}}$。在旋转照射时 P_{csr} 照射野的吸收剂量与 TOMO 放疗系统中实际临床条件非常相近。将 P_{csr} 照射野条件下吸收剂量与 TOMO 计划软件中的计算值相比较，然后调整设备的剂量输出。

（三）输出剂量稳定性监测

射线输出的稳定性需日检。推荐使用静态或旋转程序测试输出剂量。每日输出剂量偏差应在 ±3% 范围内连续稳定。经校准的电离室用于测量静态或动态程序的输出剂量，月检可视为日检的增强版。每月输出剂量偏差应保持在 ±2% 的范围内。年检时应用 TG51 号报告推荐的剂量校准测试。

（四）百分深度剂量（PDD）

TOMO 系统射束建模采用 PDD。设备验收测试建模 PDD 与测量 PDD 应保持在 2%/1mm 范围内。2.5cm×40cm 照射野建模 PDD 与测量 PDD 的比较如图 7-9 所示。

TOMO 标准水下 10cm 深度处 PDD 数值比常规 C 臂加速器 6MV 射线的 PDD 小，原因是前者 SSD 更短。TOMO 因无均整器故其射线平均能量变小。尽管射线平均能量降低，但沿中心轴的射线能谱更加均匀。通常采用标配二维水箱，如 TOMO 专用二维水箱（图 7-10）测量 TOMO 的 PDD 曲线。射束能量的稳定性可通过在等效水模体中测量组织最大比（tissue maximum ratio，TMR）或者同时测量两个深度处的剂量来确定。PDD 的稳定性需每月检测，PDD 曲线和射线建模的一致性需年检。稳定性和一致性须在 2%/1mm 的范围内。

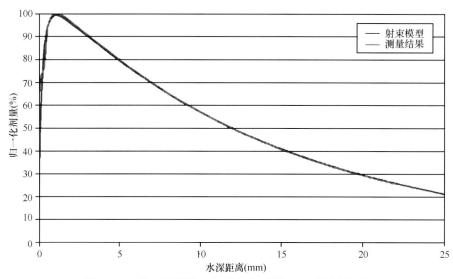

图 7-9　二维水箱测量 PDD 曲线与建模 PDD 曲线的比较

（五）横向截面剂量分布

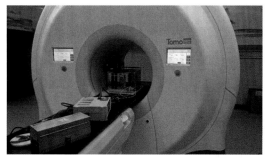

图 7-10　TOMO 专用二维水箱

由于 TOMO 没有均整器，兆伏级射束横断面剖面呈锥形且剂量呈向前分布。射束边缘强度下降到中心轴强度的大约 50%，2.5cm×40cm 照射野横断面建模剖面与测量剖面的剂量分布比较如图 7-11 所示。

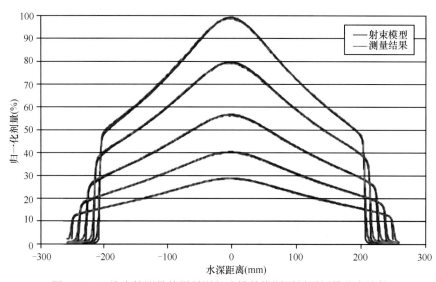

图 7-11　二维水箱测量的照射野与建模的横断面剖面剂量分布比较

一般用 TOMO 标配的二维水箱来测量横断面剖面分布。锥形剖面可用机载探测器系统监视，但是需要 TOMO 维修工程师的协助。第三方制造商也研发了测量锥形剖面的半导体阵列探测器，如 TomoDose；胶片也可用于监测射线剖面的一致性，设备调试时的基准数据可作为测试时的参考数据。

（六）纵向截面剂量分布

纵向剖面剂量分布对 TOMO 也很重要。患者接受的剂量是纵向剂量剖面与治疗床运动的积分（不考虑叶片调制）。若射野纵向剖面形状发生改变，患者接受剂量也将改变。标称 1cm 层厚出现 1mm 改变，将产生 ±10% 的剂量误差。

每个射野宽度都需比较纵向剖面建模和测量结果的一致性，该项测试的允许值根据治疗层厚确定。5cm、2.5cm 和 1cm 射野宽度的允许值分别为 2%/0.5mm、2%/0.25mm 和 2%/0.1mm，以便使治疗层厚的不确定性控制在 ±1% 以内。射野建模数据和实际测量值的比较，如图 7-12 所示。纵向剖面的稳定性需要月检，与射线建模的一致性需要年检。

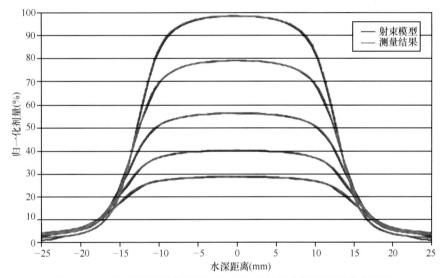

图 7-12　二维水箱测量的射野剖面与建模的纵向剖面剂量分布比较

二维水箱扫描系统可用来测量射线纵向剖面。沿着纵向射线剖面进床时静电计以数赫兹的频率对电离室收集的电荷信号进行采样。测量的射野剖面数据应与调试或验收时的原始数据进行比较。胶片可用于监测纵向剖面的稳定性。

第二节　TOMO 剂量学质控工具

在 TOMO 质控中应配备电离室、剂量仪、二维水箱、Cheese 模体、胶片、胶片扫描仪等软硬件工具，要配备高精确度温度计（测量范围 0～50℃，最小分度值为 0.5℃）、气压计（70～110kPa，最小分度值为 0.2kPa）、直尺（总量程 20cm 以上及最小刻度 0.5mm）、水平仪、坐标纸等。

质控工具应遵照国家及相关规范的要求进行定期检测，检测后应出具检测报告。电离室、剂量仪应按国家计量检定规程要求，每年送检国家级检定机构（国家计量科学院），标定校准因子并出具鉴定报告。本章将对 TOMO 剂量学质控中常用工具做简单介绍。

一、TomoElectrometer™ 8 通道剂量仪

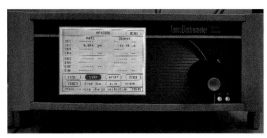

图 7-13 　TomoElectrometer™ 8 通道剂量仪

此剂量仪是 TOMO 公司从 Standard Imaging 公司定制的一套产品，如图 7-13 所示，最多可连接 8 个通道的电离室。可以在放射治疗、放射诊断 X 射线、后装放射源、辐射防护、TOMO 剂量测量、数据扫描等场景使用。可单独对每个通道设置偏置电压，可用于独立测量和连续测量。标配电离室有 A1SL 和 A17 电离室，A1SL 电离室的灵敏体积为 0.056cm³，如图 7-14 所示；A17 电离室的灵敏体积为 1.91cm³，如图 7-15 所示。

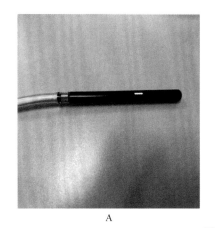

收集极体积：0.056cm³
归一化校准因子：60 R/nC
收集极中心：电离室顶端4.1mm
收集极直径：1.0mm
收集极室壁外径：6.25mm
室壁厚度：1.1mm
室壁、收集极和保护板材料：A1SL-Shonka Air-Equiv.plastic C552

A　　　　　　　　　　　　　　　B

图 7-14 　A1SL 电离室

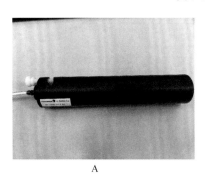

收集极体积：1.91cm³
收集体长度：8.0cm
收集极直径：2.4mm
室腔外轮廓：12.7mm
室壁厚度：3.3mm
电离室长度：17.0cm
室腔和保护板材料：Shonka air-equivalent C552 plastic
电离室中心8cm范围的响应均一性：±1.5%
收集极材料：Carbon Fiber

A　　　　　　　　　　　　　　　B

图 7-15 　A17 电离室

二、二 维 水 箱

（一）二维水箱简介

二维水箱主要由水箱、扫描控制器（TomoScanner™ scan arm controller）、多通道剂量仪（TomoElectrometer™）组成（图 7-16）。水箱内部尺寸为 27.9cm×26.9cm×60.4cm，水箱外部尺寸为 2.3cm×41.9cm×69.1cm，水箱壁厚度为 1.3cm，扫描臂精确度为 ±0.25mm，分辨率 ±0.25mm。通过 RS485 电缆连接电脑、扫描控制器、多通道剂量仪，在测量时用 A1SL 电离室作为场探头，A17 电离室作为参考探头。二维水箱主要用来测量 TOMO 横向截面剂量分布曲线、纵向截面剂量分布曲线和 PDD。水箱的连接图，如图 7-17 所示。

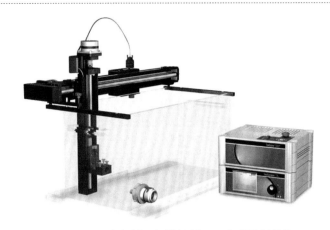

图 7-16　二维水箱、扫描控制器、多通道剂量仪

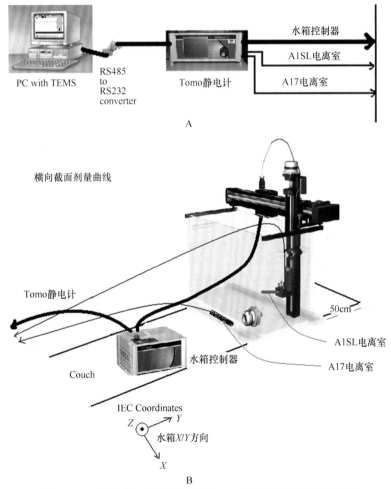

图 7-17　二维水箱、多通道剂量仪、扫描控制器的连接示意图

（二）二维水箱的安装摆位及软件设置

1. 将 TOMO 床降低（便于架设水箱和加水）　将水箱长轴沿 X 轴方向放置在距离床头约 50cm 的床面上并安装好二维扫描臂；将水箱、扫描臂控制盒、电脑（安装有 TEMS 软件）

连接起来，并对连接线进行有效固定，防止床运动时挤压连接线；打开 TOMO 静电计预热；分别用扫描臂控制盒和 TEMS 软件控制扫描臂上下左右运动；测试扫描臂限位开关及控制盒急停按钮是否正常；给水箱加水约 25cm（水箱壁上的刻度仅供参考，建议用直尺测量水深）。

2. 将标配水平仪安装到电离室托架上　进床 70cm（消除床下沉的影响），在孔径内将水面高度调整到 SSD=85cm，并利用标配水平仪和数字水平仪为扫描臂调整水平；退床 70cm，拆下标配水平仪，安装 A1SL 电离室（电离室须与托架凹槽吻合，中央固定螺母须压在电离室外壁上，而非后端连接线上。紧螺母时须缓慢旋转，能将电离室固定即可，不要太紧以免压坏电离室）；恰当固定电离室线缆，并控制扫描臂上下左右运动到限位处，以测试线缆是否够长并且不遮挡电离室射野；将 A17 参考电离室沿 X 轴方向固定在水箱底座的凹槽中。

3. 按步骤设置 TEMS 软件　如图 7-18 所示，调整水箱及电离室位置，将 A1SL 电离室的有效测量体积放置在虚拟等中心处（注：电离室被水面均分，矢状面绿激光灯平分 A1SL 电离室长轴，横断面绿激光灯距电离室顶端约 4mm）；进床 70cm，再次核实扫描臂是否水平；单击"Set Origin"，将扫描探针当前位置设置为原点（0，0）；将探针移动到有效测量点；在 Vertical Pos 中输入+1.2，单击"Move"，并再次单击"Set Origin"将当前位置设为新原点（0，0）。

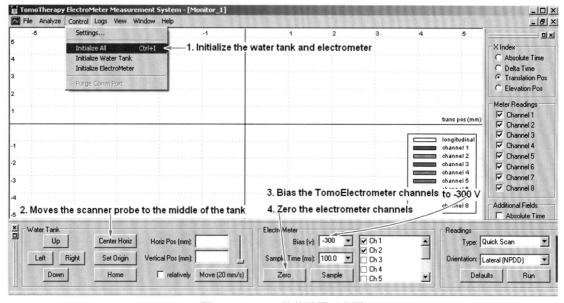

图 7-18　TEMS 软件设置示意图

在对 TOMO 进行横向和纵向的界面剂量分布扫描时，需要对扫描臂进行相应的校准。具体校准方法将在质控流程中详细介绍。

三、Cheese 模体

（一）模体的主要规格参数

1. 模体尺寸　直径 30cm，长 18cm，由两个半圆柱形组织等效均匀固体水模体组成；模体如图 7-19 所示。

2. 组织等效固体水插棒和电离室插孔　如图 7-20 所示，上排为模体的正面图，箭头 1 所指插孔中含有一个可移除的等效固体水插棒，箭头 2 为电离室插孔；上排右侧图描述了胶片插入模体内冠状面的情形，将电离室设置在胶片所在平面的上方插孔中进行剂量学指标的检测；下排为模体的背面图，模体上设有 20 个插孔，所有孔中均可插入组织等效固体水插棒。

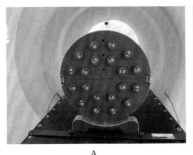 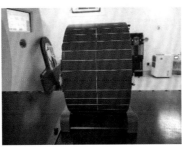 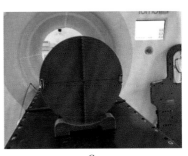

A　　　　　　　　　　　B　　　　　　　　　　　C

图 7-19　Cheese 模体示意图

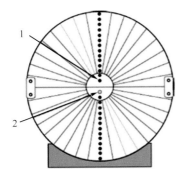 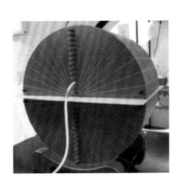

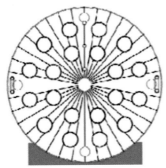 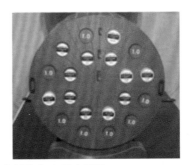

图 7-20　组织等效固体水插棒和电离室插孔

（二）图像质量测试

1. 像素值的随机不确定性（噪声）　　图像噪声是在均匀物质图像中给定区域 CT 值的标准差，大小可用感兴趣区中均匀物质的 CT 值标准差除以水线性衰减系数再乘以一个被称为对比度标尺（contrast scale，CS）的修正因子表示。噪声是影响 MVCT 图像质量至关重要的因素，直接影响到 MVCT 图像低对比度分辨率，当肿瘤组织与正常组织的衰减系数相差较小时，高噪声 MVCT 将无法分辨肿瘤组织。可使用厂商提供的 Cheese 模体进行图像噪声测试。选取 Cheese 模体均匀密度区域中边长为 15cm 的正方形区域，测量出该区域的 CT 值与标准差。那么：

$$N = \sigma_{CT} \times CS \times 100 / \mu_{水} \qquad (7\text{-}8)$$

$$CS = （\mu_{聚碳酸酯} - \mu_{水}）/（HU_{聚碳酸酯} - HU_{水}） \qquad (7\text{-}9)$$

式（7-8）得到的 MVCT 噪声值 N 为 3.7～3.8。相应的式（7-9）所得标准差为 35～36。

选择感兴趣区（region of interest，ROI）应当避免明显的图像伪影，如经常在 MVCT 图像中央出现的纽扣伪影。纽扣伪影是一个如纽扣般大小的密度增强区，该伪影是由于迅速变换探测器而在探测器阵列中心处产生的反应。一般使用实心均匀模体测试图像噪声的稳定性。

2. 图像均匀性　通过分析水的图像测试其均匀性。通过测量模体中心或边缘小 ROI 的 HU（hounsfield unit）评价其均匀性。确定边缘 HU 和中心 HU 最大差异。此差异要小于 25HU。计算水密度时，25HU 的差别引起的均匀变化为 2.5%。

3. CT-电子密度曲线刻度　由不同密度物质组成的一系列测试插棒用于检测 CT-电子密度曲线刻度。测试插棒需涵盖人体剂量学（从肺到骨的密度）的电子密度范围。

4. 空间分辨率　高对比度插棒可用于测量空间分辨率。AAPM CT 性能测试模体（厂家：Cardinal Health，Hicksville，NY）的空间分辨率插棒或者相似插棒可用于此项测试。人眼视觉判断表明 512×512 重建像素矩阵的 MVCT 可以辨别 1.25mm 高对比度物体。厂家确保高对比度物体最小空间分辨率为 1.6mm。

（三）成像剂量测试

多层扫描平均剂量（multiple scan average dose，MSAD）可用于评估模体中的剂量并检查图像质量随时间的稳定性。将校准过的电离室放置在 Cheese 模体（含不同密度插棒）感兴趣点进行测量。扫描范围包括整个模体。电离室测量的剂量包括电离室灵敏体积的累积剂量，也包括相邻成像层的累积散射剂量。月检应检测此剂量与机器验收时剂量的一致性。

（四）治疗前患者安全的 IMRT 质量保证体系

射线沿着患者纵轴（床运动方向）来实现剂量叠加照射，由于纵向剂量分布上一点小的误差即可导致累积剂量偏差，因此不仅要求计划系统在该方向上剂量计算非常精确，而且需要建立治疗前患者 IMRT 质量保证体系。目前 TOMO 标配的质量保证方法是在 Cheese 圆柱形模体中插入胶片测量相对剂量分布，同时插入电离室测量某一点的绝对剂量。

第三节　TOMO 质控流程

一、TOMO 剂量学质控测试内容及流程

TOMO 质量保证体系包括机械部分、MV 影像质量、剂量学部分，本节将重点阐述剂量学质控部分的内容。

（一）静态输出剂量

静态输出剂量：选择 40cm×5cm 静态照射野，SSD=85cm，机架设定为 0°，应用矩形固体水模体，模体对齐机器 IEC X 方向，将指型电离室置于模体表面下 1.5cm 深度处，测量结果需经温度、气压修正。具体检测流程如下。

（1）设置机架角度为 0°，照射野为 40cm×5cm。

（2）将矩形平板等效固体水水平放置于治疗床上，依据模体剂量测量中心与绿激光灯进行精确摆位，调整源皮距为 85cm，如图 7-21 所示。需要考虑床的沉降，进床 70cm 后观察，必要时在 Z 轴上微调，也可以通过扫描 MVCT 进行位置修正。

（3）将 A1SL 电离室置于矩形平板等效固体水表面下 1.5cm 深度处，并与 TomoElectrometer^{TM} 8 通道剂量仪连接，默认为 1 号电离室，剂量仪完成 5min 预热，进行温度和气压校正，加±300 V 偏转电压（说明：手册上要求+300V 电压，实际应用中只要保证日常质控时电压与电离室

校准检测报告上所用的正负电压一致即可），"TIMER"选"Free Run"。测量前剂量仪先单击"ZERO"清零，开始出束前单击"START"。

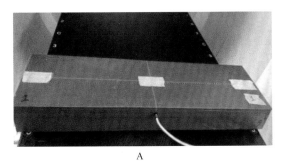

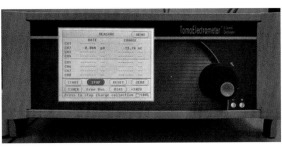

图 7-21　矩形平板等效固体水及电离室摆放示意图

（4）执行静态输出剂量测量计划（机架角度 0°、照射野为 40cm×5cm），待出束结束，单击"STOP"，记录 TomoElectrometer^{TM}8 通道剂量仪的读数并填至相应表格中（图 7-22）。

（5）结合测量仪器检定或校准因子等参数计算模体参考点的吸收剂量，如图 7-22 所示。

（6）将剂量仪的"BIAS"偏压降至 0，断开电离室连接电缆，妥善放置电离室和模体。

检测标准：测量值与标称值允许偏差应在±3%内。

（二）旋转输出剂量

应用 Cheese 模体（其中放置指型电离室）对旋转模式剂量准确性进行测量，电离室可以放置 2 个，测量结果需经温度、气压修正。具体流程如下。

（1）在 TOMO 圆柱形 Cheese 模体上进行放射治疗计划设计。

（2）调取该放射治疗计划，将 Cheese 模体放置在治疗床上，将 A1SL 电离室（1 号电离室）插入水平中线下的第一个孔里（即 A1SL 电离室测量模体中心下 0.5cm 处的绝对剂量），按照红色激光灯进行精准摆位，如图 7-23 所示，进床 70cm，注意床的沉降，必要时采用 MVCT 修正 Z 轴的位置。

（3）TomoElectrometer^{TM}8 通道剂量仪连接静电计，预热 5min，加偏压+300V，"TIMER"选"Free Run"。测量前剂量仪先单击"ZERO 清零"，开始出束前单击"START"。

（4）执行设计治疗计划进行照射，待出束结束单击剂量仪"Stop"，记录 TomoElectrometer^{TM}8 通道剂量仪的读数并填在相应表格中（图 7-24）。

（5）结合仪器检定或校准因子等参数计算出模体参考点的吸收剂量测量值。

（6）将剂量仪的"BIAS"偏压降至 0，断开电离室连接电缆，并妥当放置电离室和模体。

TREATMENT	
Date	11/26/2019
T(deg C)	23.0
Pressure (Hpa)	1006.5
P(mmHg)	754.94
Chamber Model	A1SL
Chamber SN	XW153621
Chamber CF (cGy/C)	6.023E+10
Electrometer Model	TomoElec
Electrometer SN	L160042
Electrometer CF	0.998
	charge (nC)
Rd (nC)	OUTPUT
1	13.78000
2	
Average charge (C)	1.378E-08
Pc$_{tp}$	1.010
Dose (cGy)	836.689
Tolerance	0.202%
PS:绿色为需要输入的数值	

图 7-22　输出剂量计算表格

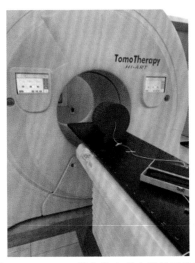

图 7-23　Cheese 模体及电离室摆放示意图

检测标准：测量值与标称值的允许偏差应在±3%内。

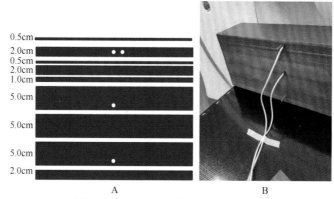

图 7-24　矩形平板等效固体水示意图

（三）射线质

机架固定 0°，采用 40cm×5cm 照射野，SSD=85cm，分别在矩形固体水模体表面下 10cm、20cm 深度处放置电离室，测量输出剂量，流程如下。

（1）设置机架角度为 0°，照射野为 40cm×5cm。

（2）将矩形平板等效固体水放置于治疗床上，电离室有效测量点与机器虚拟等中心对准，完成精确摆位，调整源皮距为 85cm。

（3）静电计选择 2 个通道：1 号电离室放置于（图 7-24B）水下 1.5cm 固定的位置。2 号参考电离室依次放置于模体表面下 1.5cm、10cm 和 20cm 处，依次在静电计上读取剂量测量值。

（4）将读数填入 OUTPUT（1 号参考电离室读数）及 ENERGY（2 号照射野电离室读数）表格中（图 7-25），按模体（或水箱）表面下 1.5cm 深度处的剂量进行归一（PDD10/1.5，PDD20/1.5），得出 Ratio_PDD20/PDD10 值，下方 OUTPUT AND ENERGY CALCULATIONS 看结果，Comments 里面有正常比值的范围（注：PDD10 和 PDD20 测量值与参考值的偏差均应在±2.0%内，PDD20/PDD10 测量值与参考值的偏差也应在±1.0%内）。

（四）横向截面剂量分布

可以采用专用二维水箱扫描或胶片、半导体探测器矩阵等设备进行测量。

1. 二维水箱测量法

（1）二维水箱校准流程：使用二维水箱测量剂量分布，首先需要对其扫描臂进行校准，校准原理是通过扫描 3 条 Longitudinal Profiles，如图 7-26 所示，检查扫描臂在 Y 轴的位移和 Z、X 轴的旋转，具体方法如下。

扫描条件：1cm 的射野宽度，机架和扫描臂是固定的，进床。

1）$(x, y, z) = (-150\text{mm}, -20\text{mm}: 20\text{mm}, 15\text{mm})$。

2）$(x, y, z) = (150\text{mm}, -20\text{mm}: 20\text{mm}, 15\text{mm})$。

3）$(x, y, z) = (0\text{mm}, -20\text{mm}: 20\text{mm}, 200\text{mm})$。

步骤：

1）二维水箱按照要求摆位，设置后，退床 5cm。

2）TEMS 软件上，设置"Bias"为-300，"Sample Time"为 100，并单击"Zero"清零。

3）设置"Horiz Pos"为-150，"Vertical Pos"为 15，并单击"Move"（从摄像头中监视扫描臂移动方向是否正确）。

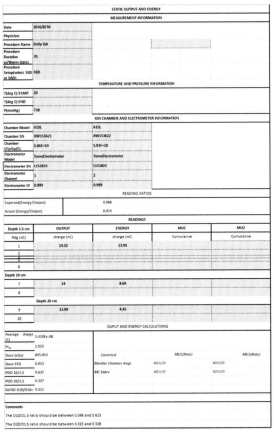

STATIC OUTPUT AND ENERGY				
MEASUREMENT INFORMATION				
Date	2016/8/30			
Physicists				
Procedure Name	Daily QA			
Procedure Duration w/Warm-Up(s)	70			
Procedure Setup(select SSD or SAD)	SSD			
TEMPERATURE AND PRESSURE INFORMATION				
T(deg C) START	20			
T(deg C) END				
P(mmHg)	738			
ION CHAMBER AND ELECTROMETER INFORMATION				
Chamber Model	A1SL	A1SL		
Chamber SN	XW153621	XW153622		
Chamber CF(cGy/C)	5.86E+10	5.93E+10		
Electrometer Model	TomoElectrometer	TomoElectrometer		
Electrometer SN	1152823	1152823		
Electrometer Channel	1	2		
Electrometer CF	0.999	0.999		
READING RATIOS				
Expected(Energy/Output)		0.988		
Actual (Energy/Output)		0.974		
READINGS				
Depth 1.5 cm	OUTPUT	ENERGY	MU1	MU2
Rdg (nC)	charge (nC)	charge (nC)	Cumulative	Cumulative
1	14.52	13.95		
2				
4				
6				
Depth 10 cm				
7	14	8.69		
8				
Depth 20 cm				
9	13.99	4.45		
10				
OUPUT AND ENERGY CALCULATIONS				
Average charge (C)	1.410E-08			
Ptp	1.023			
Dose (cGy)	845.053	Corrected		MU1(Rate)	MU2(Rate)
Dose STD	0.013	Monitor Chamber Avgs	#DIV/0!	#DIV/0!
PDD 10/1.5	0.637	MC Stdev	#DIV/0!	#DIV/0!
PDD 20/1.5	0.327			
RATIO D10/D10=	0.512			
Comments				
The D10/D1.5 ratio should be between 0.598 and 0.623				
The D20/D1.5 ratio should be between 0.315 and 0.328				

图 7-25　射线质计算表格

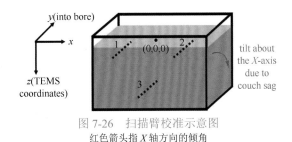

图 7-26　扫描臂校准示意图
红色箭头指 X 轴方向的倾角

4）在 OS 工作站 Calibrate 标签下，从患者列表打开"Topo_FW10_AllLeavesOpen_Couch"Plan_01。

5）在出束后，单击"Sample"。

6）等到扫描程序结束后，再次单击"Sample"结束采样，保存文件为 Setup_1.cvs。

7）重复步骤 3）～6），分别按照 2）、3）设置参数并采样，分别保存为 Setup_2.cvs、Setup_3.cvs。

8）确定每条曲线的位移：①在 TEMS 软件上，打开 Setup_1.cvs 文件，单击〈Analyze〉"Couch Velocity"，并将其设置为 1.0。②单击〈Analyze〉"Normalize Data"将数据归一。③分别在曲线出射线和射线关闭的周围，拉一个方框，将这部分曲线放大。在出射线和射线关闭的边缘，选择一个点（曲线梯度转折最大处）单击"Ctrl+"左键（曲线上相应位置会出现一个空心小圆圈）。④单击〈Analyze〉"Find Couch Offset"。⑤在 TEMS 软件下端，会显示出 Couch Offset 的数据。⑥重复以上步骤处理 Setup_2.cvs、Setup_3.cvs。

9）按照图 7-27 所示流程，进行需要的调整。

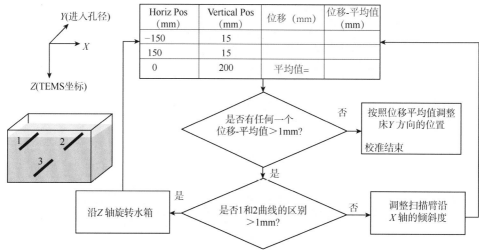

图 7-27　扫描臂校准流程示意图

（2）横向剂量分布测量流程

1）进床 5cm，让扫描探针位于机架等中心处。

2）在 TEMS 软件上将 Type 设为 Quick Scan，Orientation 设为 Lateral（NPDD），单击 Defaults 将数据设为默认值（图 7-28）。

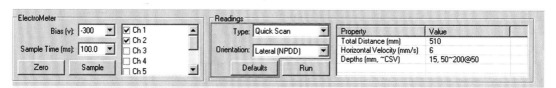

图 7-28　TEMS 软件横向剂量分布测量的参数设置
Total Distance 的数据可以适当调小，如 480mm

3）在 OS 工作站 Calibrate 标签下，从患者列表打开"Static_FW50_AllLeavesOpen_Profile"。

4）运行程序，从射线出束开始到 10s（等待输出稳定）后，单击 TEMS 软件上 Reading 控制面板上的"Run"键。

5）当数据采集完成后，按下状态控制盒上的"Stop"键，将钥匙扳回到 Program。

6）将原始数据保存 SN#_Transverse_50mm_mmddyy_raw.csv。

7）将所有深度的数据归一到参考通道：①在 TEMS 软件参考数据曲线上按"CTRL+"左键建立一个识别点；②在 TEMS 界面上选择＜Analyze＞"Normalize By Channel"将数据按照通道归一；③选择＜Analyze＞"Normalize Data"归一数据。

8）为了数据一致性，移动所有深度的曲线到照射野中心的 FW25%：①在原始数据上按"CTRL+"左键创建一个识别点；②选择〈Analyze〉"Shift on% Max"，在弹出的窗口中输入 25；③经处理后的曲线如图 7-29 所示；④将处理后的数据保存为 SN#_Transverse_50mm_mmddyy_processed.csv。

9）重复步骤 3）～8），采集并处理 FW25mm、FW10mm 的横断面曲线。

2. 半导体探测器矩阵（未介绍胶片测量法或者二者方法整合详述）

半导体探测器阵列（图 7-30）可以方便快捷地获得横向剂量分布。

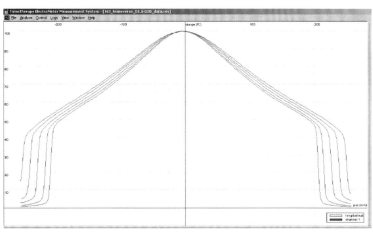

图 7-29 横向剂量分布图

（1）设置机架角度为 0°，照射野为 40cm×5cm、40cm×2.5cm 和 40cm×1cm，SSD 为 85cm。

（2）在 3 个照射野条件下，分别测量出模体表面下 1.5cm 深度处的横向截面剂量分布曲线。

（3）分析并确定每条剂量分布曲线的半高宽（FWHM），同时与验收时剂量分布曲线进行对比。

检测标准：2%/1mm，$\gamma<1$，照射野半高宽与参考照射野数据比较偏差<1%，横向截面剂量分布曲线 80%照射野宽度范围内与建模数据的偏差应在±1%范围内。

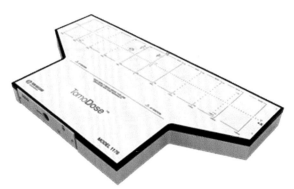

图 7-30 半导体探头阵列

（五）纵向截面剂量分布

1. 二维水箱测量法

（1）二维水箱校准流程：扫描条件为床和机架是固定的，扫描臂沿 Y 轴运动，如图 7-31 所示。

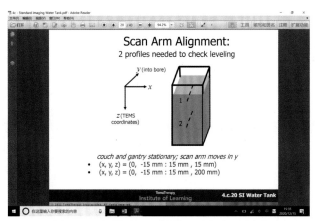

图 7-31 扫描臂沿 Y 轴的运动方向示意图

（x，y，z）＝（0，−15mm：15mm，15mm）

（x，y，z）＝（0，−15mm：15mm，200mm）

1）二维水箱在虚拟中心按照要求摆位和设置，和横向扫描相比，水箱水平旋转了 90°，然后进床 70cm 到机架等中心处。

2）在 OS 工作站 Calibrate 标签下，从患者列表打开"Static_FW10mm_ 40Central LeavesOpen_Profile"。

3）运行程序，从射线出束开始到 10s（等待输出稳定）后，单击 TEMS 软件上 Reading 控制面板上的"Run"键。

4）等到扫描程序结束后，按下状态控制盒上的"Stop 键"，将钥匙扳回 Program。

5）在 TEMS 上，将扫描文件保存为 Setup_4。

6）处理扫描数据：①在 A17 参考电离室的数据上单击"Ctrl+"，创建一个识别点；②选择〈Analyze〉"Normalize by Channel"；③在任一 A1SL 曲线上选择任意一点，单击"Ctrl+"创建一个识别点；④选择〈Analyze〉"Normalize Data"，然后选择〈Analyze〉"Shift on% Max"（在弹出的窗口中输入 50%，用曲线的 Full-Width 50%-Max 寻找中心）；⑤在 TEMS 软件下方将出现调整值（图 7-32）。

Found the range for channel 2 at depth +15.00 mm set 1 as -15.00/+15.00 mm, with weighted center at -1.76 mm (trans pos).
With weighted center at -1.76 mm for channel 2 at depth +15.00 mm set 1, the 50.00% max is -7.33/+3.66 (centered at -1.83 with width of +11.00 mm, trans pos).
Shifted all channels according to the 50.00% max center for channel 2 at depth +15.00 mm set 1 as -1.83 mm (trans pos).
Found the range for channel 2 at depth +200.00 mm set 1 as -15.00/+15.00 mm, with weighted center at -0.38 mm (trans pos).
With weighted center at -0.38 mm for channel 2 at depth +200.00 mm set 1, the 50.00% max is -7.33/+6.43 (centered at -0.45 mm with width of +13.76 mm, trans pos).
Shifted all channels according to the 50.00% max center for channel 2 at depth +200.00 mm set 1 as -0.45 mm (trans pos).

图 7-32　扫描臂需要调整的参数

射野中心位于−1.83mm 和−0.45mm，在这个例子中 Channel2 是 A1SL 电离室

表 7-2　扫描臂调整值

Depth(cm)	Field Center Location
1.5	
20.0	
Average	

7）按照下列流程，进行需要的调整：①将调整值输入表 7-2 中；②如果照射野中心调整值与平均值的差＞1mm，调整水箱的水平并重新测量；③如果实际的照射野中心调整值与平均值的差在 1mm 之内，在"Horiz Pos"内输入平均值，在"Vertical Pos"内输入 0，不要选中"relatively"，单击"Move"让探针走到调整后的位置，单击"Set Origin at"将当前位置设为新原点。

（2）纵向剂量分布测量流程

1）在 TEMS 软件上将 Type 设为 Quick Scan，Orientation 设为 Longitudinal（SPDD），具体数据设置见图 7-33。

2）在 OS 工作站 Calibrate 标签下，从患者列表打开"Static_FW10mm_40CentralLeaves Open_Profile"。

3）运行程序，射线出束开始至 10s（等待输出稳定）后，单击 TEMS 软件上 Reading 控制面板上的"Run"键。

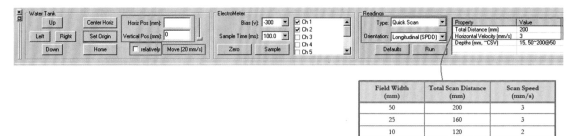

Field Width (mm)	Total Scan Distance (mm)	Scan Speed (mm/s)
50	200	3
25	160	3
10	120	2

图 7-33　TEMS 软件纵向剂量分布测量的参数设置

4）将原始数据保存为 SN#_Longitudinal_10mm_mmddyy_raw.csv。

5）将所有深度的数据归一到参考通道：①在 TEMS 软件参考数据曲线上按"CTRL+"左键建立一个识别点；②在 TEMS 界面上选择＜Analyze＞"Normalize By Channel"将数据按照通道归一；③选择＜Analyze＞"Normalize Data"归一数据。

6）为了数据的一致性，移动所有深度的曲线到照射野中心的 Full-Width 50%：①在原始数据上按"CTRL+"左键创建一个识别点；②选择＜Analyze＞"Shift on% Max"，在弹出的窗口中输入 50；③经处理后的曲线如图 7-34。

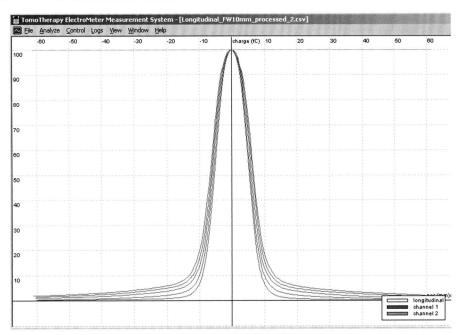

图 7-34　纵向剂量分布

7）重复步骤 2）～6），采集并处理 FW25mm、FW50mm 的纵向曲线。

8）将纵向曲线（longitudinal profiles）与标准水箱数据进行比对。

2. 半导体探测器矩阵（未介绍胶片测量法或者二者方法整合详述）　半导体探测器阵列（图 7-30）可以方便快捷地获得纵向剂量分布。

（1）机器机架角度固定为 0°，设置同一源皮距 85cm 处的 40cm×5cm、40cm×2.5cm 和 40cm×1cm 照射野。

（2）在 3 个照射野条件下分别测量出距模体表面 1.5cm 深度处的纵向截面剂量分布曲线。

（3）分析并确定每条剂量分布曲线的半高宽，同时与验收时的剂量分布曲线进行对比。

检测标准：2%/1mm，$\gamma<1$，纵向截面剂量分布曲线 1.5cm 深度处的半高宽与 TPS 建模时的半高宽偏差应在 ±1% 范围内。

（六）百分深度剂量（PDD）曲线

1. 设置 TOMO 机架角度固定为 0°，将水箱放置在治疗床上，安装二维扫描臂；用连接线将水箱、控制盒和电脑三者连起来，固定连接线。

2. 水箱加水（参考水箱壁上的刻度，推荐用直尺测量水深），静电计预热，核实扫描臂限位开关及控制盒急停按钮是否正常，同时安装标配水平仪至电离室托架上。

3. 进床 70cm，在孔径内调水面高度 SSD=85cm，利用标配水平仪和数字水平仪调扫描臂水平；退床 70cm，拆下标配水平仪，安装 A1SL 电离室，沿 X 轴方向固定 A17 参考电离室在水箱底座的凹槽中，固定电离室线缆。

4. 调整水箱及电离室位置，将 A1SL 电离室的有效测量体积放置在虚拟等中心处；移动探针到有效测量点，Vertical Pos 中输入+1.2，单击"Move"→"Set Origin"。

5. 在 TEMS 软件中，设置 Type 为 PDD Profile（采集标准 PDD 曲线）或 Serpentine PDD Profile（采集"蛇形"PDD 曲线），Orientation 设置为 Longitudinal（SPDD），单击"Defaults"。

6. 执行计划"Static_FW50mm_40CentralLeavesOpen_Profile"，射线出束，等待约 10s 后单击 TEMS 软件上 Reading 的"Run"；数据采集完成后，单击控制盒"Stop"，钥匙扳回 Program，保存数据。

7. 重复第 6 步，分别执行计划"Static_FW25mm_40CentralLeavesOpen_Profile"和"Static_FW10mm_40CentralLeavesOpen_Profile"，采集不同照射野宽度下的曲线数据并保存；至此，FW50mm、FW25mm 和 FW10mm 数据采集完成。

8. PDD 数据分析

（1）Analyze → Translate PDD。

（2）在参考数据曲线上任意一点按"Ctrl+"左键，建立一个识别点。

（3）Analyze → Normalize By Channel 或 Normalize Data（水箱表面下 1.5cm 深度处的归一），数据保存。

（4）将测得数据与标准水箱数据进行比对。注：与金标相比，$\gamma<1$。

二、TOMO 剂量学质量保证要求

TOMO 质量保证测量频率、内容及容许偏差要求（表 7-3）列出了国家癌症中心的指南、AAPM TG148 报告中所推荐的允许偏差范围。一般情况下，如质量保证测量超出允许范围，则应当调整 TOMO 机器的参数设置。然而在实际工作中，通常是调节一些机器特定参数（如剂量输出和铅门宽度），实现机器与性能的重新匹配。

表 7-3　螺旋断层治疗装置的质量控制检测指标与技术要求

	序号	检测指标	评价标准	日检	周检	月检	季检	年检
机械精确度	1	射线源在 X 轴方向的偏移	≤±0.34mm					√
	2	铅门在 Y 轴方向与射线源一致性检测	≤±0.3mm					√
	3	铅门在 Y 轴方向与机架旋转平面的偏移	≤±0.5mm					√
	4	射野中心（MLC 对称性）	≤±0.5mm					√
	5	多叶准直器扭转测试	≤±0.5°					√
射线输出与剂量分布	6	静态输出剂量	≤±3%	√		√		√
	7	旋转输出剂量	≤±3%	√		√		√
	8	射线质（百分深度剂量，PDD）	PDD_{10}≤±1%，$TMR20/10$≤±1%		√	√		√
	9	横向截面剂量分布曲线	≤±1%			√		√
	10	纵向截面剂量分布曲线	≤±1%			√		√

续表

	序号	检测指标	评价标准	日检	周检	月检	季检	年检
激光定位系统	11	绿激光灯指示虚拟等中心的准确性	≤±1mm			√		√
	12	后墙激光灯 X 轴、Z 轴方向偏移	偏移距离≤±1mm，偏移角度≤±1°			√		
	13	头顶激光灯的旋转及在 Y 轴方向的偏移	旋转≤0.1°，偏移距离≤±1mm			√		
	14	红激光灯指示准确性	≤±2mm	√				
治疗床精确度	15	治疗床的水平度	≤±0.2°			√		√
	16	治疗床移动准确性	≤±1mm			√		√
	17	虚拟等中心至治疗中心的沉降偏差	≤5.0mm			√		√
治疗装置同步性	18	叶片打开和机架旋转同步性	≤±1°				√	√
	19	床移动和机架旋转同步性	≤±1mm				√	√
MVCT 影像系统质控检测项目	20	空间分辨率	1.6mm			√		√
	21	低对比度分辨率	目测能看到所有的密度插棒			√		√
	22	图像均匀性	≤25HU			√		√
	23	图像噪声	中心（50～70HU）/外围（25～35HU）			√		√
	24	几何精度	≤±1mm			√		√
	25	CT 值线性	水（30HU）/肺、骨（50HU）					√
	26	成像剂量	≤3cGy			√		√

第四节 患者计划验证

一、DQA 验证计划设计

DQA 是 TOMO 计划系统患者计划验证功能，是治疗计划实施治疗前至关重要的一步，也是发现剂量偏差的最关键环节。DQA 计划的第一步，用户要选择 DQA 合适模板，如图 7-35 所示。TOMO 系统标配的 DQA 模板是 Cheese 模体，由等效水材料制成，内部有插孔可放置电离室测量点剂量，如果须用半导体阵列做验证工具，则需要相应的模体。与患者治疗计划类似，用户应在 CT 图像中用 TOMO 的治疗床代替模体 CT 图像中的床，如图 7-36 所示。DQA 的重要一步是根据治疗计划的剂量分布合理地移植于模体，电离室应放置在靶区剂量梯度较平缓的位置。

模体和激光灯位置确定之后，用户单击"Start"，计算模体的剂量分布。

在上述 DQA 设置步骤完成后，物理师在治疗机上实施 DQA。除了用电离室测量点剂量外，还应在模体中放置验证胶片测量面剂量分布。在机器上实施 DQA 后，物理师回到 TPS 工作站，在 DQA 分析界面（图 7-37）评估测量结果。

DQA 分析评估界面的用户接口如图 7-37 所示。屏幕中左部分重叠了质量保证计划和胶片测量的剖面剂量分布。使用剖面测量工具，用户可以比较计划和测量的剂量剖面。界面的右下部分允许用户输入点剂量，并与 DQA 计划测量的点剂量做比较。

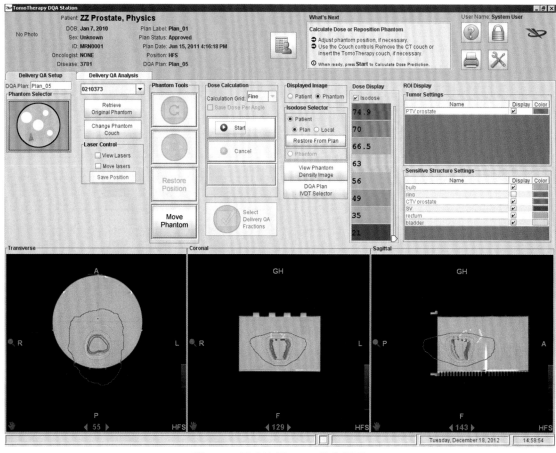

图 7-35　用户选择 DQA 模体界面

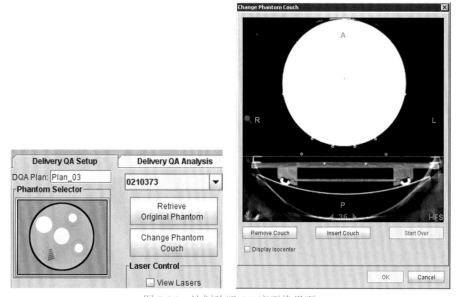

图 7-36　计划验证 CT 床更换界面

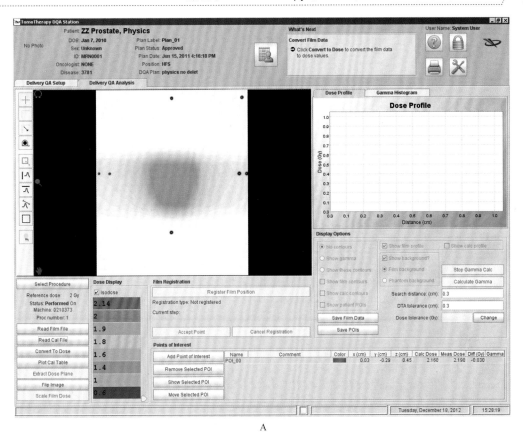

A

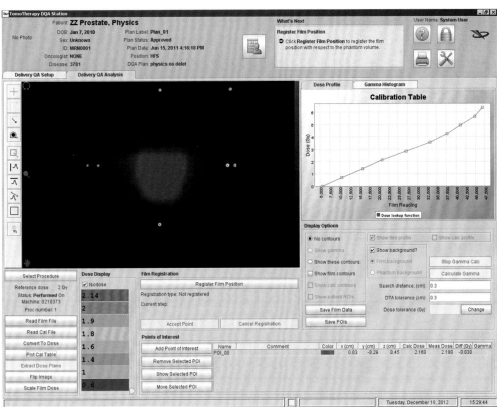

B

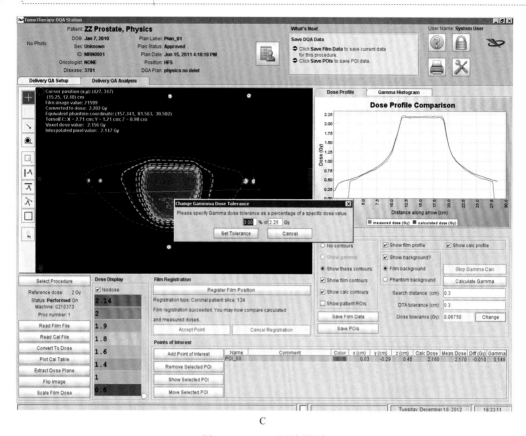

C

图 7-37　DQA 评估界面

A. 载入胶片文件界面；B. 读取并载入剂量刻度文件界面；C. 进行胶片剂量最大值归一界面

二、患者计划验证流程

（一）胶片验证

1. 计划　将临床治疗计划移植到 Cheese 模体上，根据剂量分布合理放置模体，并计算生成患者验证计划。

2. 放胶片　如图 7-38 所示，将胶片夹在圆柱形模体中间，A1SL 电离室插入模体中心电离室插孔处，并连接剂量仪。

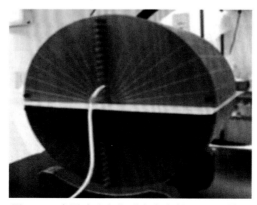

图 7-38　内置胶片和指型电离室的 Cheese 模体

3. 模体调强验证　按照红激光灯摆好模体，并执行患者的调强验证放疗计划。

4. 记录　记录电离室测量结果，扫描验证计划胶片，得到测量胶片文件。

5. 胶片分析　将相应患者胶片测量文件、胶片校准文件导入 DQA Station，胶片数据转换为剂量值，进行胶片位置配准，按照提示说明操作，配准完成后，通过 DoseProfile 中计算的容积分布，比较计算和测量分布差异以及 γ 通过率，可以通过提取剂量平面、翻转影像、增减胶片剂量等工具辅助分析。

6. POI 分析　考虑电离室的体积平均效应，选择电离室所在点前后三层的位置，添加感兴趣点，通过显示可以看到每个点的坐标以及计算剂量、测量剂量、两者绝对剂量差异以及 γ 值，将三点计算剂量的平均值与电离室测得剂量进行比较。

7. 报告　生成验证报告存档。

（二）探测器矩阵验证

1. 计划　在 DQA Station 软件中将临床治疗计划移植到验证模体，合理放置模体位置，并计算产生患者验证计划；根据探测器阵列要求，在 DQA Station 软件中将该患者验证计划的 RT PLAN 以及 RT DOSE 文件导出到探测器软件中，作为计划文件。

2. 模体验证　将验证模体放置于治疗床上，将其中心对准红激光灯，执行患者相应的调强验证放疗计划，同时打开模体测量软件，进行测量记录。

3. 保存文件　计划执行完毕，保存测量文件。

4. 分析　与测量文件进行比较分析，设置 γ 通过率为 90%（3mm/2%），TH 值为 10%，对比两个文件的绝对剂量，读取并记录其通过率，如图 7-39 所示。

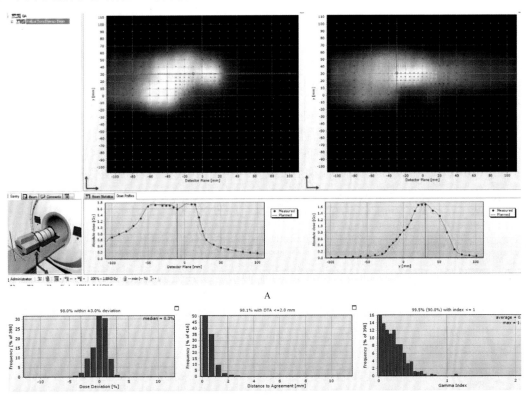

图 7-39　利用 γ 和 DTA 分析平面剂量通过率

5. 报告 生成验证报告并存档。

第五节 TOMO 质控软件

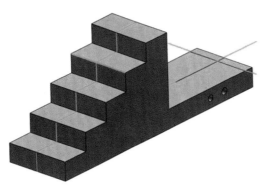

图 7-40 阶梯楔形模体

TOMO 放疗系统自身也配备了 TQA（TOMO Quality Assurance）模块，该模块方便用户应用 TOMO 内部数据进行质量保证，尽可能不再使用其他质量保证设备。其应用程序操作简单，可自动收集并简化机器质量保证的关键指标。TQA 模块使用一个长 15cm 的阶梯状铝块，如图 7-40 所示。执行质量保证工作时将其放置在 TOMO 诊疗床面上，通过狭缝射线束时采集 MVCT 信号并加以分析。

一、TQA 的特点

（1）包含定期质量保证程序。
（2）包含特定项目程序。
（3）用户可自定义和调度程序（灵活适应质量保证协议的变化）。
（4）程序框架可以扩展，这点可通过插件接口实现（便于未来添加新的测试模块）。
（5）TQA 每个授权模块包含自己的程序（.XML），应用 TQA 程序可生成特殊的正弦图文件（.bin）。

二、TQA 的应用范围

（1）运行 TQA 应用程序并不能确保患者治疗安全。
（2）TQA 程序不能完全取代常规质量保证检查，如绝对剂量学性能检测等，即便 TQA 的评估结果可以接受，我们仍然建议用户继续执行定期的常规质量保证程序。
（3）TQA 程序的目的是检测系统性能的变化，并提供早期的微小性能变化迹象。

三、TQA 自动运行与手动运行

（一）自动运行

仅有数据采集系统（data acquisition system，DAS）启用时采用自动运行模式。TQA 程序总是由操作系统控制，处理器自动分析 DAS 数据。
（1）基本剂量学测定（包括系统监控报告）。
（2）直线加速器横向对齐。
（3）螺旋楔形阶梯（包括系统监控报告）。
（4）静态楔形阶梯。
（5）空气扫描。
（6）日常质量保证评估。

（二）手动运行

任何模块都可以手动运行。用户提供输入数据。TQA 模块需要应用外部测量设备（如电离室和静电计）来收集输入文件所需的数据：①直线加速器的纵向对齐；②照射野宽度。

手动运行模式也用于为该文件创建参考文件模块。

（三）使用注意事项

TQA 测试结果均是在没有选定允差的情况下得到的，注意事项如下。

（1）结果超过选定允差的第一个阈值，应监测，但可能不需要立即注意。

（2）结果超过选定允差的第二个阈值，需立即注意。

（3）每个模块的报警级别由厂家制定，而接受的数据范围可由用户进行更改。

TQA 设置独立的联锁，在硬件和软件的参数波动情况下启动系统中断程序，该设置由厂家制定。

（四）TQA 的剂量学功能模块

（1）TQA 剂量学 J7.xml 定义为：zzz_TQA_BasicDosimetry_Open1000P.bin，照射野宽度=J07=1cm，机架旋转 10 圈，每圈 20s，数据压缩比例为 10→18MB。

（2）运行程序时治疗床需要在照射野范围之外，通过电离室和探测器出口收集数据。

（3）原始输出（监测室数据）：每一个监测电离室在旋转变化过程中测得的单位脉冲计数，测量和参考输出分布如图 7-41 所示。

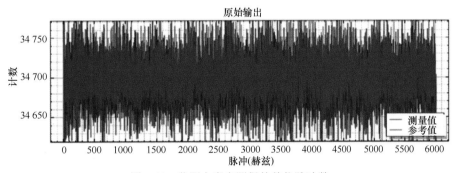

图 7-41　监测电离室测得的单位脉冲数

（4）归一化输出（监测室数据）：原始输出除以输出平均值，再乘以 100，如图 7-42 所示。

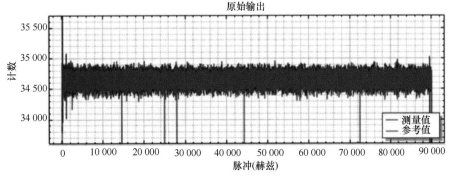

图 7-42　监测电离室归一化输出

（5）输出比（监测室数据）：原始输出与参考输出之比，再乘以 100，如图 7-43 所示。

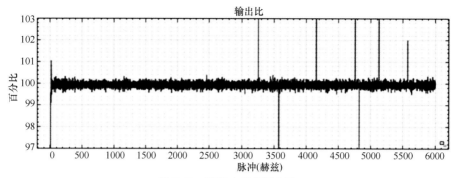

图 7-43　监测电离室输出比

（6）原始输出倾斜上升（监测室数据）：系统达到标称输出剂量水平所需要的脉冲数，如图 7-44 所示。若要达到系统联锁定义的可接受输出范围需要花费的时间超过 10s（300 压缩脉冲），则会发生中断。若达到容许范围所需的时间增加，则需要调整系统。

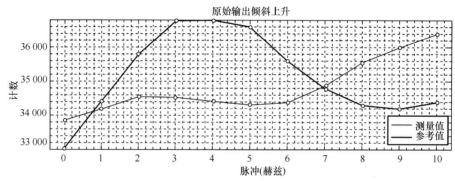

图 7-44　监测电离室输出倾斜上升

（7）锥：将探测器出口测得的原始数据在所有脉冲范围内进行平均，如图 7-45 所示。

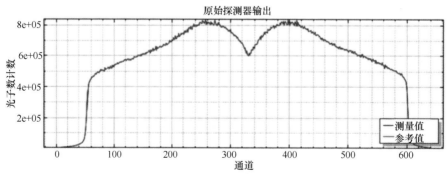

图 7-45　原始探测器输出

（8）锥比率：测得锥与参考锥比值，再乘以 100。从机器临床测试时起，该比值可用于探测射束输出和能量的变化。一条平整线（锥比率=1）表明测量值与参考值符合性完全一致。

（9）γ 指数：比较分别归一化后的测量锥和参考锥（归一化的锥比率是锥比率减去平均锥比率，再加 100）。该指标采用丹尼尔·勒夫于 1998 年提出的 γ 函数，γ 指数<1 表明结果在允差范围内（2%，1mm）。

（10）逐脉冲：提供数据如何变化的信息，如图 7-46 所示。一般原则是：大于±2%的变化表明需要调整。

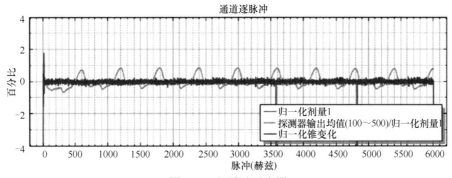

图 7-46　逐脉冲示意图

（五）日常质量保证

日常质量保证模块是一个 300s 的程序，自动采集和处理几项不同测试的数据。日常质量保证模块中的一些参数与动态钨门特征相关。

如果在未配置动态钨门的系统上运行日常质量保证模块，钨门在整个过程中保持固定（J07 设置）。只有那些与固定钨门相关的参数指标才会在报告中出现。程序详细内容：300s，机架旋转 30 次，每次旋转 10s，床移出孔径。

只有配备了动态钨门的系统在程序运行过程中钨门位置才会发生改变，同时采集监测电离室和探测器数据。报告内容包括：旋转变化程序（类似于基本剂量学模块，包括与空气扫描模块类似的钨门稳定性检查）、J48、J07（1cm 射野宽度）、J01（此为成像时的照射野宽度）、加速器横向对齐（类似于加速器横向对齐模块）、钨门/探测器对齐（假定探测器位置未发生改变，变化指射束平面的变化，中心轴 Y 发散性测试）、动态钨门横扫（比较程控的钨门位置值与编码反馈值，检查钨门运动时机的稳定性）、叶片延迟稳定性检查。

需要注意的是 TQA 日常质量保证模块采用治疗级射束，而非成像级射束，它不更新 MVCT 重建信号的归一化文件，所以它并不能取代晨检的空气扫描。因此每天工作第一件事应继续进行空气扫描程序以获取最佳图像质量。

参 考 文 献

国家癌症中心/国家肿瘤规范化诊治质控中心, 2020. 螺旋断层治疗系统的质量保证[J]. 中华放射肿瘤学杂志, 29(10): 813-821.

国家标准化委员会, 2018. 螺旋断层治疗装置质量控制检测规范(WS 531—2017)[S].北京: 中国标准出版社.

马林, 王连元, 周桂霞, 等, 2010. TomoTherapy 肿瘤断层放射治疗[M]. 成都: 四川科学技术出版社.

卫生部, 2006. 放射诊疗管理规定[J]. 中华人民共和国国家卫生和计划生育委员会公报, (2): 3-7.

卫生部, 2010. 医疗器械临床使用安全管理规范(试行)[J]. 中国药房, (8): 762-763.

卫生部, 财政部, 2005. 大型医用设备配置与使用管理办法[J]. 中国医院, 9(3): 73-75.

佚名, 2013. 新型大型医用设备配置管理规定[J]. 中华人民共和国国家卫生和计划生育委员会公报, (3): 20-23.

翟自坡, 翟贺争, 马永忠, 等, 2016. 螺旋断层放射治疗系统质量控制检测与评价[J]. 辐射研究与辐射工艺学报, (4): 23-26.

中国国家标准化管理委员会. (2003). GB/T 18987—2003 放射治疗设备坐标系、运动与刻度[S]. 北京: 中国标准出版社.

Balog J, Holmes T, Vaden R, 2006. Helical tomotherapy dynamic quality assurance[J]. Medical Physics, 33(10).

Balog J , Olivera G , Kapatoes J, 2003. Clinical Helical TomoTherapy Commissioning Dosimetry. Med Phys[J]. 30(12): 3097-3106.

Boyer A L , Butler E B , Dipetrillo T A, 2001. Intensity Modulated Radiation Therapy Collaborative Working Group. Intensity modulated radiotherapy. Current status and issues of interest[J]. Int J Radiat Oncol Biol Phys, 51(4): 880-914.

Fenwick J D, Tome W A, Jaradat H A, et al, 2004. Quality assurance of a helical tomotherapy machine[J]. Phys Med

Bio, 49(13): 2933-2953.

Jeraj R , Mackie T R , Balog J , et al, 2004. Radiation characteristics of helical tomotherapy[J]. Medical Physics, 31(2): 396-404.

Klein E E , Joseph H , John B , et al, 2009. Task Group 142 report: Quality assurance of medical acceleratorsa)[J]. Medical Physics, 36(9): 4197-4212.

Langen K, Papanikolaou N, Balog J, et al, 2010. QA for helical tomotherapy: Report of the AAPM Task Group 148 [J]. Medical Physics, 37(9): 4817-4853.

Mackie T R, Balog J, Ruchala K, et al, 1999. TomoTherapy. Semin Radiat Oncol, 9(1): 108–117.

Mackie T R, Holmes T, Swerdloff S, et al, 1993. Tomotherapy: A new concept for the delivery of dynamic conformal radiotherapy[J]. Medical Physics, 20(6).

Mackie T R, Kapatoes J, Ruchala K, et al, 2003. Image guidance for precise conformal radiotherapy[J]. International Journal of Radiation Oncology Biology Physics, 56(1): 89-105.

NCRP, 2005. Structural shielding design and evaluation for megavoltage X- and gamma-ray radiotherapy facilities[R]. NCRP Report No.151.

Thomas S D, Mackenzie M, Rogers D, et al, 2005. A Monte Carlo derived TG-51 equivalent calibration for helical tomotherapy[J]. Medical Physics, 32(5): 1346-1353.

Wong J, Hardcastle N, Tomé W A, et al. 2011. Independent quality assurance of a helical tomotherapy machine using the dose magnifying glass[J]. Medical Physics, 38(4): 2256-2264.

Yang J N, Mackie T R, Reckwerdt P, et al, 1997. An investigation of TomoTherapy beam delivery[J]. Medical Physics, 24(3): 425-436.

第八章　CyberKnife（CK）系统物理数据采集及常规 QA

第一节　CK 系统简介

1949 年 Leksell 首先提出放射外科（radiosurgery）理论，设想利用立体定向技术，采用大剂量高能射束一次性地摧毁病变组织。此后，该理论经过不断的临床实践逐渐发展成为一门学科——立体定向放射外科（stereotactic radiosurgery，SRS）。该学科根据立体定向原理，将颅内病变组织选择为靶点（称为颅内靶点），一次性地将大剂量电离辐射窄射束精确地聚焦于靶点，使之产生局部破坏而达到治疗疾病的目的。

随着技术和设备的不断发展，一些学者对 SRS 概念进行了更新，SRS 通常指将高能射线高度地聚焦于颅内局限性靶区的单次照射，使之发生放射性反应，而靶区外组织因剂量迅速跌落而免受损伤，从而在边缘形成如刀割一样的剂量效应，达到类似外科手术的疗效。该技术不同于外科手术，也不同于常规放疗及近距离治疗。

SRS 作为一种单次放射治疗过程，该治疗过程一般通过非共面、非等中心或等中心照射方式，利用立体定位和多窄射束照射相结合的方法以实现治疗颅内病灶的目的，目前已扩展至颅外病灶。针对相同过程，用于颅内多次照射时称为立体定向放射治疗（stereotactic radiotherapy，SRT），当实施体部照射时则称为体部立体定向放射治疗（stereotactic body radiotherapy，SBRT）。

立体定向照射的主要特点是：采用多个射束（固定和非固定方向）、多弧照射（离散和连续）等聚焦技术在立体空间中以等中心、非等中心、共面、非共面等方式，将预设的处方剂量高精确地照射到空间立体精确定位的病变靶区。

一、CK 系统简介

CyberKnife（CK）机器人放射外科手术系统（CyberKnife robotic radiosurgery system，CK RRS）简称射波刀，其原理最初是于 1991 年由 Guthrie 和 Adler 提出，它综合了图像引导实时定位、机器人（臂）执行照射、紧凑型 X 波段直线加速器和呼吸运动的动态补偿等技术。CK 系统于 1999 年经美国食品药品监督管理局（FDA）批准上市，2001 年治疗范围推广至颅内、肝、肺等全身各部位实体肿瘤，2004 年 CK 系统实现了新的追踪方式——呼吸追踪，它可在治疗过程中进行实时追踪，同时进行修正六维治疗误差，解决了现代放射治疗的难题——患者摆位精确度和重复性以及器官运动带来的误差。

CK 系统通过安装在 6 关节的工业机器人上的一套紧凑型 X 波段 6MV 直线加速器，从多个角度对患者实施精准放疗。该系统有两个正交 X 射线成像系统提供治疗中的图像引导。机械臂和患者治疗床的运动全部由计算机系统直接控制，而该计算机系统由放射治疗师在治疗患者时或由医学物理师进行质控操作。直线加速器（linac）产生 9.5GHz、X 波段 6MV 的 X 射线。Linac 为紧凑型直线加速器，无均整器，可安装固定准直器、Iris 可变孔径准直器（型号：G4、VSI）和多叶准直器（型号：M6、S7）。剂量率因型号而异，G4 为 800MU/min，VSI、M6 和 S7 为 1000MU/min。

CK M6 系统在 2012 年获美国 FDA 批准，2016 年获得我国认证（图 8-1）。CK M6 系统配备 InCise^{TM2} 多叶准直器，叶片数为 52，分为 26 对；叶宽为 3.85mm，源轴距（SAD）80cm 时最大射野为 11.5cm×10cm。采用多叶准直器实施治疗，头部有 171 个节点，体部有 102 个节点。对于全身各部位肿瘤（包括受呼吸运动影响的肿瘤），照射误差均小于 0.95mm，为亚毫米级别。

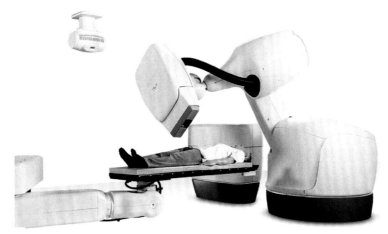

图 8-1　配备 InCise^{TM2} 多叶准直器的 CK M6 系统

CK 系统主要由直线加速器、靶区定位系统（TLS）、机械臂、治疗控制系统、准直器、治疗床、呼吸追踪系统、CK 数据管理系统（CyberKnife data management system，CDMS）、治疗计划系统等组成。靶区定位系统也称为 X 射线影像引导系统，提供治疗过程中的靶区位置信息（图 8-2）。TLS 采用 2 套 kV 级 X 射线源，分别安装于治疗床两侧上方的天花板上。X 射线源是添加了 2.5mm 或更厚滤过铝的传统旋转阳极 X 射线球管。TLS 可提供一对正交的 X 射线影像，影像经过数字重建后与患者 CT 影像重建而来的参考数字重建图像（DRR）进行比较。两组 X 射线射束互相垂直，每组 X 射线与水平面成 45°，每次成像获取患者的一对正交影像。

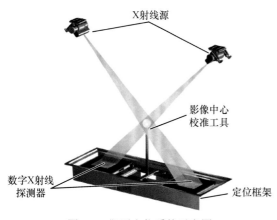

图 8-2　靶区定位系统示意图

CK 系统目前有两种 X 射线发生器，一种是 37.5kW X 射线发生器，40～125kV，25～300mA，1～500ms；另一种是 50.0kW X 射线发生器，40～150kV，10～640mA，1～500ms。不同成像条件下的入射剂量见表 8-1。

表 8-1　影像系统不同成像条件下 X 射线端口剂量

电压（kV）	电流（mA）	EX（ms）	X 线的量（mAs）	剂量（mGy）
100	100	100	10	0.15
100	320	100	32	0.50
120	100	100	10	0.24
120	320	100	32	0.80
150	100	100	10	0.38
150	320	100	32	1.24

kV. 千伏；mA. 毫安；EX. 曝光时间；mAs. 毫安秒

二、靶区定位系统

6D 颅骨追踪系统可以定位追踪颅内靶区位置而无需立体定位框架，通过匹配颅骨的骨性特征，计算 X 射线实时影像与参考 DRR 影像之间的位置偏差，实现影像引导摆位；金标追踪系统通过追踪植入的标记物定位并追踪肿瘤，将 DRR 影像中的金标组位置与实时 X 射线影像关联确定金标位置；脊柱追踪系统可定位追踪脊柱区域或其他部位的骨骼结构，无须植入金标即可精确和自动追踪从颈椎到骶椎的所有脊柱区域，以及股骨、髂骨等较大骨骼；肺追踪系统能够直接、高精确度地定位追踪符合特定条件的肺部肿瘤，无须植入金标。对于 CK G4 的肺追踪系统，只有在两侧影像板上的影像都能确认追踪的靶区，才可以实施追踪；之后 CK VSI、M6 对肺追踪系统进行了升级，只需一侧影像板上的影像能够确认即可。

三、治疗计划系统

用于患者放射治疗计划的设计，可以利用此系统进行影像的加载和融合、轮廓勾画、追踪模式的选择、剂量阈值的设置、计划设计及计划评估等。目前商用 MultiPlan 系统提供了射线追踪（ray-tracing，RT）和蒙特卡罗（Monte-Carlo，MC）两种算法，MC 算法可以提供较高的计算精确度。对于圆形的小肿瘤，可利用等中心计划设计，剂量梯度陡峭，适形度好。

四、直线加速器和准直器

采用紧凑型直线加速器（图 8-3），由电子枪、驻波加速器管、真空系统、磁控管、微波波导管组件、脉冲转换器、水循环、监测电离室、激光灯等组成，并由具有 6 自由度的机械臂控制直线加速器到达指定位置。

圆形固定准直器有 12 种孔径，分别为 5mm、7.5mm、10mm、12.5mm、15mm、20mm、25mm、30mm、35mm、40mm、50mm 和 60mm。Iris 可变孔径准直器由上、下两组钨片所组成（每组 6 块），形成一个十二边形的照射野，孔径自动可调，可设置从 5 到 60mm 共 12 个尺寸的照射野，标称上等于系统 12 个圆形固定准直器的照射野大小（图 8-4）。

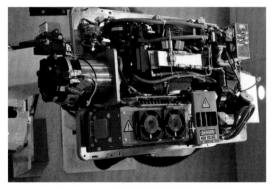

图 8-3　X 波段紧凑型直线加速器

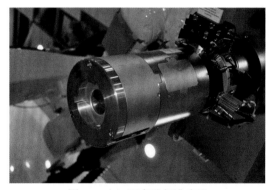

图 8-4　Iris 可变孔径准直器

五、机械臂（治疗机械臂）

具有 6 个轴（6 个自由度），可以固定并控制直线加速器精准地到达预设位置。CK G4 和 VSI 系统机械臂型号为 KUKA 240，重复精确度约为 0.12mm。机械臂的最大优势是入射方向多且灵活，在立体空间中 CK G4 有 160 个节点，每个节点有 12 个入射方向可选择，因此总的可选择入射方向为 1920 个；CK-VSI 系统有 160 个节点，每个节点有 36 个方向可供选择，共有 5760 个入射方向可供选择。

六、治 疗 床

配置有两种治疗床：标准治疗床和机器人治疗床。标准治疗床有 5 个自由度，可以进行 3 个方向平移（上下、左右和前后）和 2 个方向的旋转（左右和前后旋转），水平旋转需要手动操作，最大承重为 159kg。机器人治疗床（RoboCouch）通过一个安装在墙壁上的 6 自由度机械手对患者进行摆位，可以进行 6 自由度摆位（3 个平移和 3 个旋转），最大承重为 227kg。

七、数据管理系统

数据管理系统是 CK 系统的中央数据库，主要用于射线束数据的导入、影像数据的检查和导入、用户管理、系统数据存储、计划数据存储和管理等。

第二节　QA 常用工具及设备验收

一、QA 常用工具

常用的测量工具见表 8-2。

表 8-2　常用的测量工具

类别	内容
电离室与半导体探测器	（1）剂量仪 （2）剂量测量的电离室 （3）用于小野测量的小型电离室、半导体探测器等
水模体	（1）固体水 （2）三维水箱
检测模体	（1）自动质量保证（AQA）模体，CK 随机器自带 （2）头颈部模体（LUCY），CK 随机器自带 （3）同步呼吸追踪模体，CK 随机器自带 （4）肺追踪运动模体，需另行购买
矩阵探测器	二维矩阵探测器
胶片	AQA 测试胶片、端到端（E2E）测试胶片、EBT3 胶片
其他设备	扫描仪、温度计、气压计、湿度计、水平尺等

二、设 备 验 收

CK（型号：VSI，Accuray 公司）系统配备 X 波段、9.3GHz 紧凑型驻波直线加速器，产生单光子 6MV X 射线（无电子线），标称剂量率为 1000MU/min，射束经过初级准直器和次级准直器后到达患者（图 8-5）。配备两种类型的次级准直器，一种是 12 个圆形固定准直器，另一种是 Iris 可变孔径准直器。Iris 可以完全关闭或完全打开，以供物理测试检测。CK 系统利用机械臂调整至 SAD，范围从 650mm 至 1000mm。MultiPlan 计划系统版本为 4.6.1，CK RRS 版本为 9.6.0，验收测试（acceptance test procedure，ATP）方法和程序如下。

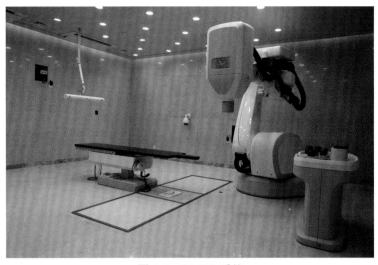

图 8-5　CK VSI 系统

（一）加速器系统的验收和测试

　　X 射线束离轴（Profile）剂量曲线扫描和分析，记录表见表 8-3。推荐采用半导体探测器进行扫描，在使用时注意有效测量点的位置。三维扫描水箱置于治疗头下方并调至水平。激光准直器放置到 30mm 准直器中，调整机械臂使激光反射至小孔中。安装前指针，调整源皮距（SSD）=750mm，也可以利用鸟笼（安装在机头下方的一种专用固定探测器的支架）上的刻度设置 SSD（图 8-6）。准直器更换为 40mm。将一半导体探测器安装到水箱中用于测量，另一个电离室安装到机头电离室插孔中作为参考探测器。

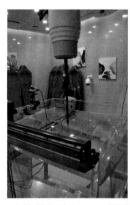

图 8-6　水箱的摆放和 SSD 设置示意图

表 8-3　CK 加速器验收测试记录表

准直器（mm）	SSD（mm）	深度（mm）	探测器	测量内容	指标（IEC 60976）	结果
40	750	50	半导体	矢状面对称性	<104%	
40	750	50	半导体	冠状面对称性	<104%	
40	750	50	半导体	矢状面平坦度	<114%	
40	750	50	半导体	冠状面平坦度	<114%	
40	750	50	半导体	矢状面前后方向的半影	<4.5mm	
40	750	50	半导体	冠状面左右方向的半影	<4.5mm	
60	600/700	200/100	电离室	$TPR_{20/10}$	0.62～0.67	
60	800	0	半导体	表面剂量	<57%	
40	800	无	半导体	最大剂量 D_{max}	13～17mm（标称值为 15mm）	
40	800	100	半导体	100mm 处的百分深度剂量（D_{100}）	58%～62%（标称值为 59%）	

　　X 射线束射线质检查　建议采用半导体探测器。安装前指针，SSD 调整至 800mm。安装

40mm 准直器，扫描百分深度剂量（PDD）曲线，分析得到最大剂量 D_{max} 和 100mm 深度处的百分深度剂量（D_{100}）。更换为 60mm 准直器，SSD=800mm，扫描得到 PDD 曲线，测量表面剂量 D_0。在 60mm 准直器的条件下，测量 TPR$_{20/10}$ 值。选择 0.6cm³ 指型电离室或合适的电离室，加速器每次出束照射 200MU。SAD=800mm 保持不变，即在 SSD=600mm，深度 d=200mm 条件下测量得到 TPR$_{20}$；SSD=700mm，d=100mm 条件下测量得到 TPR$_{10}$，计算两者的比值得到 TPR$_{20/10}$。该值将用于评价加速器 X 射线束射线质，应符合性能要求。

剂量率检测　建议采用 Farmer 型电离室和 6MV 建成帽在 CK 物理模式下测量。测量设备包括 6MV 建成帽、鸟笼、0.6cm³ 指型电离室和静电计，在物理模式下粗略校准加速器，标称转换因子如 200MU/36nC=5.56。将测量的五个校准因子输入到计算机后，测量剂量率，并与标称剂量率进行对比。由于是粗略校准，剂量率偏差在 ±5% 以内是可以接受的。注意，该粗略校准不能作为 CK 绝对剂量校准的结果。

准直器透射率的检测　准直器透射率定义为在无孔次级准直器和 60mm 准直器两种条件下测量的剂量比值。将 0.6cm³ 指型电离室安装到鸟笼上，安装 6MV 平衡帽，此时 SSD=800mm。加速器每次出射线束照射 1000MU，分别在无孔次级准直器和 60mm 准直器两种条件下测量，静电计读数单位为 nC。计算公式：

$$透射率（\%）=100×（D_{无孔}）/（D_{60}）×100\%　　　　　　　（8-1）$$

X 射线通过次级准直器后的透射率要求不超过 1%。以编号为 0365 的 CK VSI 为例，无孔准直器条件下测得的值是 0.225nC，60mm 准直器下测得的值是 182.1nC，准直器透射率为 0.12%。

加速器剂量测量系统的剂量重复性检测　安装 60mm 准直器，将 0.6cm³ 指型电离室安装到鸟笼支架上，连接 6MV 平衡帽。在物理模式下出束照射 10 次，每次 100MU。去掉最大值和最小值，计算公式为：重复性（变异系数，S）=标准差/平均值×100%。剂量测量系统（A 和 B 剂量计）的可重复性测量结果应小于 ±1%。

X 射线束 MU 线性检测　60mm 准直器条件下，采用 0.6cm³ 指型电离室和 6MV 平衡帽。在物理模式下，加速器分别出束照射 10、20、30、40、50、100、500、1000MU，测量加速器输出，静电计测量单位为 nC。计算要求的值与照射剂量的比值，去掉最大值和最小值，计算出总偏差。剂量线性要求在 ±1% 或 ±1MU 以内。相对 100MU 的偏差（%）：

$$偏差（\%）=[（nC/MU）_{要求MU}-（nC/MU）_{100}]/（nC/MU）_{100}×100\%　（8-2）$$

X 射线束中断验证的测试　执行一个模体计划，在治疗过程中单击控制面板上的紧急停止（E-Stop）按钮中断出束，射束 MU 进度条停止处记录下所输出的剂量。恢复治疗，检查是否从中断的射束 MU 进度条处开始出束。

剂量监测系统的安全联锁检查　当剂量率低至标称值的 85% 时，检查是否会发生 E-Stop 而停止出束。物理模式下出束 1000MU，在主控制台控制面板上手动调低脉冲剂量率（PRF）直至发生 E-Stop。发生联锁后，将 PRF 调整至初始值。

（二）Iris 准直器系统验收测试

Iris 准直器（图 8-7）不同于固定圆形准直器，它通常由上、下两个六边形组合成一个十二边形的射野。因此，扫描角度不同，束流 Profile 曲线可能不同。旋转机械臂 A$_4$ 关节，直至 A$_5$ 关节的轴大约在水平状态。打开激光灯，旋转 A$_1$ 关节，激光束将扫出一个圆弧（图 8-8）。仔细调整水箱位置，使 L_1=L_2。注意，最好在 L_1 和 L_2 的位置贴一个白色胶带，以便做激光标记。移动 A$_1$ 关节至 θ_1 和 θ_2 中间位置。

激光点与照射野中心一致性的检查　在治疗执行计算机上把 Iris 准直器完全打开，安装 Iris 激光准直器。三维水箱加注水，打开激光灯，仅调整 A$_5$ 和 A$_6$ 关节，使激光束反射回针孔中。激光点位于半导体探测器测量区中心，准直器更换为 40mm。利用水箱中心检查功能，检查 50mm 和 100mm 两个深度处中心偏离值，要求不超过 1mm。

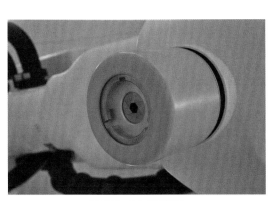

图 8-7　Iris 准直器

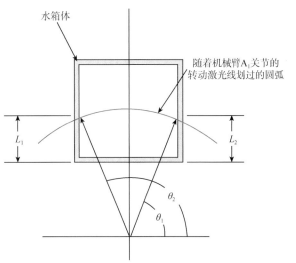

图 8-8　通过旋转 A_1 轴摆放水箱位置，红色弧线为激光线划过的圆弧，方形代表水模体，θ_1 和 θ_2 为 A_1 关节的角度位置随着机械臂 A_1 关节的转动激光线划过的圆弧

Iris 可重复性的检测　利用前指针将 SSD 设置为 750mm，扫描水下 50mm 深度处的 Profile 曲线。选择 5mm 和 60mm 两个孔径，每次扫描前都需要对中心进行检查。每一准直器至少重复测量 3 次，测量结果之间的差异要求不超过 0.2mm。

Iris 准直器透射率的检测　Iris 准直器透射率定义为在照射野完全关闭与 60mm 孔径两种条件下所测剂量的比值。鸟笼调整至 Iris 配置结构，安装 $0.6cm^3$ 电离室和平衡帽。调整电离室偏离激光中心约 1cm，主要目的是确保泄露辐射来自 Iris 组件而非射野。在物理模式下每次出束照射 1000MU，测量 Iris 完全关闭（$M_{完全闭合}$）和 60mm 孔径（M_{60mm}）两种条件下的剂量读数。结果性能要求小于 1%，计算式为：

$$透射率（\%）=100\times（M_{完全闭合}）/（M_{60mm}）\times100\% \tag{8-3}$$

（三）准直器更换测试

CK VSI 系统配备的是 B 型准直器更换（Xchange）平台，测试包括固定准直器不同孔径之间的更换和固定或 Iris 两种型号准直器的自动切换（图 8-9）。固定准直器不同孔径之间的更换，是在物理模式进入准直器更换界面，选择不同的准直器，检查是否能够正确地自动更换，并将换下来的准直器放到正确的位置上。同时，检查治疗计算机操作界面上显示的准直器大小与实际更换的是否一致。固定或 Iris 准直器是通过气动方式切换，在物理模式下进入准直器更换界面，检查固定或 Iris 准直器能否正确地互相切换。改变 Iris 准直器孔径大小，性能要求检查其正确性。

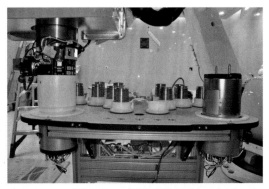

图 8-9　B 型准直器平台

（四）安全联锁和紧急断电检测

在 CK 临床应用之前，为了患者和工作人员的安全，应对这些安全联锁逐一检查。CK 系统带有错误自检程序，并设置了相应安全联锁。当出现联锁时，机械臂会停止运动，加速器辐射和高压将会关闭，X 射线成像系统也会停止获取影像。

物理模式下，人为触发这些联锁，需检查是否会出现 E-Stop 信息和相应的错误代码。这些联锁（代码）有：门联锁（104）、墙壁上紧急断电按钮（102）、机械臂手控盒 E-Stop（108）、操作台 E-Stop（106）、标准治疗床 E-Stop（901/902）、准直器错误（365/714）、真空故障（154）、水流和治疗头风扇故障（153）、SF_6 故障（151）等。

在 EMO 功能失效或更加紧急的情况下，可设备紧急断电。在治疗室、操作台等位置装有紧急断电按钮（emergency power off，EPO），须按下这些按钮检查是否有效。

（五）防碰撞检测

CK 自带一个防碰撞程序，名为接近探测程序（proximity detection program，PDP），在治疗或模拟过程中能够监测机械臂运动，避免机械臂运动中过分靠近患者或设备。该程序是通过 MultiPlan 系统额外生成一个安全计划来实现的。

设计一个头部和体部单路径的等中心计划，在演示模式下进行影像引导摆位。关闭门联锁功能，治疗床升至 150mm。注意，如果是体部计划，升床 150mm，并沿患者左或右侧相对机械臂位置移动 145mm，这是为了尽早让防碰撞程序模型与治疗路径发生干扰。

关闭影像功能，在演示模式下启动模型测试，模拟所有执行照射的路径。演示中机械臂会通过一些节点，但最终会产生 E-Stop 信息。头部和体部计划都需要进行检查，目的是验证通过软件探测可能触碰 PDP 模型的有效性，并在接近时产生 E-Stop。

（六）MultiPlan 系统验收测试

MultiPlan 系统的验收测试，主要是检查能否正确导入影像、影像显示方向的正确性，以及检查功能是否与技术指标一致。选一模体（如 LUCY），模体一侧贴上一个标记并记录位置。利用 CT 扫描该模体并将影像传输至 MultiPlan 系统中，检查能否正确导入和加载影像。根据该模体上所做的标记，检查导入其图像方向的正确性。利用 MultiPlan 的工具尺测量模体中球方的尺寸，与球方的实际尺寸进行对比，验证几何关系的正确性。

MultiPlan 功能分为标配和选配，需要根据商务合同进行检查。检查 MultiPlan 中各个功能是否正常使用，如 4D 治疗优化、蒙特卡罗算法、顺序优化、肺部优化治疗、自动勾画等功能。

（七）紧急断电开关功能检查

在多个位置配置有 EPO 按钮，如控制台、治疗室墙壁、设备间，以便在发生火灾、漏水、触电等紧急情况时使用（图 8-10）。在这里要特别注意，EPO 可以断开不需要不间断电源（UPS）供电的设备，如机械臂、治疗床、加速器。但在机械臂发生碰撞的情况下，建议使用 E-Stop，不建议使用 EPO。关闭所有的系统（除计算机之外），逐一按下每一处的 EPO，检查电源分配系统（power distribution unit，PDU）上 EPO 电路是否断开。同时，检查 UPS 能否继续为计算机供电。

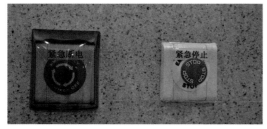

图 8-10　墙壁上 EPO（左）和 E-Stop（右）按钮，EPO 装有防护罩

（八）端到端（end-to-end，E2E）测试

通过内部包含模拟靶区和正交放置胶片的专用模体，执行从 CT 模拟到治疗的过程。实际照射剂量的空间分布与计划剂量特定的等剂量线进行比较。E2E 测试采用等中心治疗计划。其目的是检测空间照射和追踪模式的综合精确度。

CK 系统的照射精确度是通过分析测量曝光胶片的中心与治疗计划中靶区中心之间的偏差得到的。首先得到三个正交方向上的偏差，然后计算得到三个偏差的平方和，最后求这个和的平方根进而得到其精确度值。对于固定和 Iris 准直器，无论是静态还是动态靶区，精确度都要求优于 0.95mm。E2E 测试是检测治疗计划、机械臂、成像系统、加速器等系统的整体精确度的测试，也是对子系统之间的数据传输、子系统功能的检测。

第三节　CK 数据采集及建模

CK 的 MultiPlan 计划系统版本：Ver 4.6.1 所需射线束流数据的采集，包括圆形固定准直器和 Iris 准直器两种条件下射线追踪算法、MC 算法所需数据的采集。需要采集的数据有中心离轴比（OCR）、组织模体比（TPR）、水中的输出因子（OF）、空气中的输出因子（OF）、开放野剂量分布、百分深度剂量（PDD）（表 8-4）。对束流数据进行处理并按照特定的命名方式命名，然后以 ASCII 格式将数据文件导入到 CDMS 中，在 MultiPlan 系统中打印数据并确认其与测量的束流数据一致。

MultiPlan 系统中计算 OCR 和 TPR 束流数据，将计算出的束流剂量分布图与测量出的束流数据进行比较，若其结果可以接受，则确认批准用于计算。固定式准直器和 Iris 准直器的数据需要分别采集并单独导入到 CDMS 中。该工作须在 CK 验收测试完成后进行，并且应确保 CK 各组件的各项性能指标均符合要求。从治疗计划系统打印所有的数据表格并仔细核对。注意，束流数据文件中如果出现额外的空格或断行，可能会造成严重错误。

表 8-4　束流数据文件名

文件	固定准直器	Iris 准直器
组织模体比（TPR）表	TMRtable.dat	irisTPRtable.dat
中心离轴比（OCR）表	OCRtable0.dat	irisOCRtable0.dat
（12 个文件）	OCRtable1.dat	irisOCRtable1.dat
	OCRtable2.dat	irisOCRtable2.dat
	…	…
	OCRtable11.dat	irisOCRtable11.dat
输出因子（OF）表	DMOFtable.dat	irisOFtable.dat

一、圆形固定准直器的 TPR 数据测量

TPR 是一个比值，即在特定的 SAD 条件下，给定点处的吸收剂量与参考深度处的吸收剂量之比。对于所有准直器，参考深度均为 15mm，SAD 为 800mm。需要测量每一准直器的 TPR 数据，并转换成 ASCII 文件格式的单个束流数据文件。测量完成后，将数据与厂家提供的典型数据或其他文献中的数据进行对比。设计一个 TPR 数据的 Excel 表，将测量数据输入到该表格中。测量步骤如下。

（1）对加速器进行预热，确保 CK 系统运行正常。

（2）将治疗头调整至测量位，水箱放置于治疗头下方，水箱中的水应满足最大测量深度 300mm 需求。调整机械臂，使治疗头与水平面垂直。

（3）探测器安装到鸟笼支架上，测量平面的中心与前指针的前端重合（图 8-11）。查询半导体探测器的有效测量点，正确设置前指针刻度值。

（4）移去前指针，打开激光灯，微调半导体探测器，使激光点位于探测器表面的中间。

（5）将半导体探测器与静电计相连。SAD=800mm 保持不变，加速器每次出束 100MU，测量单位：nC。

（6）在调整深度时，一种方法是手动控制机械臂调整，另一种方法是在控制室利用计算机控制机械臂的上升与下降。对于每组准直器，需要采集 0mm、3mm、5mm、8mm、10mm、13mm、15mm、20mm、30mm、50mm、100mm、150mm、200mm、250mm 和 300mm 深度处的 TPR 数据。每一准直器的 TPR 测量完之后，再重复测量 3 次 15mm 深度处的值并取平均值。在深度为 0mm 测量时，每次需要用棉签擦干探测器表面的水。

（7）测量的 TPR 值可通过差值生成 1mm 等间距数据。每一准直器的 TPR 表中共有 301 个数据点，这些数据点从 0 至 300mm，间距为 1mm。TPR 数据表包含的数据点不能超过 301 个，否则系统将不予接受或发生错误。每一准直器的 TPR 值都归一至 15mm 深度处，因此 15mm 处的 TPR 值为 1.0（图 8-12）。

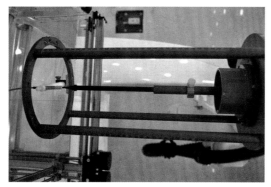

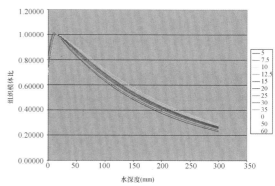

图 8-11　半导体探测器安装到支架上，测量平面垂直向上　　图 8-12　TPR 曲线数据分布，归一到 15mm 深度处

（8）转换 12 个准直器的数据，并将其组合生成 ASCII 格式的数据表。

二、圆形固定准直器的 OCR 测量

OCR（离轴比）是离轴点处的吸收剂量与相同深度处照射野中心轴上吸收剂量之比。SSD=800mm，测量每一准直器的 OCR 数据。照射野越小测量越困难，最小照射野 5mm 时可能需要多次测量。需要采集 15mm、50mm、100mm、200mm 和 300mm 深度处的 OCR 曲线。根据定义，不同深度和每一准直器在中心轴处的 OCR 值为 1.0。不同深度处测量 X 和 Y 两个方向上的 OCR 数据，须先对每对扫描结果取平均值，然后将曲线左右对折后再取平均值，最后得到每一准直器在 5 个深度处的离轴比文件。

（1）水箱调至水平状态，调整治疗头与水平面垂直。半导体探测器置于水箱测量支架上，移动三个臂，使激光点位于探测器测量区的中间，探测器有效测量点与水面对齐。

（2）通过扫描软件的中心检查功能查找照射野中心，扫描深度一般为 100mm 和 200mm。利用前指针调整 SSD 为 800mm。对于每一准直器，测量 5 个深度：15mm、50mm、100mm、200mm 和 300mm。扫描范围方面，对于 20mm 或更大的准直器，中心轴两侧均为 50mm；对于 15mm 或更小的准直器，中心轴两侧均为 30mm。须设定恰当的扫描范围，确保测量点不超过 500 个数据点。

（3）扫描完成后对数据进行处理，即对两个正交扫描取数据平均值。然后对每侧取平均值，得到 4 组半扫描数据。最后，对数据归一化，生成每一准直器的径向 OCR 数据，OCR 曲线分布如图 8-13 所示。

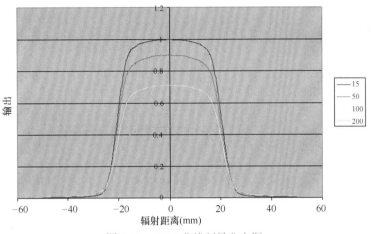

图 8-13　OCR 曲线剂量分布图

三、圆形固定准直器的 OF 测量

OF 值定义为给定照射野吸收剂量相对于参考照射野吸收剂量的比值，参考照射野为 60mm。对于固定和 Iris 准直器，OF（输出因子）都归一化至 SAD=800mm、60mm 固定准直器条件下的测量值。对于每一准直器，测量 650mm、800mm 和 1000mm 三个 SAD 条件下的 OF 值，测量深度为 15mm。半导体有效测量点位于水下 15mm 处，先从最小准直器开始测量，测量 12 组准直器的 OF 值。

（1）在水模体中将半导体探测器有效测量点置于水下 15mm 深度处。

（2）SAD=800mm、测量深度为 15mm 条件下利用前指针设置 SSD=785mm。

（3）5mm 准直器条件下比较难测量，可先从其开始。利用曲线采集软件查找 5mm 准直器照射野的中心，确保探测器位于照射野中心。每次出束照射 100MU，测量单位：nC。从 5mm 至 60mm 准直器依次进行测量，每一准直器重复测量 3 次，取平均值。

（4）重复上述步骤，测量 SAD=800mm 和 1000mm 条件下的 OF。测量深度均为 15mm，SSD 分别为 635mm 和 985mm。

（5）所有准直器的 OF 都归一至 SAD=800mm、60mm 准直器条件下，即上述条件下 OF 为 1。其他条件下的读数与 SAD=800mm、60mm 准直器条件下的读数相除，得到该准直器的 OF 值。

四、圆形固定准直器的空气中 OF 测量

MC 剂量计算所需要的 OF 值是在空气中测量而非在水中，操作步骤如下。

（1）SAD=800mm 条件下进行测量，根据探测器有效测量点的位置利用前指针设置正确的测量距离。

（2）加速器每次出束 100MU，测量单位：nC。每一准直器重复测量 3 次，取平均值。测量值至少保留小数点后 3 位有效数字。

（3）重复上述步骤，测量 12 个准直器的 OF 值。

（4）将数据转换成所需的 ASCII 格式，文件名 mc_outputfactor.dat。第 1 行和第 2 行中的 version、sample 必须小写，可以在第 3 行中输入注释。所有准直器数据都归一化至 60mm 准

直器，即 60mm 准直器的空气中 OF 值为 1.000。

五、圆形固定准直器的开放野剂量分布

开放野剂量分布即没有固定准直器时的射线束流剂量分布，覆盖中心两侧 80mm 范围。操作步骤如下。

（1）半导体有效测量点置于水下 25mm 处，SAD=800mm 或 SSD=800mm。

（2）从治疗头中移去固定准直器，扫描两个正交方向上的数据，范围从 −80mm 至 +80mm。测量数据至少保留小数点后 3 位有效数字。

（3）数据均归一至中心，两个正交方向上剂量分布图中的数据归一化后取平均值。1mm 步进，共生成 161 个数据点。将数据转换成所需的 ASCII 格式，文件名 mc_doseprofile.dat。

六、圆形固定准直器的 PDD 曲线测量

在水模体中获取 60mm 准直器的 PDD 曲线数据，每个点的测量时间要设置恰当，以获得平滑的 PDD 曲线。在最大剂量点附近，步进建议＜1mm。操作过程如下。

（1）安装 60mm 准直器，SSD 调整至 800mm。

（2）测量 60mm 准直器的 PDD 曲线数据，建议从深至浅慢速进行扫描，步进建议＜1mm，最大剂量点附近步进建议更小。数据归一化至最大相对剂量深度处。注意，删去深度为 0mm 处的测量数据。

（3）将数据转换成所需的 ASCII 格式，文件名 mc_centralpdd.dat。最多包括 500 个数据点，最大深度应为 300mm。

七、Iris 准直器的 TPR 曲线测量

对于 Iris 准直器的 TPR 曲线测量，需要明确 in-plane 和 cross-plane 方向。操作步骤如下。

（1）Iris 准直器完全打开，安装激光准直器。打开激光灯，微调 A5 和 A6 关节，使激光束反射回针孔中。上下移动探测器，观察不同深度处激光点是否始终位于测量区的中心。

（2）对于 Iris 准直器十二边形照射野的测量，水箱的运动轴都应与多边形的对称轴平行，否则就会存在误差。由于放射外科照射对精确度的要求高，误差的允许范围在 1mm 以内。

（3）在两个深度处检查照射野中心，深度一般为 100mm 和 200mm。

（4）Iris 准直器 TPR 获取过程与固定准直器相同。将半导体探测器安装到水箱支架上，SAD=800mm。加速器每次出束 200MU，测量单位：nC。每次测量 3 次，取平均值。采集每组准直器的 TPR 数据，测量深度为 0mm、3mm、5mm、8mm、10mm、13mm、15mm、20mm、30mm、50mm、100mm、150mm、200mm、250mm 和 300mm。

（5）12.5～60mm 准直器，每一准直器的 TPR 测完之后，再重复测量 3 次 15mm 深度处的值并取平均值。在深度为 0mm 处测量时，每次都需要用棉签擦干探测器表面的水。

（6）12.5mm 准直器条件下测量完毕后，测量深度调至 300mm。Iris 准直器调至 5mm，测量为 0～300mm 不同深度处的 TPR 值。

（7）重复上述步骤，测量 7.5mm 和 10mm 照射野的 TPR 值。

八、Iris 准直器的 OCR 曲线测量

对于 Iris 准直器，在不同深度处需要获取 4 个角度的 OCR 曲线（离轴比曲线），然后取平均值。测量过程如下。

（1）设置 SSD=800mm。每一个准直器在同一深度处测量 4 个角度的 OCR 曲线，分别为

0°、15°、90°和 105°。

（2）探测器扫描分辨率：对于 20mm 或更小准直器，一般选用 0.2mm；对于 20mm 以上的，一般选择 0.2mm 或 0.5mm。TPS 最多接收 500 个扫描测量数据点，因此要设定恰当的扫描范围：对于 20mm 或更大准直器，中心轴两侧均为 50mm；对于 15mm 或更小的准直器，中心轴两侧均为 30mm。

（3）对于每一个准直器而言，需要测量 OCR 曲线的 5 个深度：15mm、50mm、100mm、200mm 和 300mm。

九、Iris 准直器的 OF 测量

对于 Iris 准直器，OF（输出因子）都归一至 SAD=800mm、固定准直器 60mm 条件。对于每一照射野，测量 650mm、800mm 和 1000mm 三个 SAD 条件下的 OF 值，测量深度为 15mm。半导体探测器有效测量点置于水下 15mm 处，先从最小野开始测量。对于 5mm、7.5mm 和 10mm 的小照射野，至少需要重复测量 10 次，然后取平均值。每次测量之后应重新调整 Iris 照射野大小（如先增加后减小），并记录每次测量的偏差。通过偏差可以估算最小的照射野输出因子波动。OF 测量过程如下。

（1）水模体中将半导体探测器有效测量点置于水下 15mm 深度处。

（2）SAD=800mm，测量深度为 15mm，此时 SSD=785mm。

（3）5mm 准直器条件下比较难测量，可先从其开始。利用软件查找 5mm 准直器照射野的中心，确保探测器位于照射野中心。每次出束照射 100MU，测量单位：nC。从 5mm 至 60mm 准直器依次测量，每一准直器重复测量 3 次，取平均值。

（4）重复上述步骤，测量 SAD 为 800mm 和 1000mm 条件下的 OF。测量深度均为 15mm，SSD 分别为 635mm 和 985mm。

（5）三个不同 SAD 条件下所有准直器的 OF 均归一至 SAD=800mm、60mm 固定准直器条件下，即上述条件下 OF 值为 1。其他条件下的读数与 SAD=800mm、60mm 准直器的读数相除，得到该准直器的 OF 值。

十、Iris 准直器 MC 束流数据的获取

Iris 准直器空气中 OF 测量方法与固定准直器的相同，但鸟笼需要调整到 Iris 测量状态，前指针的读数也应从 Iris 测量窗口读数。空气中 Iris 最小准直器的 OF 要小于相应固定准直器的 OF 值。Iris 开放野离轴的剂量分布测量方法与固定准直器的相同，文件名为 iris_mc_doseprofile.dat。Iris 准直器 PDD 数据测量方法与固定准直器相同，均选用 60mm 准直器。

十一、MC 算法调试

MC 算法（蒙特卡罗算法）调试分为两个阶段实施。

第一阶段，创建相应加速器的数据模型，然后对其进行评估，确定其计算结果能与水中测量的束流数据相匹配。当采用 1% 的不确定度计算时，与最大剂量深度处和更深处测量的数据相比，该蒙特卡罗模型 TPR 数据的最大偏差应不超过 2%。从照射野中心至 50% 照射野中心剂量的点，离轴比的测量值与 MC 计算值的偏差不应该超过 2%。输出因子建模的不确定度在 0.5% 以内。

第二阶段，评估运用非均匀模体测量 MC 计划剂量和照射剂量之间点剂量的差异。理想情况下，该实验装置包含一个实施治疗质量保证（DQA）计划的仿真人模体型（包括所述靶区以及低剂量区域的剂量计）。作为替代方案，模体可以选用内嵌指型电离室且不同密度的平板。

对于直径不大于 10mm 的小孔径准直器，较旧软件版本 MC 模型可能无法满足上文所描述的容差水平，但要求精确度不低于 5%。在这种情况下，须进行综合考虑，在采用小准直器联合 MC 校正组织不均匀性所获得的优势与蒙特卡罗模型的精确水平之间相权衡。剂量精确性的最终标准是在一个密度不均匀的模体中进行剂量测量，建议这个模体为严格的仿真人模体。

第四节　CK 系统的 QA

一、日检 QA

日检（每天）QA 项目因设备型号不同，检查内容也有区别。每治疗日实施治疗前，需要检查系统的状态，监测各项参数的漂移，同时做好相关的记录（表 8-5）。

表 8-5　日检 QA 项目

内容	单位	范围	结果
A. 状态：关机			
枪灯丝电压	V	3.5~5	
真空离子泵电流	μA	<5	
SF_6 气压	psi	28~32	
Teach Pendant 钥匙在外部模式		Y/N	
无 E-Stop		Y/N	
B. 状态：开机			
枪灯丝电压	V	5.5±0.5	
磁控管加热电压	V	9.0±0.5	
偏转线圈 1 电流	A		
偏转线圈 2 电流	A		
偏转线圈 3 电流	A		
偏转线圈 4 电流	A		
磁控管调谐器电流	mA	0.2~0.8	
水温	℃	18~20	
水流速	liter/min	>3.0	
气压（Iris & InCise）	psi		
C. 安全性检查：联锁检查			
防护门		Y/N	
E-Stop		Y/N	
警示灯		Y/N	
待机位激光点检查		Y/N	
碰撞传感器		Y/N	
D. 加速器和影像系统预热检查			
影像系统预热		Y/N	
剂量率	MU/min	标称	
加速器预热跳数			
E. X 射线束剂量输出稳定性			
温度	℃		
气压	kPa		
照射剂量	MU	200	
基准值（空气/固体水/水中）			
第 1 次测量读数	cGy		
第 2 次测量读数	cGy		

续表

内容	单位	范围	结果
第 3 次测量读数	cGy		
三次读数平均值	cGy		
偏差	%	≤±2%	
校准后偏差	%	≤±2%	
F. AQA 检测			
固定准直器		<1mm	
Iris		<1mm	
InCise^2 MLC		<1mm	

安全性检查：检查门联锁、碰撞传感器功能，E-Stop、警示灯、激光灯的位置。在钥匙开关处于 ON（开启）位置时启动高压，治疗室门上黄色警示灯亮起；出束照射时，治疗室门上的红色警示灯亮起。在 Physics（物理）模式下出束，打开治疗室门，束流照射应立即终止，并显示红色的紧急停止消息。关闭治疗室门，从错误中恢复，然后继续出束照射，按下控制面板的 E-Stop 按钮，束流照射应立即终止，计算机上应显示红色的紧急停止消息。机械臂处于待机位时，打开加速器的激光灯，每天检查激光点的位置与地面上标记的位置是否一致。

X 射线球管预热：每天需要对 X 射线管预热，避免因电压或电流的激增引起 X 射线靶（阳极）的损坏。如果设备在 8 小时及以上的时间内没有使用，也需要执行此操作。

X 射线探测器的增益校准：治疗床回到初始位，影像板表面清洁，影像板与 X 射线管之间不能有物品。该校准并不是每天必须去执行，而是可以在影像清晰度下降时执行。

加速器预热和剂量率检查：密闭型电离室，一般预热 2000MU，如果剂量输出仍不稳定或剂量率低，可以再次进行预热。利用 A 和 B 两个电离室测量剂量率，检查剂量率的稳定性。CK VSI 和 M6 的标称剂量率为 1000MU/min，要求剂量率在标称值的 ±15% 以内，两个电离室的读数差别小于 5%。

加速器剂量输出一致性检查：第一种方法是在水中测量，条件与剂量标定时相同，准直器 60mm，SSD 为 800mm，水下 15mm 深度处，0.6cm^3 指型电离室或其他适用电离室。第二种方法是在空气中测量，将带有 6MV 平衡帽的 0.6cm^3 指型电离室或其他适用电离室安装到鸟笼支架上，准直器 60mm，SSD 为 800mm，测量的数值与标定后相同条件下测量的基准数据结果进行对比。第三种方法是在固体水中测量，SSD 为 750mm，固体水深度为 50mm，测量的数值与标定后相同条件下测量的基准数据结果进行对比。每次出束照射 200MU，读取 3 组数据并取平均值，允许偏差在 ±2% 以内。

加速器校准因子调整：该操作应在一致性检查中剂量偏差超过 2% 时执行。在校准因子调整界面，利用电离室测量 200MU、100MU、50MU、30MU、10MU 的数值，分别输入到校准数据点上（图 8-14）。利用测量的数据点获取剂量测定的校准参数，执行线性的最佳拟合。

加速器激光点检查：目的是通过检查激光灯的强度和位置，快速地检查机械臂的指向精确度。在 Laser Alignment 界面自动移动机械臂，将激光对准 Xchange 台上的传感器，传感器计算出当前强度值并与基准值作比较。在 SAD=800mm 时，如果激光点照射位置出现超过约 0.3mm 的变化，则检查不通过。

自动质量保证（AQA）检测：用于检查两个方向（水平和垂直）上照射的重复精确度，以验证机械臂的精确度、影像系统的稳定性以及 CK 系统照射精确度。建议每天治疗前执行一次测试（与基准值相比≤1mm）。AQA 检测操作步骤如下。

（1）模体中安装有丙烯酸球体，利用 CT 扫描带有胶片的 AQA 模体（图 8-15）。

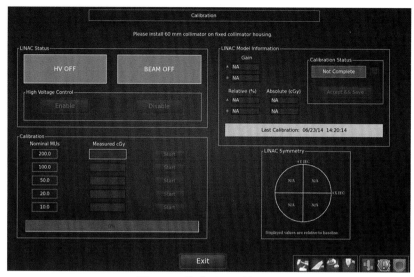

图 8-14 校准因子调整界面

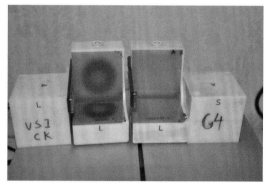

图 8-15 AQA 模体及 EBT3 胶片，左侧为照射后的胶片，右侧为未照射的胶片

（2）勾画靶区，设计 AQA 模体计划。等中心计划利用金标追踪，模板路径集为 AQA90deg。采用 35mm 准直器，球体表面剂量为 250cGy，球中心剂量约为 605cGy。

（3）在模体中安装未照射的 AQA 胶片（EBT3 免洗胶片），模体中的球体更换为金属小球。摆位时，3 个平移偏差调整到 0.5mm 以内，3 个旋转偏差调整到 0.5°以内。

（4）扫描胶片并分析结果。采用分辨率 300dpi、16 位灰度、关闭自动校准等参数设置，存为 TIFF 或 BMP 格式文件。

（5）利用 AQA 软件对照射后的 EBT3 胶片进行分析。分辨率设置为 300dpi，通过旋转使胶片的方向与软件中的一致，要求总照射误差小于 0.50mm。

二、月检 QA

加速器射线质检查：SAD=800mm、准直器 60mm 条件下分别测量水下 20cm 和 10cm 处的 TPR，两者相比得到 $TPR_{20/10}$。SSD=800mm 条件下测量 PDD 曲线，分析得到 D_{max} 和 D_{100}。D_{max} 标称值是 15mm，允许范围：13～17mm；D_{100} 的标称值是 59%，允许范围：58%～62%，将测量结果与验收时的基准值进行对比（表 8-6）。

表 8-6 月检 QA 项目

A. Linac 束流参数

检测项目	准直器（mm）	SSD（mm）	深度（mm）	范围	结果	基准值
In-plane 对称性	60	750	50	<104%		
Cross-plane 对称性	60	750	50	<104%		
In-plane 平坦度	60	750	50	<120%		
Cross-plane 平坦度	60	750	50	<120%		

续表

A. Linac 束流参数

检测项目	准直器（mm）	SSD（mm）	深度（mm）	范围	结果	基准值
中心轴偏差	60	750	50			
照射野尺寸	60	750	50			
D_{max}	60	800	n/a	（15±2）mm		
In-plane 半影	40	750	50	<4.5 mm		
Cross-plane 半影	40	750	50	<4.5 mm		
$TPR_{20/10}$	60	600/700	200/100	0.62～0.67		
D_{100}	60	800	100	<57%		

B. 激光/射野中心一致性检查

SSD（mm）	范围	测量结果
800	<1mm（1）	
1600	<2mm，或≤2×（1）的值（选较大者）	

C. E2E 检测

追踪方式	准直器	范 围	测量结果
6D 颅骨	固定□ Iris□ MLC□	≤0.95 mm	
金标	固定□ Iris□ MLC□	≤0.95mm	
脊柱	固定□ Iris□ MLC□	≤0.95mm	
同步呼吸	固定□ Iris□ MLC□	≤0.95mm	
肺追踪	固定□ Iris□ MLC□	≤0.95mm	

D. 剂量验证

电离室点剂量验证（电离室+固体水）	期望值	2000 cGy
	测量值	（偏差<5%）
计划 QA（胶片分析）		

E. 影像系统一致性检查

X 射线成像参数	60 kV，50 mA，50 ms
相机 A 水晶球位置（X, Y）	距离最后一次校准位置±1 mm，
相机 B 水晶球位置（X, Y）	且距离影像中心<1.0 mm

F. 标准治疗床位置检查

内容	范围	测量值
HOME 位头脚方向上/下俯仰	0°±0.3°	
HOME 位左/右旋转	0°±0.3°	
HOME 位左/右	距离中心<5mm	

G. Iris 准直器 QA

孔径尺寸（mm）	±0.2 mm（参照基准值）	基准值
5		
7.5		
10		
12.5		
15		
20		
25		
30		
35		
40		
50		
60		

续表

H. InCise² MLC 叶片精度的检查（SAD=800 mm）

内容	范围	结果	基准值
每组 MLC 的平均偏差	≤0.2 mm		
90%叶片的偏差小于 0.5mm	≤0.5 mm		
单个叶片的位置偏差超过 0.5mm 的叶片数	≤1 个		
所有叶片位置偏差	≤0.95 mm		

在 SSD=750mm、水下深度 d=50mm、准直器 40mm 条件下扫描两个正交方向上的 Profile 曲线，分析得到束流的平坦度、对称性和半影。要求：平坦度＜114%，对称性＜104%，照射野半影＜4.5mm，计算方法依据 IEC 60976 标准。

机械臂靶区定位视觉检查（BB 测试）：检查机械臂定位的准确性，同时可以检查所有子系统是否能正常工作。选择一个体部、金标追踪计划，选一个金标作为照射目标。在照射模体上贴一个 2mm 的金属小球或金标，X 射线图像引导采用低 kV、mA 和 EX，在演示模式下进行操作，可以选择逐个模拟和全部模拟，此时束流采用激光替代实施照射的模拟，要求激光照射误差在 1mm 内。

剂量输出的验证检查：利用 CT 扫描带有电离室的固体水模体，将电离室的有效测量体积作为靶区，把照射的等中心放置在测量区中心，选择与电离室大小恰当的准直器，98%剂量线完全覆盖电离室。利用电离室测量绝对剂量，允许误差在 5%以内。

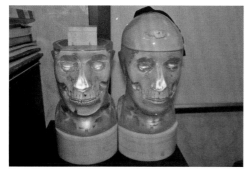

图 8-16　头颈部模体，用于颅骨、金标、脊柱追踪精确度的检测

端到端（E2E）检测：用于检查整个系统的几何照射精确度。首先利用 CT 获取头颈部模体、呼吸追踪模体、肺追踪模体影像，然后各自创建出 5 种追踪方式的模体计划。安装各种模体需要的胶片，执行模体计划。操作步骤如下。

（1）分别扫描头颈部模体（LUCY）、呼吸追踪模体、肺追踪模体，扫描 LUCY 时，扫描范围需超出头顶和鼻尖部 1cm。呼吸追踪模体和肺追踪模体静止状态扫描，大球方和小球方均安装有胶片，并按标记的方向正确放置（图 8-16～图 8-18）。

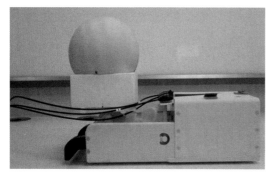

图 8-17　呼吸追踪模体

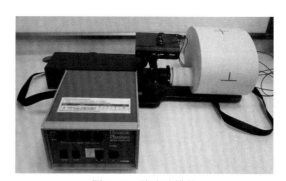

图 8-18　肺追踪模体

（2）勾画出照射的球形靶区，以靶区为参考三维复制生成内壳，外扩厚度为 5mm。以内壳为参照三维复制生成外壳，厚度为 5mm。

（3）选择对应的追踪方式，创建单路径计划，等中心放置至靶区的中心，采用等中心实施计划的设计（表 8-7）。

表 8-7 E2E 检测治疗计划的参数设置

参数	颅骨追踪	金标追踪	呼吸追踪	脊柱追踪	肺追踪
结构	头	体	体	体	体
准直器（mm）	30	25	25	15	15
剂量（cGy）	600	600	600	600	600
处方剂量（cGy）	420	420	420	420	420
剂量线	70%	70%	70%	70%	70%
算法	简单	简单	简单	简单	简单
最小剂量（MU）	5	5	5	5	5
最大剂量（MU）	15	15	15	15	15
球最小剂量（Gy）	480	480	480	480	480
球最大剂量（Gy）	600	600	600	600	600
内壳限制剂量（Gy）	240	240	240	240	240
外壳限制剂量（Gy）	160	160	160	160	160
权重	50	50	50	50	50

（4）执行模体计划。安装未照射的 EBT3 胶片，进而执行束流的照射。

（5）扫描胶片，并用 E2E 软件进行分析，总误差要求＜0.95mm。

影像系统的校准：检查两个 X 射线机的影像中心与基准中心的偏差，要求偏差＜1mm。安装 IsoPost 验证模体，顶端换上水晶球。X 射线机设置条件：60kV、50mA、50EX，获取等中心点的影像，影像放大 400 倍，十字线居中，水晶球在 A、B 两个 X 光机的位置（X、Y），中心指示点距离基线位置±1 像素以内，即确保等中心指示点在距离十字线中心 1mm 以内。

治疗床位置检查：按下手动控制器上的归位键（HOME），直至治疗床停止，采用数字水平仪检查治疗床的俯仰和左右旋转角度，要求在 0°±0.3°。左右平移检查，移动至左右最大行程，偏差要求在 5mm 以内。

Iris 准直器 QA：每月至少检查一个照射野大小。检查 OCR、TPR 和输出因子。利用水箱多次重复扫描某一照射野的 Profile 曲线，检查 Iris 的可重复性，其间照射野需要反复回调。维修后须对每一照射野执行此步骤。执行目测检查时，如果上下钨片从规则的六边形变成不规则的，则需要进行照射野的验证。利用 Iris QA 工具和胶片，执行照射野大小可重复性的检测。

三、季检 QA

检查靶区定位系统与治疗床移动的一致性（表 8-8）：选择一个模体计划，将模体放在治疗床上，治疗床的偏差接近 0。进入自动移床界面，输入数值，移动床，然后获取影像，显示 3 个平移和 3 个方向上的偏差。允许偏差范围：左右，±2mm；前后，±2mm；上下，±2mm；旋转，±0.3°；俯仰，±0.3°。

表 8-8 季度 QA 项目

方向	范围	结果	初始值	日期
TLS 追踪和床移动一致性检测				
左右	±2mm			
前后	±2mm			
上下	±2mm			
旋转	±0.3°			
俯仰	±0.3°			

校准扫描仪：扫描带有英制、公制的透明直尺，采用 Image J 软件进行分析、刻度，并校准胶片扫描仪。

四、年度 QA

对日、月和季度的 QA 结果进行一次趋势评估，以便确定是否与系统的性能要求相符。趋势评估是对整个系统的运行参数和 CK 系统各项技术指标的综合评估，对其照射的精确度、剂量输出稳定性、设备的性能等进行系统分析。

测试供 CK 系统应用的 CT 模拟机的几何精确度：在固体水模体中镶入 4～6 颗金标，金标之间的距离是已知的。获取含有金标的固体水模体的影像，利用治疗计划系统确定金标位置并记录数值。利用界面右侧的"直尺"工具测量金标之间的距离（前后、左右和上下），利用下式计算金标之间的距离，要求实际测量的距离与 CT 距离之间的误差＜1mm。

$$D_{12} = (X_1 - X_2)^2 + (Y_1 - Y_2)^2 + (Z_1 - Z_2)^2 \tag{8-4}$$

X_1、Y_1、Z_1 代表实际测量距离，X_2、Y_2、Z_2 代表 CT 距离。

重新创建 CT-电子密度转换曲线：利用 CT 电子密度模体，建立 RT 算法所需要的电子密度模型和 MC 算法所需要的 CT-电子密度转换曲线。重新扫描 AQA 和 E2E 模体的 CT 影像，并进行计划的设计，执行 AQA 和 E2E 检测。

准直器的束流数据检查：重新采集部分或全部束流数据，以执行束流数据的检查，验证治疗计划系统中束流数据的准确性。采用与加速器数据采集时相同的扫描条件，利用三维水箱扫描射线束流数据，抽查 TPR（或 PDD）、OCR 曲线，需要测量所选准直器多个深度上的 OCR 曲线。检查 60mm（推荐 10mm、20mm、40mm）和 5mm 准直器的输出因子。建议每次进行检测之前，对所用半导体探头进行响应测试。对小野的 TPR、OCR 和输出因子进行测量时，建议选择灵敏体积小、密度接近水的探测器，目前金标准探测器是 Diode 半导体，但也有其他探测器已用于研究中。目前有几种型号的半导体探测器已投入临床应用。应根据半导体各自的结构对其潜在剂量扰动进行评估，物理师可以参考 MC 模拟所得出的结果，对半导体的测量进行修正。电离室或微型电离室不宜用于 20mm 以下准直器的输出因子测量。

第五节　特定患者 CK 计划验证

一、治疗计划二次验证

对于 RT 算法，二次 MU 检查是软件质量保证的一部分，可采用商业软件、自主开发的独立 MU 检查软件或通过手工计算进行检查。对于参考点（一般是计划中的最大剂量点）在半影或照射野内的所有叠加野，其参考点处的偏差应不超过 2%，半影区外的点除外。

MC 算法在一些非均匀组织（如肺、脊柱、鼻咽）中，手工计算进行二次 MU 检查，结果会相差较大。主要原因是 RT 算法不能有效地解决组织密度不均所造成的电子失平衡问题，但是 MC 算法可以。对于小于 1cm 的周围型肺部肿瘤，其同一治疗计划的剂量计算结果可能相差在 15% 以上。注意，MC 计划中输出的束流数据列表实际上是 RT 算法的参数以及剂量计算结果，这可作为一个二次 MU 检查的对比值，但是这个值会和 MC 的计算结果有一定的误差。RT 算法二次 MU 检查流程见下文。

（1）选取计划报告的束流数据列表中某深度处的剂量，如图 8-19 所示。

（2）参考点处有效照射野的尺寸=（SAD_{ref}/800）×（800mm 处的照射野尺寸），图 8-19 的表中 Beam 编号为 50 的照射野有效尺寸为：（784.67/800）×30 =29.425mm。

（3）在 OCR 表中确定 OCR 值，如图 8-20 所示。

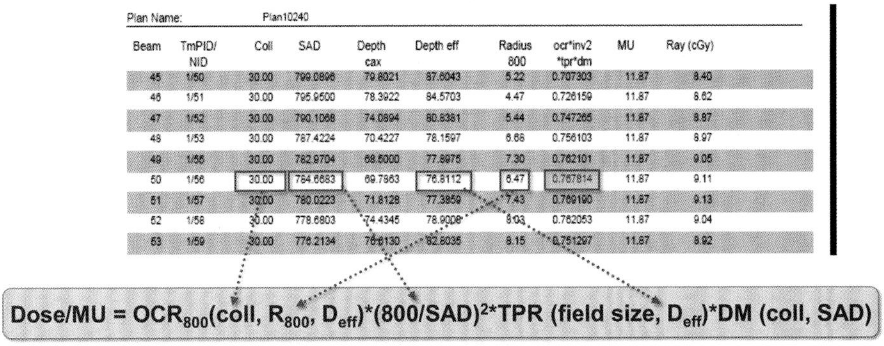

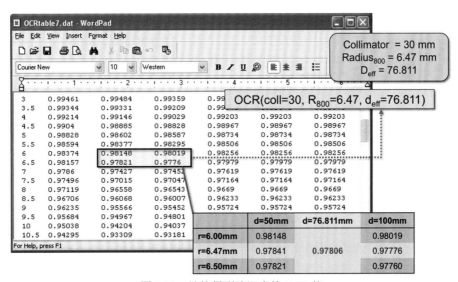

图 8-19　选取某深度处的剂量相关参数

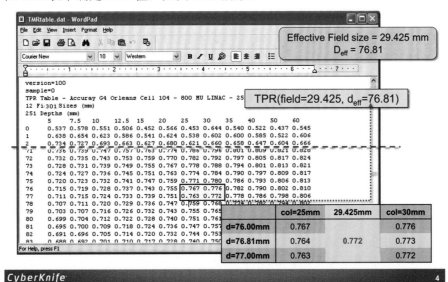

图 8-20　计算得到该深度的 OCR 值

（4）在 TPR 表中确定 TPR 值，如图 8-21 所示。

图 8-21　计算得到该深度的 TPR 值

（5）在输出因子（DM）表中确定 DM 值，如图 8-22 所示。

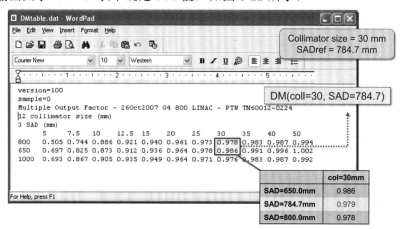

图 8-22　计算 SAD 值条件下 DM 值

（6）利用下式计算该点的剂量，然后与计划报告中的计算值进行对比，并计算其偏差。RAD/MU 的计算结果为 0.76837，计划系统束流数据列表中的为 0.767814，偏差约为 0.0%。

RAD/MU=OCR（coll，R_{800}，D_{eff}）×（800/SAD）^{2}×TPR（filed，D_{eff}）×DM（coll，SAD）
=0.97806×（800/784.67）^{2}×0.772×0.979
=0.76837

二、DQA 剂量验证

虽然 E2E 测试允许用户执行等中心靶区精确度测试，但它不会向用户提供任何有关非等中心治疗计划中复杂靶区剂量的总体精确度信息。作为机器调试和每月质量保证的一部分，建议采用在模体上具有高分辨率的胶片或探测器进行 DQA 测试。评估标准采用距离一致性（distance-to-agreement，DTA）方法，建议阈值为 50%，采用 2%/2mm 的标准，要求通过率在90% 以上。对于同步呼吸追踪的计划，建议阈值为 50%，采用 3%/3mm 的标准，同样要求通过率在 90% 以上。在组织不均匀的计划（如肺部）中，建议 DQA 模体应该包含一个肺部"肿瘤"的低密度区域。采用剂量验证的最佳工具是辐射显影胶片，当然，目前市场上也有一些专用立体定向患者计划的商用验证工具。DQA 剂量验证流程见下文。

（1）获取模体影像：利用 CT 模拟机扫描固体水模体和 CIRS 胸部仿真模体，传输至 CK系统中。

（2）固体水计划设计：①通常在模体上勾画出电离室、胶片，如图 8-23 所示；②采用金标追踪方式，选择事先在固体水中植入的四颗金标作为追踪标记；③等中心计划设计，中心设置在模体中心，单个准直器垂直模体照射；④准直器，5mm、10mm、20mm、40mm 和 60mm；⑤处方剂量 600cGy；⑥先采用射线追踪（RT）算法计算，保存为 RT 计划，然后在 RT 计划上用 MC 算法再次计算（不确定度选 1%），保存为 MC 计划；⑦记录电离室点剂量的平均值，并导出胶片所在平面的剂量数据文件。

（3）CIRS 胸部仿真模体计划：①在模体上勾画出电离室、胶片、双肺和脊髓，围绕右肺电离室勾画出一个直径 3cm、长度 5cm 的靶区体积结构，如图 8-24 所示；②采用金标追踪方式，选择预先在 CIRS 胸部模体中植入的四颗金标做追踪标记；③选择 Sequential 计划设计，选用 12.5mm 和 30mm 固定准直器，48Gy/4 次，双肺 V_5<30%，脊髓 D_{max}<10Gy；④先采用RT 算法计算，保存为 RT 计划，然后在 RT 计划上用 MC 算法再计算一遍（选不确定度为 1%），保存为 MC 计划，考虑到胶片剂量饱和范围，将 RT 计划改为 1 次，单次剂量 7Gy，保存为

RT-7Gy-1F 计划，再用 MC 计算后保存为 MC-7Gy-1F 计划；⑤记录电离室点剂量的平均值，并导出胶片所在平面的剂量数据文件。

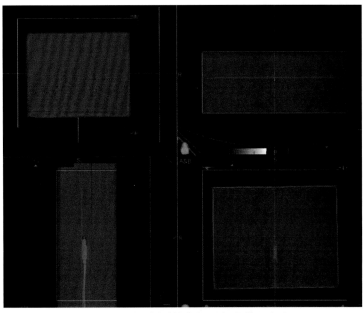

图 8-23　在计划系统中勾画电离室和胶片

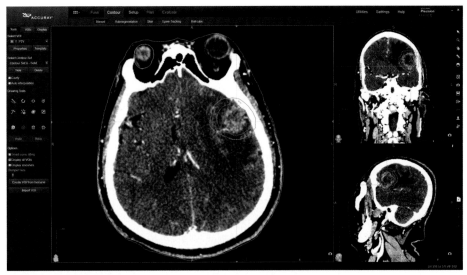

图 8-24　勾画靶区体积结构 PTV

　　（4）肺部固体水计划：将（3）中的肺部 RT-7Gy-1F 计划移植到固体水上生成 QA 计划，在配准时选择电离室配准。选择 RT 算法计算后保存为 RT-QA 计划，再用 MC 算法（选不确定度为 1%）计算并保存为 MC-QA 计划。记录电离室点剂量的平均值，并导出胶片所在平面的剂量数据文件。

　　（5）剂量测量：a.单野固体水验证，EBT3 免洗胶片放置在模体中间层面，同时在模体中放置电离室（如 PTW 31016）。分别选用 5mm、10mm、20mm、40mm 和 60mm 准直器，进行单野计划的测量验证。b.肺部计划固体水验证，EBT3 免洗胶片放在模体中间层面，同时在模体中放置电离室（如 PTW 31016）。分别选用 5mm、10mm、20mm、40mm 和 60mm 准直器，

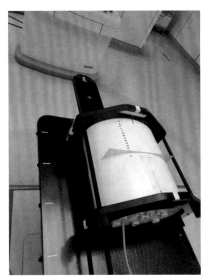

图 8-25 肺部计划 CIRS 模体的测量

选取 RT-QA 和 MC-QA 计划进行测量验证。c.肺部计划CIRS模体验证，EBT3 免洗胶片放置在 CIRS 模体中间层面，同时在右肺插件中放置电离室（如 PTW 31016）。选取 RT-7Gy-1F 计划和 MC-7Gy-1F 计划分别进行测量验证，如图 8-25 所示。

（6）数据处理与分析：①静电计设置为电荷量读数，将读取的电荷量数代入到 IAEA TRS398 光子束水吸收剂量计算式 $D_{w,Q}=M_Q \cdot N_{D. w} \cdot k_Q$ 中，其中，$M_Q=M_1 \times k_{T,P} \times k_{ele} \times k_{pol} \times k_s$，计算得到点绝对剂量数值，与计划系统计算的电离室点剂量数据进行比较，通过标准为±5%。②扫描照射后的 EBT3 胶片，分辨率设为72dpi或其他。将胶片图像和计划系统导出的平面剂量文件分别导入到胶片分析软件（如 RIT 113、Film QA 等工具）中。将计划系统文件设为参考图像，胶片文件设为目标（测量）图像。③γ 通过率的分析。先实施图像配准，本底剂量阈值推荐采用 10%（或其他）。对于单野测试，通过标准一般设置为 3%/1mm（表 8-9）；对于肺部计划验证，通过标准一般设为 2%/2mm，同时也可评估 3%/1mm 和 3%/2mm（表 8-10）。

表 8-9 单野测试例分析结果

| 准直器（mm） | 算法 | 剂量 | | | γ 通过率 3%/1mm |
		TPS（cGy）	测量值（cGy）	偏差（%）	
5	RT				
	MC				
10	RT				
	MC				
20	RT				
	MC				
40	RT				
	MC				
60	RT				
	MC				

表 8-10 肺部计划测试例结果分析

（1）点剂量验证结果

| 算法 | 剂量 | | 偏差（%） |
	TPS（cGy）	测量值（cGy）	
RT			
MC			

（2）平面剂量验证结果

| 算法 | γ 通过率 | | |
	2%/2mm	3%/1mm	3%/2mm
RT			
MC			

参 考 文 献

Anantham D, Feller-Kopman D, Shanmugham L N, et al, 2007. Electromagnetic navigation bronchoscopy-guided fiducial placement for robotic syereotactic radiosurgery of lun tumors[J]. Chest, 132(3):930-935.

Antypas C, Pantelis E, 2008. Performance evaluation of a CyberKnife® G4 image-guided robotic stereotactic radiosurgery system[J]. Phys Med Biol, 53 (17): 4697-4718.

Berbeco R I, Nishioka S, Shirato H, et al, 2005. Residual motion of lung tumors in gate radiotherapy with external respiratory surrogates[J]. Phys Med Biol, 50(16): 3655-3667.

Change S D, Main W, Martin D P, et al, 2003. An analysis of the accuracy of the CyberKnife: A robotic frameless stereotactic radiosurgical system[J]. Neurosur, 52(1):140-147.

Das I J, Cheng C W, Watts R J, et al, 2008. Accelerator beam data commissioning equipment and procedures: Report of the TG-106 of the Therapy Physics Committee of the AAPM [J]. Med Phys, 35(9): 4187-4215.

Deye J A, Rodgers J E, Wu R K, et al, 2015. Structural shielding design and evaluation for megavoltage X- and gamma-ray radiotherapy facilities: (Report No. 151)[R]. National Council on Radiation Protection and Measurement (NCRP).

Dieterich S, Cavedon C, Chuang C F, et al, 2011. Report of AAPM TG 135: Quality assurance for robotic radiosurgery [J]. Med Phys, 38 (6): 2914-2936.

Fraass B, Doppke K, Hunt M, et al, 1998. American association of physicists in medicine radiation therapy committee task group 53: quality assurance for clinical radiotherapy treatment planning [J]. Med Phys, 25(10): 1773-1829.

Halvorsen P H, Cirino E. Das I J, et al, 2017. AAPM-RSS Medical Physics Practice Guideline 9.a. for SRS – SBRT [J]. J App Clin Med Phys, 18(5): 10-21.

Ho A K, Fu D, Cotrutz C, et al, 2007. A study of the accuracy of CyberKnife spinal radiosurgery using skeletal structure tracking [J]. Neurosurgery, 60(2): ONS147-156.

Hoogeman M, Prevost J B, Nuyttens J, et al, 2009. Clinical accuracy of the respiratory tumour tracking system of the Cyberknife: assessment by analysis of log files[J]. Int J Radiat Oncol Biol Phys, 74(1):297-303.

Kim J H, Hong S S, Kim J H, et al, 2012. Safety and efficacy of ultrasound-guide fiducial marker implantation for CyberKnife radiation therapy[J]. Korean J Radiol, 13(3): 307-313.

Klein E E, Hanley J, Bayouth J, et al, 2009. Task Group 142 Report: Quality assurance of medical accelerators [J]. Med Phys, 36(9):4197-4212.

Kothary N, Dieterich S, Louie J D, et al, 2009. Percutaneous implantation of fiducial markers for imaging-guided radiation therapy[J]. AJR AM J Roentgenol, 192(4):1090-1095.

Kothary N, Heit J J, Louie J D, et al, 2009. Safety and efficacy of percutaneous fiducial marker implantation for image-guide radiation[J]. J Vasc Interv Radiol, 20(2):235-239.

Kuo J S, Yu C, Petrovich Z, et al, 2003. The CyberKnife stereotactic radiosurgery system: description, installation, and an initial evaluation of use and functionality [J]. Neurosur, 53:1235-1239.

Lee C, 2012. Airway migration of lung fiducial marker after autologous blood-patch injection[J]. Cardiovasc Intervent Radiol, 35(3):711-713.

Mallarajapatna G J, Susheela S P, Kallur K G, et al, 2011. Image guided internal fiducial placement for stereotactic radiosurgery (CyberKnife)[J]. Indian J Radiol Imaging, 21(1):3-5.

Pantelis E, Petrokokkinos L, Antypas C, 2009. Image guidance quality assurance of a G4 Cyberknife robotic stereotactic radiosurgery system[J]. J Instru, 4 (05): P05009.

Quinn A M, 2002. CyberKnife: a robotic radiosurgery system [J]. Clin J Oncol Nurs, 6:149-156.

Ryu S I, Chang S D, Kim D H, et al, 2001. Image-guide hypo-fractionated stereotactic radiosurgery to spinal lesions[J]. Neurosur, 49(4): 838-846.

Shirato H, Harada T, Harabayshi T, et al, 2003. Feasibility of insertion/implantation of 2.0 –mm-diameter gold internal fiducial markers for precise setup and real-time tumor tracking in radiotherapy[J]. Int J Radiat Oncol Biol Phys, 56(1): 240-247.

Sotiropoulou E, Stathochristopoulou I, Stathopoulos K, et al, 2010. CT-guided fiducial placement for cyberknife stereotactic radiosurgery: an initial experience[J]. Cardiovasc Intervent Radiol, 33(3):586-589.

Wunderink W, Romero A M, Kruijf W, et al, 2008. Reuduction of respiratory liver tumour motion by abdominal compression in stereotactic body frame,analyzed by tracking fiducial markers implanted in liver[J]. Int J Radiat Oncol Biol Phys, 71(3): 907-915.

Wunderink W, Romero A M, Seppenwoolde Y, et al, 2009. Potentials and limitations of guiding liver sterotactic body radiation therapy set-up on liver-implanted fiducial markers[J]. Int J Radiat Oncol Biol Phys, 77(5):1573-1583.

Yu C, Main W, Taylor D, et al, 2004. An anthropomorphic phantom study of the accuracy of Cyberknife spinal radiosurgery[J]. Neurosurgery, 55(5):1138-1149.

Zhang S J, Li Y, Xu H J, et al, 2014. Experience of implanting fiducial Markers for 504 Cases of Patients with Body Malignant Solid Tumors [J]. Chin-Ger J Clin Oncol, 13(3):119-122.

第九章 质子治疗系统物理数据采集及常规 QA

第一节 质子放射治疗概述

一、质子放射治疗原理

质子治疗本质是放疗。质子是带正电的氢粒子，其电荷量与电子相同，但是质量比电子大得多，约是电子的 1836 倍。和其他许多粒子一样，质子进入人体后由于电离作用能量逐渐损失，但是质子进入人体后的能量损失过程和剂量分布曲线与其他粒子有很大的不同。图 9-1 为不同射线粒子在水中能量损失和剂量分布图，横坐标为水深度，纵坐标为相对剂量值。曲线 a 对应钴-60 γ 射线，曲线 b 对应展宽质子束，曲线 c 对应 160MeV 质子射线。

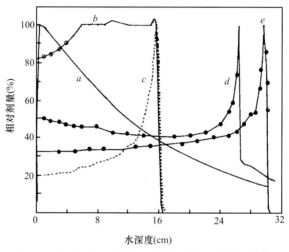

图 9-1　不同射线射野中心轴上百分深度剂量分布

a. 10cm×10cm，钴-60，SSD=100cm；b. 90%等剂量线水平质子束展宽后的百分深度剂量曲线，±3%百分深度剂量范围达 11.8cm；c. 160MeV 质子百分深度剂量曲线（未展宽）；d. 单核能量 669MeV 氖离子束百分深度剂量曲线；e. 总能量 934MeV 氩离子束百分深度剂量曲线

由图 9-1 可知，在用钴-60（曲线 a）照射时，剂量随深度增加而下降，这就给治疗带来了两个比较严重的问题：第一，对于深部肿瘤，前面正常细胞要受到比肿瘤更大的剂量照射；第二，肿瘤后部正常细胞不可避免地也要受到较大的辐射而遭受损伤。

代表质子的曲线 c 有这样的特点：缓慢上升一段后，急速到达峰值，之后急速下降，这个剂量峰称作 Bragg 峰。对于很小的肿瘤，只要 Bragg 峰对准它，肿瘤处就会接收最大剂量。对于较大的肿瘤，可以通过调制质子能量使 Bragg 峰展宽（曲线 b）到和肿瘤厚度相当的范围再进行治疗。肿瘤前方的正常细胞只收到相对较少剂量，同样治疗方式下受到的伤害低于钴-60 放疗，肿瘤后方的正常细胞基本不受伤害。

二、质子剂量调试和射束扫描

均匀扫描和点扫描都对剂量学 QA 提出了严格的要求。在相对剂量中，传统的测量累积剂量探测器不能持续测量扫描线束。因为加速器输出量在需要的测量精确度下并非恒定值，所以需要对多个点累积剂量进行测量，或者应用多个探测器测量横断面和纵向截面的剂量分布。理论上绝对剂量受到扫描射线的影响，但实际上这对小体积探测器影响很小。

质子剂量学 QA 中，用 2D 电离室矩阵、荧光屏和 CCD 相机来测量笔形线束纵向截面剂量分布，这个探测器也能用来测量多个笔形线束射野合成的截面剂量分布。已有商用 2D 电离室矩阵用于质子束 QA，3D 探测器正在研制中。辐射胶片可用来测量扫描线束剂量，但由于精确度原因，人们通常应用经过校准的电离室。

三、质子治疗系统剂量学质控常用设备

由于质子有独特的剂量分布，能量较高而且在 Bragg 峰附近的剂量梯度特别大，因此对于质子治疗需要有特殊的有别于光子的剂量验证设备，选择正确的质子验证工具，可以保证质子治疗的安全，最大限度地节省质控时间。整套的质子剂量验证设备包括质子加速器调试验收设备、机器常规检测设备，以及患者计划验证检测设备。

针对目前在运营质子治疗中心/医院所使用的主流质子治疗系统，上述验收、验证流程中所采用的剂量标定/验证设备主要包括了束斑的大小和位置、束流通量（剂量和剂量率，绝对剂量测量）、能量（Bragg 峰位置测量，也是相对剂量测量）等测量所需要的剂量验证工具。

第二节　质子治疗系统剂量标定常用工具

一、绝对剂量标定常用工具

（一）圆柱式电离室

最常用的圆柱式电离室是 Farmer 型电离室，因其检测灵敏区体积看起来像一根顶针，所以又被称为顶针式电离室。顶针式电离室的探测灵敏区域在 $0.1\sim1cm^3$。一般内部长度不超过 25mm，内径≤7mm。包裹外壁使用的是低原子序数材质（等效组织或空气密度），厚度 $<0.1g/cm^2$。整个电离室装有一个厚度约为 $0.5g/cm^2$ 的固定帽。电离室可以使用钴-60 在空气中进行标定。

顶针式电离室常用的有 IBA 公司 Dosimetry 部门生产的 CC 系列和 FC65 系列。CC 系列是 Compact Chamber 的缩写，即紧凑型电离室。IBA 的紧凑型电离室使用介质为空气、固体水或液体水（三维水箱），测量结果具有较高可重复性，适用于放射治疗相对剂量标定。其中 CC13 是用于临床剂量标定的标准电离室，一般配合三维水箱使用，见图 9-2、表 9-1。

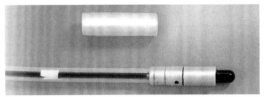

CC08/CC13

图 9-2　CC13 电离室

表 9-1　IBA 袖珍型系列电离室技术参数

型号	腔室体积（cm³）	腔室长度（mm）	腔体半径（mm）	室壁材质	腔室壁厚（g/cm²）	中间电极材质
CC04	0.04	3.6	2.0	C552	0.070	C552
CC08	0.08	4.0	3.0	C552	0.070	C552

续表

型号	腔室体积（cm³）	腔室长度（mm）	腔体半径（mm）	室壁材质	腔室壁厚（g/cm²）	中间电极材质
CC13	0.13	5.8	3.0	C552	0.070	C552
CC25	0.25	10.0	3.0	C552	0.070	C552
CC13-S	0.13	5.8	3.0	PEEK/C552	0.154	C552

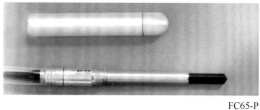

FC65-P

图 9-3　FC65 型电离室

IBA 的 FC65 型电离室图 9-3、表 9-2 使用介质也是空气、固体水或液体水（三维水箱），测量结果具有高可重复性，可用于放射治疗（包括质子放疗）的绝对剂量标定。FC65-P 和 FC23-C 两种电离室因具有坚固的塑料结构，不会在束流剂量标定时产生太多辐射，可以用于每天束流 QA 流程检查。

表 9-2　IBA FC65 电离室技术参数

型号	腔室体积（cm³）	腔室长度 mm）	腔体半径（mm）	室壁材质	腔室壁厚（g/cm²）	中间电极材质
FC65-G	0.65	23.1	3.1	石墨	0.073	铝
FC65-P	0.65	23.1	3.1	POM	0.057	铝
FC65-C	0.23	8.8	3.1	C552	0.070	C552

PTW 产可用于质子束绝对剂量测量的有 Farmer 型 30010、30012、30013，见图 9-4。30010 是最常见的型号，广泛用于放射治疗绝对剂量标定。亚克力材质的腔壁确保电离室腔体坚固性，其表面材料为石墨，还附有一个丙烯酸保护层，电极由铝制成。标称光子能量范围为 30kV～50MV，标称质子能量范围为 50～270MeV。所有腔室电子能量范围为 10～45MeV。Farmer pe30013 是该系列里的防水型探头，电离室 30012 型和 30013 型的石墨帽具有精细的结构，平时使用需要极其小心。所有腔室类型的保护环都是根据测量体积设计的。每个腔室都配有用于钴-60 空气中标定的亚克力盖（表 9-3）。

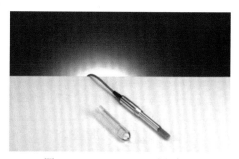

图 9-4　PTW Farmer 型电离室

表 9-3　PTW Farmer 电离室技术特点参数

型号	室壁材质	电极材质和直径（mm）	腔体半径（cm）	石墨厚度（cm）	PMMA 厚度（cm）	腔室壁厚（g/cm²）
30010	PMMA/石墨	铝 1.0	0.305	0.0090	0.0335	0.997
30012	石墨	铝 1.0	0.305	0.0425	0	0.0989
30013	PMMA/石墨	铝 1.0	0.305	0.0090	0.0335	0.997

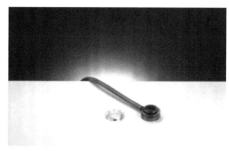

图 9-5　PTW 公司平行板电离室

（二）平行板电离室

平行板电离室常用的有 PTW 公司的 Markus 系列、Roos34001、Bragg Peak 系列（Type34070、34073、34089），见图 9-5、表 9-4；IBA 公司生产的 PPC05、PPC40、NACP，见图 9-6、表 9-5。IBA 的 PPC05 和 PPC40 以及 PTW 的 Markus 和 Roos34001 都可用于绝对或相对剂量标定。它们的尺寸设计非常相似，都能嵌入到常见放疗 QA 用固体水模体中一起使用。虽然它们探测灵敏区一样，但 PPC 系列具有至少 10mm 直径的收集极和 0.6mm 电极间距，宽大的保护环极大降低了外壳对于束流辐射散射造成的影响，避免极性和扰动效应，从而保证了绝对剂量标定精确。

表 9-4　PTW 平行板电离室技术特点参数

型号	入射窗	总窗面密度（mg/cm²）	窗等效水厚度（mm）	灵敏体积（$V=\pi \cdot r^2 \cdot d$）	护环宽度（mm）
Markus 23343	0.03mm PE（polyethylene CH2），2.76mg/cm²	106，1.3mm（protection cap included）	1.06, thickness（protection cap included）	半径 2.65mm 深度 2mm	<0.2
Roos34001	1.01mm PMMA，1.19g/cm³；0.02mm graphite，0.82g/cm³；0.1mm varnish，1.19g/cm³	132	1.3	半径 7.8mm 深度 2mm	4
Bragg Peak 34070	3.35mm PMMA；0.02mm graphite；0.1mm varnish	411	4	半径 40.8mm 深度 2mm	1.1

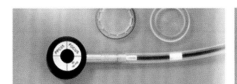
PPC05

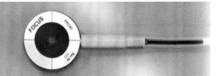
PPC40

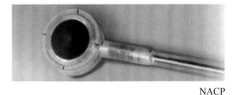
NACP

图 9-6　IBA 公司平行板电离室

表 9-5　IBA 平行板电离室技术特点参数

型号	入射窗	后壁	电离室封装
PPC05	石墨/聚酯薄膜，1.8g/cm³	聚苯乙烯（涂有石墨），1.05 g/cm³	聚苯乙烯，1.05 g/cm³
PPC40	聚甲基丙烯酸甲酯（涂有石墨），1.19g/cm³	聚甲基丙烯酸甲酯（涂有石墨），1.19 g/cm³	宝杆，聚醚醚酮1.32g/cm³；建成区，聚甲基丙烯酸甲酯 1.19g/cm³
NACP	石墨/聚酯薄膜，1.8g/cm³	聚苯乙烯（涂有石墨），1.05 g/cm³	聚苯乙烯，1.05 g/cm³

（三）静电计

以上提到的剂量测量电离室需要连接一台静电计（electrometer）才能完成对电荷量或剂量的测量。同样分别有 IBA 的 Dose1、Dose2 和 PTW 的 UNIDOS 两种主要剂量仪，它们须分别配合自己厂家的系列电离室探头一起使用。

二、相对剂量测量常用工具

（一）Bragg 峰测量电离室

PTW Bragg Peak 系列和 IBA 的 Stingray 都属于相对剂量测量电离室，见图 9-7、表 9-6，

但它们的表面积更大，通常在 10cm 左右，一般用于笔形线束 Bragg 峰位置测量。Bragg 峰电离室通常配合三维水箱一起使用，移动电离室在水体中的位置，获取束流在水体中的剂量深度分布曲线，从而获取质子束 Bragg 峰的位置和相关特性参数。在进行束流调试时，这些参数会作为参考数据被录入到 TPS 系统里。

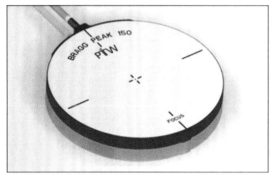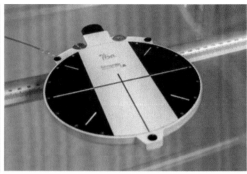

图 9-7　Bragg 峰测量用电离室

34070 型 Bragg Peak 电离室用于测量质子治疗射束中 Bragg 峰的精确位置。腔室的大直径允许全质子束直径的测量（非扫描），包括散射的质子。腔室是防水的，因此可以在水柱后面的空气或水模体中使用。

在水中，Bragg Peak 电离室可用于测量水平束。由于入口和出口窗厚度，电离室也可以用于不同水下深度中测量垂直束。工作参数见表 9-6。

表 9-6　Bragg Peak 电离室工作参数

指标	参数	指标	参数
极性电压	正常 400V，最大 ±500V	电缆泄漏	≤1pC/（Gy·cm）
极化效应	≤1%	电缆长度	2.5m
漏电流	<±100fA		

Stingray 电离室由两个碳基电极板组成，并封装在圆形外壳内部。电极与外部 1.5m 长三同轴电缆相连接，线缆由水密性非常好的硅基套管保护，使得腔体里的空气与腔体外的大气相连通。Stingray 的电荷收集区域直径 12cm，适用于质子连续束流或脉冲束。待测束流能量范围从 50MeV 到 250MeV，相应束斑从最大 12mm 到最小 3mm。其工作参数见表 9-7。

表 9-7　Stingray 电离室工作参数

指标	参数	指标	参数
极性电压	150V	稳定时间（辐照下）	⁶⁰Co 预照射 10Gy 的剂量后稳定时长≤0.5%
漏电流	<250fA	长期稳定性	一个月后仍维持±1%范围
保护电压	150V	累积剂量稳定性	照射总量达到 2kGy 后稳定性≤0.5%
极化效应	≤1%	标称灵敏度	约 400nC/Gy（⁶⁰Co 空气环境测试结果）
电离室倾斜度	≤0.5°	稳定时间（辐照下）	⁶⁰Co 预照射 10Gy 的剂量后稳定时长≤0.5%

（二）多层电离室

对于射程测量如果采用单一电离室测量，那么对于任何一个能量点需要扫描整个射程范围，对于日检和月检就会显得特别低效。而多层电离室可以快速高效地验证多个束流能量的射程，适合日检和月检的 QA 中快速地验证质子治疗系统射程深度，最常见的设备有 IBA 的 Zebra

和 Giraffe，见图 9-8。Zebra 和 Giraffe 内部由 180 个电离室成纵向排列组成，一次照射可以完成 180 个采样点的采集。其中 Giraffe 电极直径为 12cm，常用于单点绝对射程深度的快速验证；Zebra 电极直径为 2.5cm，常用于展宽 Bragg 峰验证。

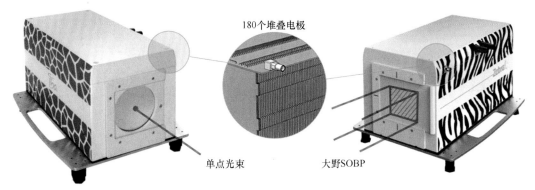

图 9-8　Giraffe（左）和 Zebra（右）

（三）CCD 类探测器

CCD 类探测器最典型的代表是 IBA 的 Lynx PT，见图 9-9。Lynx PT 探测器成像结构包括了 CCD 相机、反射镜、闪烁显像板。当质子照射到显像板，电离辐射损失的能量转化为光子，光线反射到 CCD 相机的光电二极管成像。为了避免相机饱和，可以更改光圈以及增益。Lynx PT 的有效受照尺寸是 30cm×30cm，有效分辨率是 0.5mm，常用于束斑尺寸位置的验证，此外还可以完成照射野横向剂量均匀性、半影的验证。

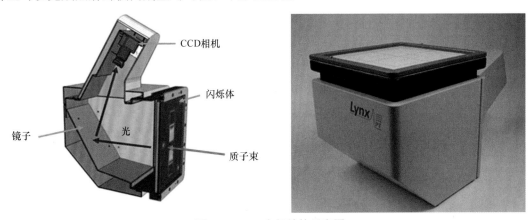

图 9-9　Lynx 内部结构示意图

（四）二维平面电离室矩阵

二维平面电离室矩阵，是由电离室组成的二维平面阵列。当探测器接收束流照射，每个电离室会独立收集电荷并在电子单元的处理下转化成剂量分布信息。每个电离室相当于一个像素点，因此探测器精确度受到电离室个数、尺寸和排列间隙限制，所以在做半影验证时需要谨慎选择。但其通常可以用于验证横向剂量平坦度和均匀性。最常用的电离室矩阵有 MatriXX PT（IBA）或 OCTAVIUS 1500XDR（PTW），如图 9-10 所示。表 9-8 给出了两者基本参数的对照。

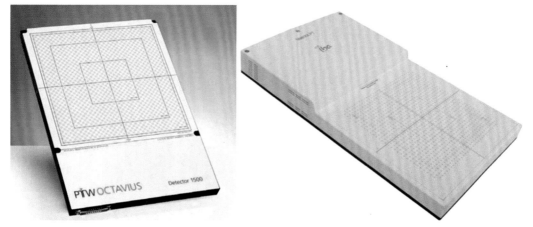

图 9-10　MatriXX PT（右）和 OCTAVIUS 1500XDR（左）

表 9-8　MatriXX PT 和 OCTAVIUS 1500XDR 基本参数对照表

名称	MatriXX PT	OCTAVIUS 1500XDR	名称	MatriXX PT	OCTAVIUS 1500XDR
电离室个数	1020	1405	电极间隙	2mm	3mm
敏感区大小	24.4cm×24.4cm	27cm×27cm	电离室间距	7.6mm	7.1mm
电离室尺寸	4.2mm×4.2 mm	4.4 mm×4.4 mm	剂量率范围	0.0102～11300Gy/min	0.25～800Gy/min

（五）胶片剂量仪

对于剂量横向分布的对称性、均匀性和平坦度的测量，一般使用胶片完成。胶片具有较高的分辨率，但使用时需要注意其能量依赖性特点。

胶片剂量仪具有空间分辨率高、组织等效性好、可一次性获取二维剂量分布、便于长期保存和分析等优势。目前最常用的是免冲洗新一代放射性胶片（如 EBT，Gafcromic film），照射完成后间隔一定时间，用特定扫描仪将胶片扫描到计算机中，在软件中进行处理后得到相应的剂量分布。平面电离室矩阵由于其使用方便、及时成像的优点被用于替代胶片进行质子计划剂量验证，最常用的有 MatriXX PT（IBA）或 OCTAVIUS 1500XDR（PTW）。

验证时将矩阵放置在模体中，执行患者计划，矩阵可以直接测量出射线剂量及平面剂量分布，与计划的剂量分布进行比较分析。

（六）三维水箱

1. 三维水箱的参数指标要求　要获取质子束流在水体里不同深度的相对剂量，就要使 Bragg 峰电离室能够随着不同深度进行平移，三维水箱要满足电离室在三个维度方向上位置变化的一个机械结构。一个完整的水箱测量系统包括传感探针、箱体、蓄水箱体、控制单元、控制分析软件。

探针在 Bragg 峰测量中指的是 Bragg 峰电离室，用于相对剂量的测定；也可以替换成 PPC05 用于绝对剂量标定。水箱系统由承载水体的箱体本身、蓄水箱和抽水泵组成，见图 9-11，测量开始前向箱体注水并在测量完成后把水排出到蓄水箱，以挪动水箱并且避免水体污染和直接接触（刚测量完的活化水还会残留部分辐射）。

IBA 的 Blue Phantom2（俗称蓝水箱）和 PTW 的 MP3-P 是常见的两种水箱系统，见图 9-12，这里以 Blue Phantom2 为例简要说明。

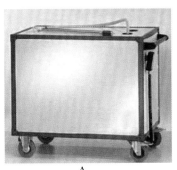
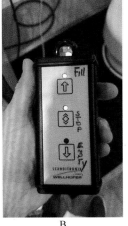

图 9-11 蓄水箱，配有一根管子连接箱体以注入或排出水（A）和水泵的控制手柄（B）

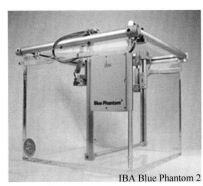
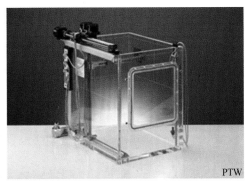

IBA Blue Phantom 2   PTW

图 9-12 IBA 的 Blue Phantom2 和 PTW 的 MP3-P 水箱系统

IBA 蓝水箱的机械位置精确度和电子控制单元 CCU 参数如表 9-9 和表 9-10 所示。

表 9-9 IBA 蓝水箱系统工作参数

指标	参数
尺寸（长×宽×高）	675mm×645mm×560mm
束流扫描区间	480mm×480mm×410mm
位置分辨率	0.1mm
位置精确度	±0.1mm
位置可重复性	±0.1mm
游标移动速度	移动速度：最大 50mm/s；扫描速度：最大 25mm/s
体积	200L
箱体壁厚/材质	15mm/亚克力有机玻璃
重量	45kg

表 9-10 IBA 蓝水箱系统控制单元工作参数

指标	参数
最大分辨率	（0.5/5/500fA）对应测量范围（0.4/40/4000nA）
全标度范围	0.4nA/40nA/4μA
漏电流	<1fA
时间常数	20ms
偏置电压	±50～500V
触发端口	RS485
通用接口	以太网（100BaseT）
电源	100～240VAC±10%；50/60 z

测量时 Bragg 峰电离室被固定在三维水箱的机械臂上，通过引出的 Triaxial 电缆与配套的静电计 CCU 连接读取电荷收集数据。箱体侧壁上安装的 CCU 通过马达用于精确控制机械臂的位置，见图 9-13。

2. 三维水箱测试前准备流程

（1）水箱箱体机械臂的调平。因为固定电离室的基座是随着机械臂一起移动，所以它的位置和精确度取决于机械臂水平和移动精确度。在测量开始前必须用水平仪把水箱前后左右四个梁的水平角度调到 0°（误差 0.5°）。

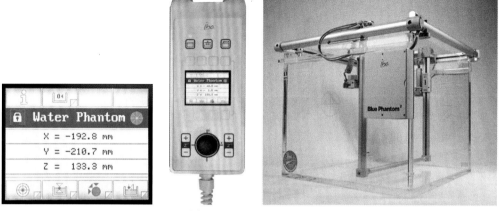

图 9-13　水箱控制单元

（2）电离室的准直。先用准直激光将电离室中心十字调整到和等中心点重合，接下来调电离室上面板水平，即与水面平行，可以借助电离室上凸起的参考点或是用精密量块。

（3）电离室中心位置的确定和位置存储。调整好电离室束流中心位置，确保其表面与束流出射方向垂直。在软件设置里保存好相应中心位置和六个方向上的软件限制，避免电离室和水箱碰撞，见图 9-14。

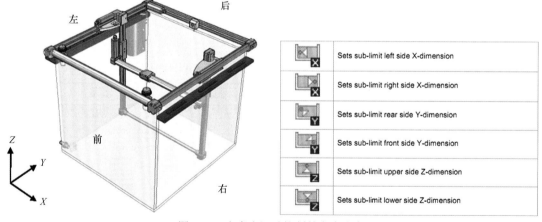

图 9-14　电离室运动控制的六个方向

（七）配套软件

Blue Phantom2 配套软件是 OmniPro Accept，配合三维水箱、电离室、数据采集和分析软件一起使用。OmniPro Accept 能够用于验证束流剂量分布曲线以及进行数据分析。除了 Blue Phantom2，该软件还可应用于其他测量设备，如空气扫描仪、胶片扫描仪/数位板，以及单个或矩阵式束流探测仪。因为这套软件对于剂量分布测量数据的精准分析及其易用性，在放疗质量控制中应用广泛，包括设备校验、作为治疗计划系统的输入数据采集、验收测试、束流调制。OmniPro Accept 7.2 版本支持的控制器和测量设备见表 9-11。

表 9-11　OmniPro Accept 7.2 版本支持的控制器和测量设备

控制器	测量设备	控制器	测量设备
CCU	3D Blue Phantom	CCU	Tomo Phantom
CCU	2D Blue Phantom	CCU	WP1D Phantom
CCU	RFA-300 Phantom	EmXX	LDA-99/LDA-99SC
CCU	RFA-200 Phantom		

OmniPro Accept 软件针对不同使用场景，如电子束剂量测量、光子束剂量测量，根据放射治疗中相关测量标准内置了丰富的重要参数及算法。

第三节　质子治疗系统验收

一、验收通论

用于治疗的高能质子束流（能量通常为 70～250MeV）来源于加速器，目前较常见的用于放疗的质子加速器为：回旋加速器（cyclotron）、同步加速器（synchrotron）或同步回旋加速器（synchrocyclotron）。其中，回旋加速器与同步回旋加速器引出束流能量固定，为了满足治疗要求，需要降能器（degrader）调节束流能量，而同步加速器可以引出能量可变的质子束流。质子束流经束流输运线到治疗头，治疗头会将原始束流转变为临床可用束流，并保证束流精准输送到靶区位置。

质子放疗设备的束流传递模式由治疗头中的各部件决定，一般为被动散射（passive scattering），包括单散射（single scattering）和双散射（double scattering，DS），均匀扫描（uniform scanning，US），笔形线束扫描（pencil beam scanning，PBS）。

通常情况下，质子治疗设备验收需要测试的束流性能包括：射程、射程调节精确度、最大照射野、特定靶区的治疗时间、剂量均匀性（包括横向剂量平坦度、横向剂量对称性、纵向剂量分布）、横向半影、远端剂量下降沿宽度、MU 的重复性、MU 的线性、虚拟源轴距等。

对双散射模式的验收测试还需测试质子束流能量与流强调制文件、SOBP（spread-out-Bragg-peak）平坦度，以及散射片和射程调制器等。均匀扫描模式与双散射类似。对点扫描设备，束流能量和束斑形状、位置等决定了剂量分布，因此需要重点测量束斑尺寸和形状、束斑位置、束斑重复性、单一能量 Bragg 曲线、射程。

质子放疗设备验收测试是通过对设备各项功能和参数指标进行测试，以验证设备的各项指标是否符合合同约定。

二、验收指标

质子治疗系统的验收测试主要包含：辐射、机械以及电器安全联锁测试；旋转机架、治疗头、患者定位系统以及患者定位验证系统；束流性能；剂量监测系统等。

本节主要以目前比较流行的点扫描模式为例来介绍设备验收中的剂量学相关测试，质子治疗系统验收检测项目与技术要求如下。

（一）输出剂量偏差和重复性

1. 测量目的　输出剂量偏差用于验证照射到靶区的剂量是否准确，通过测量等中心点照射剂量，将其与治疗计划系统计算出的等中心点计划剂量进行比较可以判断得出。

2. 测量要求　验收检测时，至少高、中、低三挡能量条件，水模体或等效水模体中，在设备参考点，即等中心处设置≥5cm×5cm 照射野，立方体靶区的厚度要满足测量 SOBP 的要求，照射剂量＞1.0Gy，电离室在等中心测量，一般至少测量 5 次；状态检测时，等中心处设置≥5cm×5cm 照射野，在单能坪区测量或 SOBP 区域测量，电离室在等中心测量，一般至少测量 5 次；稳定性检测时，等中心处设置≥5cm×5cm 照射野，在单能坪区测量或 SOBP 区域测量，电离室在等中心测量，以上测量剂量和预设剂量的偏差应不超过±3%，剂量偏差按式（9-1）计算，剂量重复性用变异系数表示，应不超过±2%，剂量重复性按式（9-2）计算。

$$B = \frac{D_1 - D_0}{D_0} \times 100\% \tag{9-1}$$

式中，B，剂量偏差；D_1，测量的吸收剂量值，单位为戈瑞（Gy）；D_0，预置照射的吸收剂量值，单位为戈瑞（Gy）。

$$S = \frac{1}{\overline{R}} \sqrt{\sum_{i=1}^{n} \frac{(\overline{R} - R_i)}{n-1}} \times 100\% \tag{9-2}$$

式中，S，重复性，即由式（9-2）确定的变异系数；$\overline{R}$，由式（9-3）确定的比值 R_i 的平均值；R_i，第 i 次测量所得的检测计数与吸收剂量测量的比值；n，测量次数。

$$\overline{R} = \frac{1}{n} \sum_{i=1}^{n} R_i \tag{9-3}$$

式中，$\overline{R}$，由 n 次测量的 R_i 的算术平均值；n，测量次数；R_i，第 i 次测量所得的剂量检测计数与吸收剂量值的比值。

（二）射程

1. 射程定义 单一能量的质子束流在水中穿射过程中的能量沉积曲线为 Bragg 曲线，将 Bragg 曲线归一化后，从质子束流垂直入射水面到 Bragg 峰后 90%剂量的点穿透的深度为射程（range），单位为：g/cm²。

2. 测量要求 至少高、中、低三挡能量条件，分别出束照射，在水模体或等效水模体中，测量深度剂量分布曲线，差值得到射程（远端最大剂量 90%处的等效水），测量射程与预设射程偏差应不超过±1.0mm。

3. 测量方法 射程的测试工具包括：水箱、Bragg 峰电离室、数据获取及处理软件，其他类似测量工具。测试方法为：请求单一能量的质子束流垂直照射在水中的 Bragg 峰电离室上，移动电离室获取不同水深位置处的剂量分布，得到完整的 Bragg 曲线图。归一化处理并计算该能量对应的射程，以及与理论值的差值，远端剂量下降沿宽度。

依此类推，测量不同能量层对应的 Bragg 曲线，并做归一化处理，如图 9-15 所示。

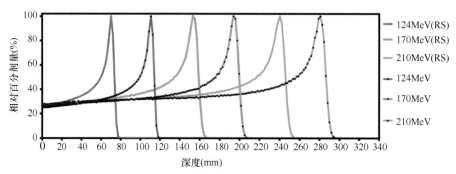

图 9-15 不同能量的 Bragg 曲线

将归一化后的每组 Bragg 曲线数据进行处理，如图 9-16 所示。

测量过程中需注意，若 Gantry 是 0°或 270°，实际测量射程=测量结果–WET（水箱壁和探测器等的等效水深度），如图 9-17 所示。R_{90} 是峰后 90%剂量处。

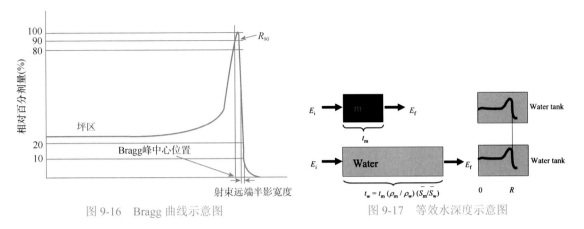

图 9-16　Bragg 曲线示意图　　　　　　　　　　图 9-17　等效水深度示意图

（三）PBS 束斑位置和束斑尺寸精确度

1. 束斑位置和束斑尺寸　笔形束点扫描的束斑（beam spot）位置和尺寸会直接影响实际治疗过程中的剂量分布。靶区中一层剖面上的点扫描过程见图 9-18。

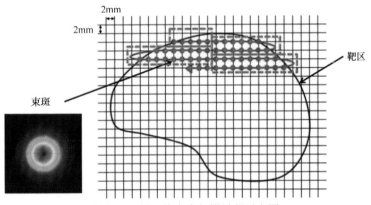

图 9-18　笔形线束点扫描过程示意图

在等中心平面上的质子束流横截面 X 方向（或 Y 方向）束流密度的高斯分布曲线见图 9-19。

（1）束斑位置：束流横截面（beam profile）在相空间（X，Y）分布，分别在 X 方向和 Y 方向投影得到束流密度分布曲线，高斯拟合得出束流横截面中心位置，即束斑中心。在等中心平面上，束斑中心相对于等中心点的位置坐标（P_x，P_y）即为束斑位置。

（2）束斑尺寸：质子束流在整个传输过程中的束流横向尺寸不断变化，此处束斑尺寸指的是等中心平面上的束流横截面尺寸。一般情况下，质子在相空间（X，Y）的密度分布高斯拟合得出的 1σ 对应宽度即为束斑尺寸，用 σ_x 与 σ_y 表示，或半高宽

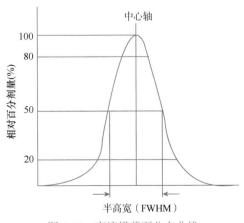

图 9-19　束流横截面分布曲线

（FWHM）=2.355σ 表示束斑尺寸。

对于使用回旋加速器的质子治疗系统，因降能器对束流发射度的影响，束流能量越高束斑尺寸越小，随束流能量减小，束斑尺寸变大。PSI 质子放疗设备束斑尺寸 FWHM=2.355σ 随束流能量的变化关系如图 9-20A 所示，PSI 设备在 150MeV 束流能量时，用晶体探测器+CCD 相机获取到的束斑图像如图 9-20B 所示。不同质子厂家或不同质子项目的束斑尺寸略有不同。

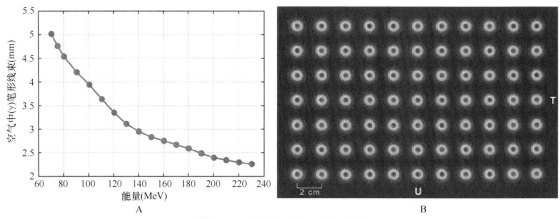

图 9-20　质子放疗设备束斑尺寸

2. 测量要求　点扫描模式下，分别采用高、中、低三挡能量（若同挡能量存在不同束斑大小，应分别予以测量，依据临床使用的能量和束斑的频次调整测量方案），分别在最大照射野范围内形成 50mm 间距束斑网格，在等中心处进行测量，分析每个束斑点相对于射束中心点的位置，实测值与理论值应≤1.5mm，对于旋转机架，应测试的机架角度至少包含 0°、90°；对于半旋转机架，应参照此机架角度，在能达到的机架角度分别进行测量。

3. 测量方法　需要一个简易的治疗计划，该计划包括多个层（须覆盖整个能量区域 E_{min}–E_{max}）的质子束流，每个层（单一能量）最大照射野范围内形成 50mm 距离的束斑网格。

用上述治疗计划按每个层照射束流，使用束斑测量设备在等中心处对每个层的束流进行测量，获取每个层对应的束斑分布图像，分析数据得到每个束斑点的尺寸和相对于等中心点的位置。

束斑位置精确度：每个层每个束斑实测位置（P_x，P_y）－治疗计划中相应束斑的指定位置（P_{x_O}，P_{y_O}）。

束斑尺寸误差：每个层实测束斑尺寸（σ_x，σ_y）－设备定义的束斑尺寸（σ_{x_O}，σ_{y_O}）。

（四）照射野均整度

1. 均整区域定义　射束横向剂量分布中，两侧 50%等剂量线内部，减去两倍横向半影宽度之后的距离，见图 9-21。

2. 测量要求　点扫描模式下，用均匀间隔的束斑，扫描形成≥10cm×10cm 照射野；在散射模式或均匀扫描模式下，直接形成≥10cm×10cm 照射野，分别用低、中、高三挡能量离子束进行扫描，用二维探测器分别测量不同条件下等中心处照射野侧向均整度，均整区域见图 9-20，均整度应不超过±5%，均整度按式（9-4）计算。

$$F_{lp} = \left(\frac{d_{lpmax} - d_{lpmin}}{d_{lpmax} + d_{lpmin}} \right) \times 100\% \tag{9-4}$$

式中，F_{lp}，侧向照射野均整度；d_{lpmax}，均整区域内最大吸收剂量值，单位为戈瑞（Gy）；d_{lpmin}，均整区域内最小吸收剂量值,单位为戈瑞(Gy)。

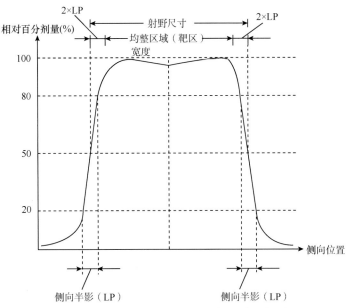

图 9-21 质子照射野均整度计算区域示意图

(五)标称射程调制宽度

SOBP(spread-out-Bragg-peak)仅适用于双散射模式与均匀扫描模式,在双散射治疗头中安装射程调制器,将单一能量的质子束流能量扩展为多个能量的质子束流,如图 9-22 所示,多能量质子束流在水中剂量分布组合叠加后会形成宽展 Bragg 峰 SOBP。SOBP 曲线归一化处理后,近端 90% 处到远端 90% 处的穿透深度为是 SOBP 宽度。

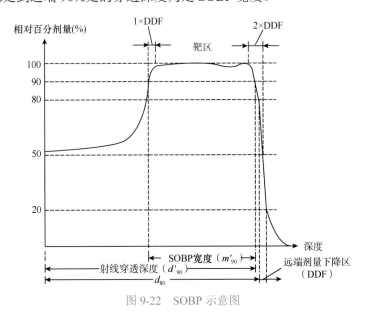

图 9-22 SOBP 示意图

1. **测试工具** 水箱、Bragg 峰电离室、剂量仪、数据获取及处理软件、其他类似测量工具。
2. **测量方法** 能量调制展宽的质子束流持续性垂直射入水箱中的 Bragg 峰探测器,移动探测器记录不同水深处的剂量分布，绘制出类似于图 9-22 的 SOBP 曲线。对数据进行归一化处理，得到 SOBP 的宽度。

3. 测量要求　质子的散射模式和均匀扫描模式下，在水箱或固体水中，检测标称射程调制宽度，近端和远端 90%剂量间距偏差应不超过±5.0mm，距离远端 90%剂量位置设定 SOBP 宽度距离的近端深度点的剂量在 88%～92%。

（六）剂量线性

1. 定义　参考标准 IEC62667 第 7.4 部分对 MU 输出的线性的描述为：在其他输出条件相同的情况下，对于 MU 的变化，测量的辐射探测器响应与输出的剂量监测计数之间的关系应为线性，且为下列形式：

$$D=S\times U$$

式中，D 为辐射探测器的响应；S 为线性系数；U 为剂量监测计数的值。

2. 测量要求　在均匀＞5cm×5cm 照射野条件、电离室在等中心处，选取中间能量区照射，每挡能量条件下，验收检测时的照射剂量为 0.5Gy、1.0Gy、2.0Gy、4.0Gy、6.0Gy，每组条件下连续测量 5 次，求各测量点平均值及标准偏差，利用最小二乘法拟合预设值与测量值的线性关系方程，各组条件下测量平均值与预设值的相对偏差应不超过±3%。

测试工具为：电离室、剂量仪、水箱或固体水、数据获取及处理软件。

（七）虚源位置（有效 SAD）

参考标准 IEC62667 第 6.9.5 部分对虚拟源轴距的定义与测量方法描述如下。

1. 定义　虚拟源轴距（virtual source-to-axis distance，VSAD）是指从虚拟源到等中心（即机架旋转轴）或设备参考点（equipment reference point，ERP）的距离。

2. 测量方法和要求　高、中、低三挡能量，扫描模式为点扫描时，束斑横向偏转±5cm～±10cm，在距离束流等中心束流方向−20cm、0cm、20cm 处，分别用二维探测器测量束斑位置，通过束斑位置的线性拟合得到虚源的位置；扫描模式为散射时，在距离束流等中心−20cm、0cm、20cm 处，分别用二维探测器测量指定的照射野大小，通过照射野不同位置处照射野面积线性拟合得出虚源位置，两类扫描模式条件下，测量虚源位置与治疗计划系统虚源位置进行比较，偏差应不超过±40mm。

注：带有序列扫描的扫描辐射束在相互垂直的两个方向上会有不同的 VSAD。

（八）安全性

安全性包括以下三方面的安全。

1. 辐射安全　与传统的直线加速器不同，质子放疗设备的辐射安全还需要考虑中子防护。加速器或束流线区域外应进行中子泄漏水平测试。且该测试应该在临床最高能量和流强下进行，从而反映工作人员可能接收的最大中子剂量。与此同时也需要验证 X 射线剂量率在相应范围内。

2. 人员保护系统　加速器、束流线，治疗室区域内应配备有束流状态指示灯、急停按钮、门联锁，以及区域辐射监测设备。上述区域应具备清场开关，清场过程中有警示灯或铃提醒人员撤出该区域。质子设备需要具备多重束流关断机制，以确保在一种机制失效的情况下，备用机制能够有效关断束流，如通过垂直偏转器、加速器射频、束流阻止器等方式关断束流。各种束流关断机制均需要满足相应的关断时间的要求。

3. 运动设备　质子治疗系统运动设备包括旋转机架、治疗头、治疗床、影像板。出于安全保护考虑，这些运动部件应该配备碰撞或接近传感器，防止人员接近或碰撞。需要对这些传感器的功能状态进行定期验证。

4. 质子治疗系统技术要求

（1）被动散射模式或均匀扫描模式条件，因 MLC 叶片尺寸无法形成 5cm×5cm 等整数尺寸照射野时，可选大于 5cm×5cm 的照射野进行检测。

（2）若同挡能量存在不同束斑大小，应分别予以测量，以临床使用的能量和束斑的频次选择测量。

（3）只适用于质子的被动散射模式和均匀扫描模式检测。

（九）质子治疗系统机械验收

质子设备机械方面的验收包括旋转机架和治疗床。

1. 对于旋转机架的验收　通常需要考虑的指标如下。

（1）角度精确度：将机架旋转至一系列任意选定的角度，比较设定值与回读值是否在要求误差之内。

（2）旋转速度：测量机架全速旋转一周所用时间，并与要求的速度比较。

（3）角度范围：确认机架是否能够旋转至预设最大角度。

（4）等中心精确度：机架的等中心精确度通常是利用束流进行确认。在多个不同的角度对等中心进行照射，确认出与各条束线处置距离整体最短的一点。该点即视为等中心点，比较该点与束线的最大距离是否满足要求。

2. 对于治疗床的验收　通常需要考虑的指标如下。

（1）治疗床定位精确度：施加成人和儿童两种模拟载荷重量的情况下，确认治疗床点对点走位精确度是否满足要求，并具有良好可重复性。

（2）治疗床移动速度：对于每个运动轴，确认治疗床运动速度满足要求。

（3）治疗床移动范围：对于每个运动轴，确认治疗床运动范围满足要求。

（4）治疗床等中心性：可以将刻度纸放在等中心处，利用激光灯标记出等中心点，然后旋转治疗床，每 30°标记一次等中心点的位置。

（十）影像系统验收

质子放疗设备的影像系统通常为二维 kV 影像，有一些设备具有 CBCT 影像功能。

测试 kV 影像或 CBCT 影像功能之前需要测试 X 射线源（A/B）的峰值能量、曝光强度和曝光时间精确度。选用合适的 X 射线计，将其放在与待测 X 射线源中心轴垂直并且距离合适的位置，见图 9-23，产生 X 射线，收集数据并分析，比较测量值与参考值。

此外，还需要验证 X 射线剂量随电流强度变化的重复性和线性度。选用合适的剂量计，将其放在等中心且与待测 X 射线源中心轴垂直的位置。设定电压值，产生一系列电流参数下的 X 射线，收集剂量参数，重复多次，分析相同参数下剂量的重复性和相同电压下剂量随电流变化的线性，并与参考值进行比较。

对于 kV 影像验收指标通常有：高对比度分辨率、低对比度分辨率、影像均匀性。可以使用 kV 模体进行成像，然后进行相应影像质量分析，使用剂量仪测量剂量，确保相应的参数满足精确度要求。

对于 CBCT 验收指标通常有：成像质量-HU 精确度、空间线性、成像均匀性、高对比度分辨率。使用 CBCT 模体进行成像，使用软件对成像进行分析，确保相应参数满足精确度要求，见图 9-24。

最后，还需要对影像配准功能进行验收。验证 2D kV 成像功能良好，CBCT 成像功能良好，能够手动或自动进行影像配准，能够计算位置矫正量并完成位置矫正。

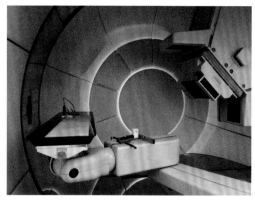

图 9-23　测量 X 射线源

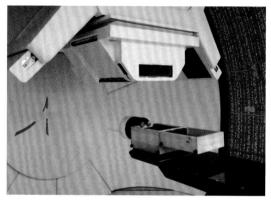

图 9-24　CBCT 模体成像

（十一）注意事项

上述所有验收测试过程中使用的测量设备必须完整无损，且在标定有效使用期限内，以防止探测器本身存在误差影响验收测试结果。

对于旋转治疗室，还应该考虑不同 Gantry 角度下的设备机械误差造成的束流光学微弱变化。因此，需要从多个角度对束斑尺寸形状、束斑位置、剂量均匀性等进行测试。

对多治疗室的设备，有的医院要求有不同治疗室是互相匹配的状态，以便几个治疗室可以互换使用，防止某个治疗室不能使用的情况下，可以将该房间的患者转至其他治疗室进行治疗。互相匹配的治疗室具有几乎相同的束流特性，如束斑形状和束斑尺寸等，也需要进行验收测试。

对带有重绘（repainting）和呼吸门控等功能也须进行测试。

除了质子束流验收之外，质子放疗设备的验收还应考虑安全性、机械和影像系统。由于这些参数是质子束流成功验收的基础，在此我们仅对这些方面的验收做简略的介绍。

三、质子治疗系统的设备质量控制

对于质子治疗系统来说，通常会制定周期性的质控计划，以确保系统的运行性能和参数等与验收和调试状态一致。质控计划项目按内容可以分为剂量质控、安全质控、机械质控和影像质控。按周期性可分为日检、周检、月检和年检。本节重点讨论剂量学质控内容，TG224 号报告针对束流特性的质量控制和其他方面质控做了详细介绍。

质子治疗系统的质量控制检测分为验收检测、状态检测和稳定性检测。其检测方法与验收检测方法基本一致，只是在如下两个测试中存在差异。

（1）对于输出剂量偏差和重复性的周期性检测，等中心处设置≥5cm×5cm 照射野，在单能坪区测量或 SOBP 区域测量，电离室在等中心测量。

（2）对于剂量线性检测，在均匀>5cm×5cm 照射野条件、电离室在等中心处，选取中间能量区照射，每挡能量条件下，验收检测时的照射剂量为 0.5Gy、1.0Gy、2.0Gy、4.0Gy、6.0Gy；而质控检测剂量可以相对灵活，可参照随机文件中的剂量线性所测剂量进行检测，每组条件下连续测量 5 次，求各测量点平均值及标准偏差，利用最小二乘法拟合预设值与测量值的线性关系方程，各组条件下测量平均值与预设值的相对偏差应不超过±3%。

第四节　质子治疗系统验收调试的数据采集及建模

目前市面上质子治疗系统多数配用 Varian Eclipse 治疗计划系统，本节以 Eclipse 治疗计划系统（TPS）为例，简单介绍质子数据采集及建模方法。

一、数　据　采　集

Eclipse 有一个自建立束流模型软件，输入若干规定的实测加速器性能曲线后，系统会自动建立起一个束流模型。这个建立的束流模型需经过进一步验证才能使用。验证方法是先用已建立的束流模型 TPS 计算出某一个输出的束流 SOBP 曲线，再用加速器实测一个同条件下的束流 SOBP 曲线，将二者进行比较。如果曲线符合度优于规定容限，证实此束流模型可用，说明初始 TPS 调试成功。

Eclipse TPS 中支持传统的散射扫描治疗和笔形束点扫描治疗（也称为调制扫描）。以下可作为评价 Eclipse 质子算法精确度方法的参考，但这里仅作为举例，因为我们还需要更全面的数据集来测试准确性以供临床使用。通过将测量数据与相同照射野几何和相同 MU 值下的计算结果进行比较，从而评估剂量计算算法的准确性。精确度评价测量和用于配置剂量计算算法的射束数据必须从同一台机器获得，以便在测量机器之间维持相同的校准和相同的射束特性。算法的精确度是通过 γ 误差量化的。当 95% 被检查测点的 γ 误差值不超过 1 时，可认为达到了 γ 误差标度规定的剂量计算精确度目标。下面给出了不同标称能量的单点调制扫描质子束测得的 IDD（积分深度剂量）曲线的剂量比较。对比结果如图 9-25、图 9-26 所示，数据是由瓦里安的 ProBeam 质子治疗系统测量的。

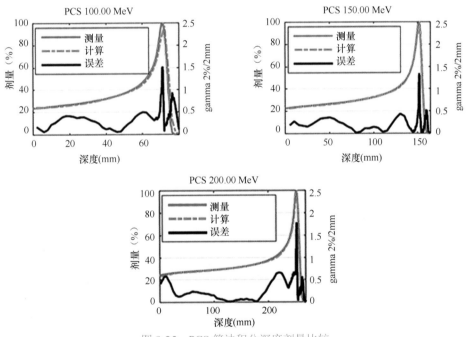

图 9-25　PCS 算法积分深度剂量比较

与被动散射质子治疗相比，笔形线束点扫描（pencil beam scanning，PBS）治疗有更精准的调强适形治疗。使用 PBS 技术的质子治疗中心变得越来越普遍。PBS 治疗计划可能有成百上万的单个子束点（spot）。由 TPS 计算的剂量准确性取决于 TPS 对每个部位的剂量贡献进行精确建模的能力。据研究，当将所有束点的剂量贡献相加时，即使在表征远离中心轴的单个束点的质子通量方面的很小误差，也可能累积为临床上的明显剂量偏差。

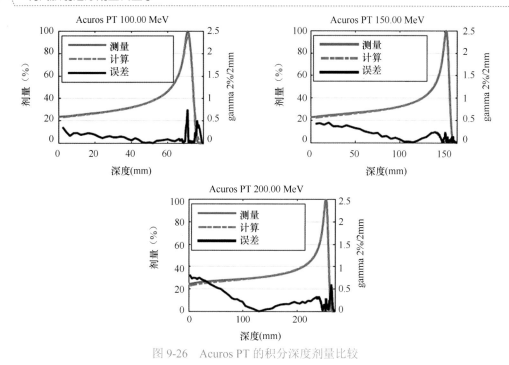

图 9-26　Acuros PT 的积分深度剂量比较

二、质子模型算法与建模

（一）算法

Eclipse 质子模型算法现有配置笔形线束卷积叠加（proton convolution superposition，PCS）算法和 Acuros PT 算法。

PCS 算法是基于通量的、一种分析剂量引擎，可使用一个或多个高斯模型来模拟空气通量和介质中的剂量核心。

Acuros PT 算法是一种新的蒙特卡罗算法，提高了异质和小束质子剂量计算的准确性。Acuros PT 不仅能计算人体组织中质子的相互作用，而且还包括患者特有的治疗附件，其为主流质子剂量计算带来了更高的准确性和效率。

以 PCS 算法为例，显示的剂量是在笛卡尔网格上的三维像素矩阵上计算的。剂量栅格完全覆盖患者外表面。剂量计算的点位于体素中心。实际剂量计算是在基于射束的坐标系中进行的，该坐标系为发散网格。在笛卡尔剂量网格上显示的最终剂量，是通过从发散网格中内插得出的。具有主动能量的转向系统中每个初始能量的剂量是分别计算的。对于其中使用射程移位或射程调制装置在喷嘴（nozzle）内部进行能量或射程调制的系统，原理也基本相似。同样，当"射束配置"中的调试方法仅基于 SOBP 时，总剂量分布会在内部分成一组能量以进行单独计算。因此，这里使用了能量层的概念。每层剂量计算分为以下三个主要部分。

1. 基本物理参数的计算　此计算独立于所有与治疗有关的参数。特别是，它不对任何特定的射束线建模，并且与患者无关。此处计算的基本物理参数是没有散射的大而均匀的宽射束深度剂量曲线以及射束在水中的散射事件。深度剂量曲线被认为是（平均）能量和围绕该能量的光谱分布函数。散射分布仅根据平均能量来计算，光谱分布可被忽略。

2. 质子通量的计算　这是在没有质子沿束线损失的假设下，通过任何给定区域质子数进行的计算。能量密度计算模拟了由束线散射和铅块屏蔽（半影和照射野的横向扩展），质子能量密度因平方反比定律（强度）和有补偿器，与整个射野上不均匀通量分布有进一步的偏差。

3. 计算患者体内的剂量　在这里，基本物理原理（深度剂量，包括由于核相互作用造成的质子损失，以及在水箱中散射）与通量（束线模型）和患者特定数据（将 CT 数据转换为 3D 的相对阻止本领值）在患者体内产生最终的 3D 剂量分布，并对应于要计算的能量层。将患者的总剂量计算为每一层中沉积的总剂量之和。在汇总完所有剂量层后，从发散剂量中插值笛卡尔 3D 剂量，然后从算法中重建。

（二）质子子束建模

通过计算水中质子子束的剂量来完成子束建模。子束是具有以下特性的质子束。

（1）所有质子沿同一直线行进，并击中水面的同一点。入射角为零，因此质子垂直撞击表面。

（2）子束中质子的能谱是高斯分布，以子束的标称能量为中心。小束由其标称能量和高斯能谱的宽度完整描述。在计算子束的剂量分布时，应区分以下几类粒子，①初级质子：在水中没有发生非弹性碰撞的质子。恰好在水表面，子束的所有质子都是初级质子；②次级质子：质子分散在与原子核的一种或多种非弹性碰撞中；③反冲粒子：来自弹性或非弹性碰撞的反冲离子碎片或中子。相互作用中产生的能量非常低的质子也被认为是反冲粒子。例如，氢核与入射的质子发生弹性碰撞的产物。

质子的剂量算法模型细节可以借鉴 Eclipse 质子算法参考指南手册，里面给出了不同剂量模型的完整描述和配置步骤。为了实现 PCS 算法模型建模，积分深度剂量（IDD），绝对剂量校准和空气中的横向剂量截面积都必须测量，TPS 需要在等中心平面及其前后 10cm 和 20cm 共五个点的空气中的截面参数（z=0，±10，±20cm），在 X 和 Y 坐标上，每隔 10～20MeV 量一次，对每个能量的单个笔形束都有一个所需深度的 IDD 值。一般可以用一个平行板电离室来测量这个 IDD 值，但这个平行板面积要足够大以俘获所有束流。

（三）算法模型配置验证步骤

（1）测量 IDD 和空气中横截面数据。

（2）测量水中单能质子的正方形照射野的射野因子（field size factor，FSF）。

（3）体积剂量分布是用笔形线束正方形照射野的多能量层堆积起来的。体积剂量分布中的验证测量包含：SOBP 和照射野中心的点测量，沿束流中心轴深度曲线测量，沿 SOBP 中心横向剂量截面的测量，对所选 SOBP 并与入射质子方向垂直的横向面积上的二维剂量分布的测量。

（4）所有照射野中心的点测量。

（5）用电离室测量笔形束的方法通过叠加来形成全图时，先将电离室定位在全图中所选位置，测量后再遥控移到下一个位置测量。

（6）用一个电离室来验证另一个电离室测量小照射野的结果。

第五节　质子治疗计划系统初始治疗调试验收

初始治疗调试是指验收时初始的治疗调试，包括系统功能与安全的测试以及 TPS 的调试两种，比一般 QA 的治疗调试要复杂。TPS 的调试是为了验证 TPS 中有关算法和模型的准确性。

（一）TPS 调试验收的主要任务

（1）收集需要输入 TPS 的"有关设备和治疗数据"，使得 TPS 软件内含现用治疗系统的性能和特性的各种定量数据。

（2）用 TPS 计算值和实测值进行比较，如果二者差值小于允许容差，则通过测试。

（3）当 TPS 调试通过后，可以进行束流参数校正和有关治疗时需要用的性能测试，如测量剂量与量程、调制度、照射野的变化关系，患者治疗和机器 QA 等。

（4）TPS 治疗计划既可用于散射治疗，也可以用笔形束扫描治疗，不同治疗法要用到 TPS 中不同算法和模型，因此在调试 TPS 时，散射治疗和笔形束扫描治疗都有各自不同的 TPS 调试法，需要区分。

试运行 TPS 的第一步是进行剂量校准，并将机器跳数（MU）设置为参考条件。这一步骤的目标是建立绝对剂量（Gy）和 MU 之间的关系。TPS 应能够计算出相同参考条件下的剂量，并匹配治疗条件下的剂量。一般而言，被动散射和均匀扫描质子束通常采用 SOBP 进行校准，校准点放在 SOBP 中间位置。对于笔形束扫描，可在固定能量下，选择均匀间隔每个点 MU 恒定的二维点矩阵的入射口附近的校准点。

（二）散射治疗法的调试方法和过程

（1）将以下数据输入到 TPS：要求在水箱中和在空气中测量规定的散射调制束流的数据；需要一个供剂量计算用的算法模型，如上节所述。因要在 TPS 中计算患者体内剂量，还需将剂量和深度曲线与质子束通量分布输入 TPS。

（2）在水箱中测量的数据：未调制的 Bragg 峰曲线，即未调制的单能 PDD 曲线。

（3）在空气中测量的数据：Z 方向的束流通量分布；开放空间照射野的横向截面；半边照射野的横向截面图。

（4）SOBP 测量和截面测量的实际测量值和 TPS 计算值比较，若二者误差小于容许值，则表示通过 TPS 调试。

（三）笔形线束扫描治疗法的调试方法和过程

点扫描治疗用的 TPS 调试要对点扫描治疗用的 TPS（如 Eclipse）进行调试，其原理和散射治疗时 TPS 调试完全类似，都是要求实测一些 TPS 所需的点扫描治疗数据。笔形束扫描法的数据采集会比散射治疗法更直接些，因为没有额外的硬件来整形射束。以 M.D.Anderson 癌症中心第一次用于点扫描治疗的 Eclipse TPS 调试为例，可分为以下三个步骤。

（1）将 93 种不同能量的笔形线束，量程从水中的中心轴（CAX）4～30cm 深度剂量曲线输入到 Eclipse。

（2）每个量程相对应的深度剂量曲线取 10 个横向截面曲线，即 5 个不同深度时横向均匀度曲线，每个都有两个方向 X 和 Y，合计 $2 \times 5 \times 93$ 个横向剂量均匀分布输入到 Eclipse。

（3）在水中质子扫描束对 $10cm \times 10cm \times 10cm$ 靶体积进行照射，点间距为 6.5mm，给出优化和非优化的两种治疗参数。研究发现，当 SOBP 中心能量 150MeV，束点 $\sigma = 6.5mm$ 时，可以获得笔形线束点扫描后的横向剂量下降半影的最小值 9mm。

输入参数确定剂量算法中的一些参数，计算时又要用一些参数来计算患者的 CT 体积中的吸收剂量分布，因此必须使用尽可能精确的输入参数。蒙特卡罗（Monte Carlo，MC）模拟可以产生所需的数据，再测量有限数量的空气中截面和 IDD 值来验证扫描治疗头的 MC 模型。

积分深度剂量曲线（IDD）定义为一个单独的点束将全部能量沉淀在和束方向相垂直的非常大面积的一个深度上，即 Bragg 峰上。关于计算值和实验值的比较，若二者在允许容差内即可。为了使用 MC 产生的 IDD 作为调试数学模型的输入模型，还需要再用实际测量的绝对剂量值对这些 MC 产生的 IDD 输入数据进行验证，测量等效厚度水中 2cm 深的绝对剂量值也是有必要的。对 TPS 的计算值和实测值进行比较，包括 SOBP 中点的绝对剂量值，沿中轴的绝对深度剂量和水中横向剂量截面积，对 TPS 进行验证。此外，还需要使用患者治疗 QA 计划做验证，做二次 MU 计算以及总结所有束流模型测试等来完成 TPS 初始治疗调试验收。

第六节　质子治疗系统计划验证

治疗计划必须验证通过后才可以用于治疗患者。计划验证的方法是将患者治疗计划移植到模体，在加速器上执行模体计划，通过剂量仪测量模体受照的实际剂量，对比 TPS 计算值按照一定标准判定两者是否相符。治疗计划验证又被称为端对端（end to end）测试。质子治疗计划验证主要包括点绝对剂量验证、二维平面剂量验证和三维剂量验证。

一、质子治疗计划验证的剂量分区和计划测试例的复杂度

由于质子不同于高能 X 射线所形成的剂量分布，质子形成的辐射场在模体内或者患者体内不同深度、不同的离轴位置，具有不同的剂量梯度，而剂量梯度会影响剂量测量的准确性和精确度。因此，为了对剂量测定要求进行评估，需要对不同的剂量区域采用不同的准确性要求，剂量区定义图示见图 9-27 和表 9-12。

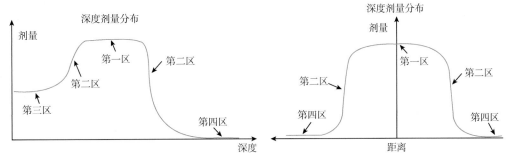

图 9-27　质子剂量测量区域定义示意图

表 9-12　剂量区域定义

区域	定义
第一区	测量点位于 Bragg 峰值内，且这些点的剂量梯度区小于 10%/mm。典型的第一区范例是 SOBP。第一区点的特征是高剂量和低梯度
第二区	测量点位于剂量梯度大于 10%/mm 的所在区。第二区包括横向射束半影区、SOBP 远近侧的下降区以及几何野边界内的任何陡峭梯度的区域
第三区	接收到的剂量仅来自高能量离子的点，即 Bragg 峰之外的离子。第三区的典型代表是入射道，即 SOBP 邻近区域。其剂量特征与第一区非常相似。但是，该区的总剂量为许多十分小的剂量分布之总和
第四区	未接收到任何初级离子束剂量的点。第四区点在几何野边界之外、SOBP 的远端，或者在未穿过离子束的几何野内部区域

剂量测量使用的模体对于剂量测量准确性也有较大的影响，特别是对于质子束，由于不同材料的阻止本领的不同，需要对不同的材料进行测量评估。另外，在几何方面，患者身体轮廓与测试用的方形模体也不同，患者身体轮廓往往是不规则的曲面。为了对 TPS 曲面修正的准确性做出评估，也需要设计相应的测试例来验证和评估。因此对于治疗计划验证，需要不同测试例来对不同方面进行测试。例如简单复杂度测试例：方形野、均匀模体；中等复杂度测试例：双向楔形野或曲面模体；高等复杂度测试例：头颈模型。

二、点剂量验证

绝对点剂量验证是比较特定深度下的一点，TPS 计算剂量与实测剂量是否保持一致，通常可以利用绝对剂量计在模体内测量完成。点剂量验证需要分别针对不同的区域和不同的测试例

来进行规定。

1. 第一区吸收剂量计算精确度 对于简单及中等复杂度的计划情况,在第一区内任意一点测得的吸收剂量与计算所得的吸收剂量之间的偏差不超过±5%。相对剂量偏差绝对值的平均值不应超过5%。

对于高复杂度的计划情况,任意一点测得的吸收剂量与计算所得的吸收剂量之间的偏差不应超过±6%。相对剂量偏差绝对值的平均值不应超过5%。

2. 第二区吸收剂量计算精确度 对于简单复杂度的计划情况,在第二区内任意一点测得的吸收剂量与计算所得的吸收剂量之间的偏差不应超过±10%或吻合距离(DTA)不应超过±2mm。

对于中等及高复杂度的计划情况,吸收剂量偏差不应超过±15%或DTA不应超过±3mm。

3. 第三区吸收剂量计算精确度 对于简单及中等复杂度的计划情况,在第三区内任意一点测得的吸收剂量和计算所得的吸收剂量之间的偏差不超过±5%。相对剂量偏差绝对值的平均值不应超过5%。

对于高复杂度的计划情况,任意一点测得的吸收剂量与计算所得的吸收剂量之间的偏差不应超过±6%。相对剂量偏差绝对值的平均值不应超过5%。

4. 第四区吸收剂量计算精确度 在第四区内应符合下列要求。

对于简单复杂度计划情况,任意一点测得吸收剂量和计算所得吸收剂量之间的偏差不超过±5%。相对剂量偏差绝对值平均值不应超过5%。

对于中等复杂度计划情况,任意一点测得的吸收剂量与计算所得的吸收剂量之间的偏差不超过±6%。相对剂量偏差绝对值的平均值不应超过5%。

对于高复杂度的计划情况,任意一点测得的吸收剂量与计算所得的吸收剂量之间的偏差不超过±7%。相对剂量偏差绝对值的平均值不应超过5%。

三、剂量分布验证

(一)二维平面剂量分布验证

1. 二维平面剂量分布验证 就是比较特定深度下的一平面,TPS计算剂量与实测剂量的一致性,通常利用电离室矩阵结合固体水或一维水箱完成。验证分析时,可使用二维γ法进行评估。当γ通过率达到一定的数值时,满足精确度要求,计划验证通过。二维平面剂量分布验证也可用胶片完成,胶片的优点是精确度高,但比较耗时,分析数据相对烦琐,需要配备特定扫描仪。此外与光子不同,质子射线由于其射程有限和Bragg峰的原因,会造成剂量深度分布的不确定性,因此单个照射野需要在多个深度下进行验证。

2. 以二维计划验证为例说明计划验证流程 在TPS中把实际计划的照射野移植到水模体上,并且机架角度改为90°或者270°进行剂量计算。

(1)依据靶区的大小,选择三个不同深度(如5cm、10cm、15cm)导出该层面的二维平面剂量RT Dose,或导出三维剂量。

(2)导出的RT Dose需要导入到二维矩阵的分析软件上。

(3)在治疗床上对固体水模体或者是水箱进行摆位和位置验证,旋转机头到治疗计划上设置的角度。

(4)连接电离室矩阵和控制电脑,并且对电离室矩阵开机预热,完成相关的标定。

(5)移动或者设置二维电离室矩阵到之前定义的三个位置,在每个位置时机器按照计划出束,矩阵控制软件测量并且保存下每个位置时的测量数据。

(6)将矩阵测量的数据与计划系统计算的数据进行比较,并且进行γ分析得到相应的通过率，见图 9-28 和图 9-29。

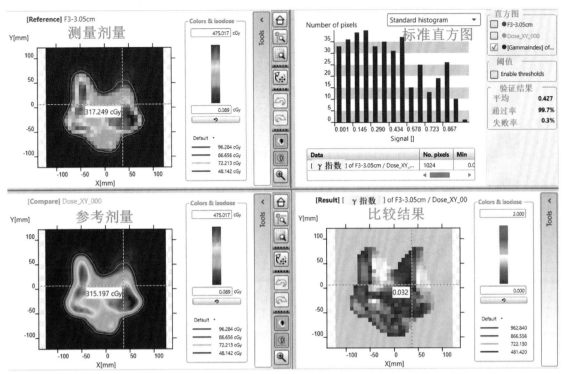

图 9-28 一例头颈部肿瘤质子放疗二维矩阵测量数据与计划系统剂量分布对照示意图

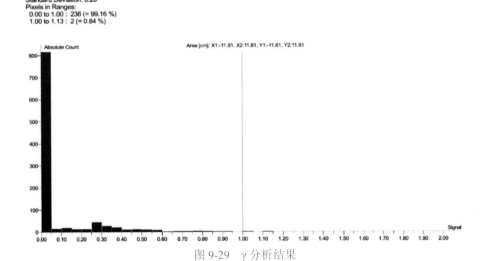

图 9-29 γ 分析结果

值得说明的是，当治疗计划使用额外的束流塑形设备时，需要对相应的设备进行验证，如散射计划会用到适形器和补偿器。物理师应该确保适形器轮廓合适，方向和厚度正确，确保补偿器至少三个点厚度与计划一致。

（二）三维剂量验证

三维剂量验证方法是一种新型调强放疗剂量验证方法，它的基本原理是通过二维测量工具，结合各类算法，推算出加速器输出的射线注量；将射线注量与患者个体化形态相结合，通过各类剂量算法来计算患者体内实际治疗时真实的三维剂量分布，以直观显示各类误差。

参 考 文 献

俞顺飞, 程金生, 李开宝, 等, 2008. 胶片剂量计[J]. 中国辐射卫生, 17(2): 244-245.

Depuydt T, Esch A V, Huyskens D P, 2002. A quantitative evaluation of IMRT dose distributions: refinement and clinical assessment of the gamma evaluation[J]. Radiotherapy and Oncology, 62(3): 309-319.

Hyer D E, Hill P M, Wang D, et al, 2014. A dynamic collimation system for penumbra reduction in spot-scanning proton therapy: Proof of concept[J]. Medical Physics, 41.

Newhauser W D, Zhang R, 2015. The physics of proton therapy[J]. Physics in Medicine & Biology, 60(8): R155.

Pidikiti R, Patel B C, Maynard M R, et al, 2018. Commissioning of the world's first compact pencil-beam scanning proton therapy system[J]. Journal of Applied Clinical Medical Physics, 19(1): 94-105.

Safai S, Bula C, Meer D, et al, 2012. Improving the precision and performance of proton pencil beam scanning[J]. Translational Cancer Research, 1(3).

第十章　Unity 物理数据采集及常规 QA

第一节　图像引导放射治疗

在现代放射治疗中,肿瘤以及肿瘤周围危及器官的位置和形状的不确定性仍然限制了肿瘤所接受的最大剂量。因此为了保证放射治疗期间的肿瘤覆盖,必须对肿瘤周边一定范围作为靶区进行同等照射。这导致在这一范围内的正常组织也会受到肿瘤治疗剂量的照射,并且会根据受照组织的类型及照射剂量造成不同程度的放射损伤,这种损伤是我们不愿意看到的。

理想的放射治疗剂量分布是针对肿瘤克隆细胞密度和放射敏度量身订制的。从 TCP 模型分析中可以看出,对于密度均匀的肿瘤,肉眼可见的肿瘤区域(GTV)需要最高剂量,肿瘤渗透到正常组织(CTV 内 GTV 外区域)需要较低剂量(GTV 剂量的 70% 左右)。这种剂量分布的定义因日常定位不确定性导致需要外扩为 PTV 的范围变得复杂(ICRU 50)。由于正常组织参与 PTV,导致出现相互矛盾的剂量限制,例如前列腺治疗中的直肠或头颈部治疗中的腮腺。这通常意味着肿瘤剂量受正常组织耐受性的限制。关于放射治疗失败的研究表明,复发的位置多是原位癌,在原来的 GTV 内,表明需要提高 GTV 内剂量。

MRI 能以亚秒级的时间尺度跟踪软组织结构,从而实现实时影像,也就是分次内影像的监控。这意味着可以在放射治疗的同时监测肿瘤实时位置变化,使辐射剂量可以直接更准确的作用到靶区,从而有效降低周围正常组织的剂量。它还能够激发新的尝试,如尝试无外放范围的前列腺放射治疗,这会使得靶区剂量不必受直肠所受剂量约束过多。或者,提高子宫颈肿瘤的 GTV 实际所受剂量,如图 10-1 所示。此图显示了自适应策略如何在直肠处于 PTV 内的情况下,通过减少外扩范围来提高靶区剂量。只有具有毫米级别精度的高质量软组织成像才能实现零外扩范围的精准放射治疗,从而在直肠不超受量限制的情况下提升图 10-1D 中显示的 GTV 剂量。

随着 MRI 的发展,其出色的软组织对比度被广泛应用于肿瘤放疗靶区定义。磁共振影像引导放疗是近十年发展的新技术,通过将 MRI 与加速器集成,将影像中心和治疗中心统一,实现实时采集放射治疗的磁共振影像,能够从根本上解决实施放射治疗过程中靶病灶可视化差的困难。此外,MRI 拥有功能成像功能,能提供有关肿瘤扩散、细胞数量、乏氧水平等有价值的信息,有望实现评估肿瘤对放疗的反应。

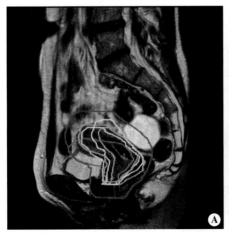 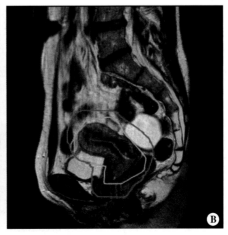

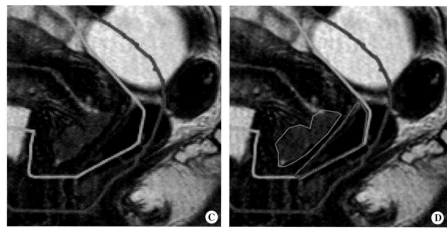

图 10-1 自适应放疗策略示意图

A. 基于 MRI 自适应勾画的五次宫颈癌治疗时 CTV 的实际位置和临床使用的 PTV（深蓝色）；B. 与临床使用的 PTV 相比，基于 MRI 勾画的自适应 PTV（浅蓝色）的范围；C. 放大显示 MRI 中自适应 PTV 和临床使用的 PTV 与直肠的重叠；D. 需要提升剂量的 GTV 范围（绿色），同时不能使直肠（红色）剂量过量

现有磁共振加速器可分为两大类：0.35T 磁共振成像系统与 ^{60}Co 放射源或直线加速器结合（ViewRay）；1.5T 磁共振成像系统与医用电子直线加速器结合（Elekta Unity）。本章以 Elekta Unity 为例作重点介绍。

一、ViewRay

ViewRay 磁共振引导放疗系统（MRIdian）于 2012 年获得 FDA 批准，其具有 0.35T 场强，27cm 最大照射野，MRI 扫描（FOV 50cm），具备实时 MRI 影像追踪功能。其主要分为以下两个系统。

1. MRIdian ^{60}Co 系统 MRIdian ^{60}Co 系统由 0.35T MRI 扫描系统和 3 个间隔 120° 的 ^{60}Co 放射源复合而成，源轴距为 105cm，剂量率可达 550cGy/min。

2. MRIdian Linac 系统 MRIdian Linac 系统包括 0.345T 的双圈宽孔超导磁体和 6MV FFF 直线加速器，剂量率为 600cGy/min，源轴距为 90cm。该系统配备了 69 对双层双聚焦 MLC（上层 34 对，下层 35 对），等中心处投影宽度 0.415cm，最大照射野为 27.4cm×24.1cm，最小照射野为 0.2cm×0.4cm。

二、Elekta Unity

1999 年荷兰 Utrecht 大学的 Lagendijk 教授提出了用磁共振影像进行放疗实时定位的构想。Elekta Unity 设计是将医用电子直线加速器与磁共振扫描系统集为一体，可同时使用而不发生相互干扰，并且磁共振影像需具备适用于放疗图像引导的几何保真和影像质量。如图 10-2 所示是 Unity 的治疗室和系统结构示意图，硬件参数见表 10-1。

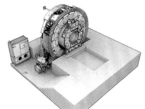 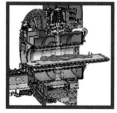 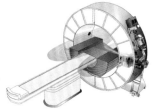

图 10-2 Unity 治疗室和结构示意图

表 10-1　Unity 的主要硬件参数如下

性能	指标	单位	性能	指标	单位
最大照射野	574×220	mm	MLC 叶片投影宽度	7.15±0.1	mm
MLC 叶片运动范围	220	mm	MLC 叶片到位准确度	±1 APE（平均到位差）	mm
MLC 叶片可指插范围	220	mm	MLC 叶片到位重复度	±0.5 from mean	mm
铅门运动范围	560	mm	铅门到位准确度	±1 APE	mm
MLC 叶片运动速度	60	mm/s	铅门到位重复度	±0.5 from mean	mm
铅门运动速度	60	mm/s	MLC 叶片平均透射率	<0.375	%
MLC 叶片厚度	90	mm	MLC 叶片峰值透射率	<0.375	%
铅门厚度	70	mm	最大透射率（叶片+铅门）	<0.12	%
MLC 到中心距离	1078.2（射野中心处叶片）	mm	最大透射率（铅门）	<0.5	%

　　加速器安装在滑环机架上，磁共振的超导磁体嵌在滑环孔中。定制设计的磁体主磁场线圈在中间分离，创建了一个射束通道。梯度线圈和射频发射线圈也经过重新设计，铜绕组避开了射束通道。磁共振的射频屏蔽笼包括一个 U 形的墙面和磁体的内表面，将加速器隔在屏蔽笼外。特殊设计的束缚磁场抵消了加速器附近的磁场，加上金属磁屏蔽壳的作用，加速器近乎在零磁场下工作，加速器与磁共振有各自独立的机械、电气系统和控制软件。

　　（1）Unity 采用高速滑环技术，将拥有 7MV FFF 能量的数字化加速器系统平衡地安装在滑环的外侧，可随滑环一起连续旋转，每分钟可达 6 圈；滑环内镶嵌 1.5T 磁共振成像系统，因此等中心距靶的距离延长至 143.5cm。Unity 的治疗头不可旋转，X 方向配有铅门，Y 方向配有 80 对多叶光栅（muti-leaf collimator，MLC）。等中心处 MLC 的宽度为 7.15mm，最大照射野面积为 57cm（X）×22cm（Y）。由于磁共振加速器本身的特点，其并没有配备光野、激光灯和光距尺装置，测量工具在摆位时主要依靠电子射野影像（electronic portal image device，EPID）的方式来验证摆位的准确性。

　　（2）Monaco 计划系统为 Unity 建立了射束模型，在剂量计算中考虑磁体、接收线圈及治疗床对射束的衰减。计划系统具备在线自动勾画肿瘤及正常器官以及在线优化治疗计划的功能，按照不同的临床需求提供定制化的计划优化流程，保证治疗过程中各个环节的安全和质量。计划系统使用蒙特卡罗模拟法计算剂量，模拟粒子束流在患者体内剂量递送的过程，能够精确地计算磁场中的剂量分布，并且具备快速在线计划功能。

　　（3）临床流程：Unity 的临床流程分为离线和在线两个部分。离线流程与当前使用常规图像引导加速器治疗的准备过程基本相同，主要步骤包括患者体位固定、获取模拟治疗的CT 定位影像和创建治疗计划。在治疗前创建的治疗计划称为参考计划，目的是设定一个符合处方要求的计划模板。在线流程是指每个治疗分次必须完成三个步骤，依顺序为"扫描—计划—治疗"。第一步完成患者摆位和三维磁共振定位影像的扫描；第二步在 Monaco 计划系统上完成磁共振定位影像与模拟定位影像的配准，根据在线影像确定治疗靶区和危及器官的位置，在参考计划的基础上制定当次治疗的自适应计划，根据治疗靶区和危及器官的变化情况，可选择进行"按位置修正"或"按形状修正"两种自适应方式；第三步是在加速器系统上执行自适应计划，治疗中可以用磁共振影像来监控肿瘤的位置和运动，确保治疗中靶病灶没有发生偏移。

　　高场强磁场下引导放疗，对于提高治疗精确度具有较高潜力，但是磁共振与常规加速器的结合增加了系统的整体复杂性，对传统物理数据采集、剂量 QA 和加速器的质控都带来了新的技术挑战。本章节的内容主要就 Elekta Unity 加速器展开相应的介绍。

第二节   MR 兼容的剂量测量工具

（一）电子射野成像系统（EPID）

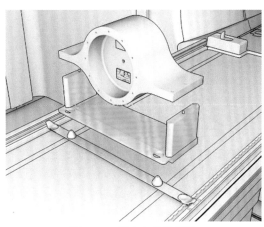

图 10-3   等中心校准模体

Unity 在距离靶 265cm 处配有电子照射野成像系统，探测板物理尺寸为 41cm ×41cm，影像分辨率为 1024×1024 像素，等中心处每像素尺寸约 0.2163mm。其主要作用是进行 QA 摆位和几何位置校正等工作。

（二）射束等中心校准模体

Unity 射束需穿过磁体的低温冷却槽才能到达等中心处，同时磁共振磁体位于加速器滑环中心，因此 Unity 没有光野。在 Unity QA 时，摆位等中心位置就必须借助专用模体以及特别的模体定位支架，通过不同照射野角度成像及系统提供的软件 STW 来计算等中心的位置并进行精准摆位，如图 10-3 所示。

（三）磁体冷却系统穿透特性测量专用工具

Unity 射束需穿过磁体才能到达等中心处，磁体冷却系统对射线的衰减在每个方向上并非完全均匀，因此计划系统拟合数据需要使用专用测量工具将带有平衡帽的电离室固定在等中心处，测量射线在不同方向穿过磁体冷却系统的穿透因子。上述操作需要准确的测量平台以保证测量电离室处于照射野的中心处，如图 10-4 所示。

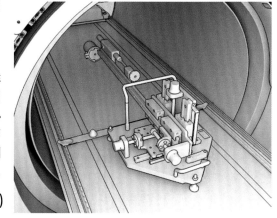

图 10-4   磁体冷却系统剂量测量工具

（四）Unity QA 专用平台(QA platform)

在等中心位置，Unity 治疗床的升降和左右方向均已锁定，无法调节。但上述问题给质控摆位带来很大困难，为解决这一难题，研究人员专门设计了一款质控专用的 QA 平台，该质控平台与治疗床位置相对固定，如图 10-5 所示。

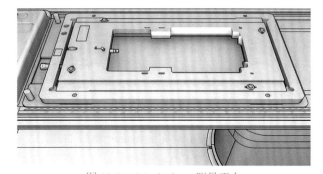

图 10-5   QA platform 测量平台

QA platform 测量平台的使用方法：QA platform 测量平台可为 ArcCheck 等工具设计专用摆位模块，其自身带有固定装置，可通过插销的方式与 Unity 治疗床进行固定，如图 10-6 所示；同时在与 QA 设备连接处也设有插销用来固定 ArcCheck、IC Profile（SunNuclear）等 QA 设备，如图 10-7 所示。

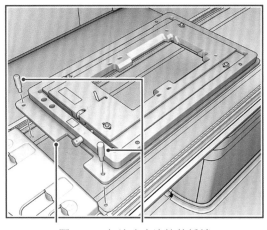

图 10-6　与治疗床连接的插销

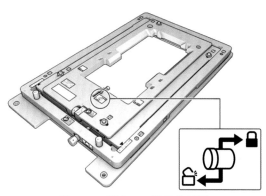

图 10-7　固定 QA 设备的插销

QA platform 设有 X、Y、Z 三个方向的微调功能，可通过旋转螺栓调整 X、Y、Z 三个方向上的平移，保证 QA 工具准确移动，保证摆位的精确度，如图 10-8 所示。

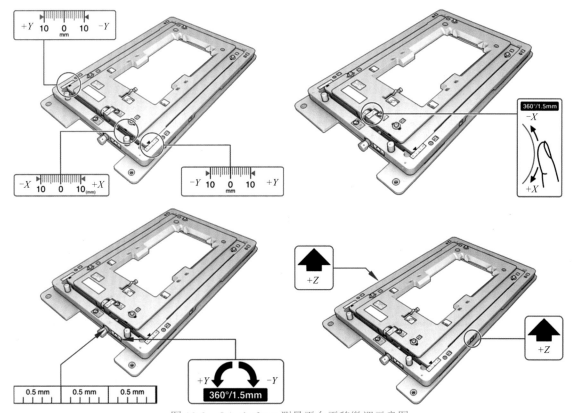

图 10-8　QA platform 测量平台平移微调示意图

QA platform 还设置了位置锁定功能，待三个方位位移调整完成后，可分别对 X、Y、Z 三个方向微调功能进行锁定，以保证精确度的一致性，如图 10-9 所示。

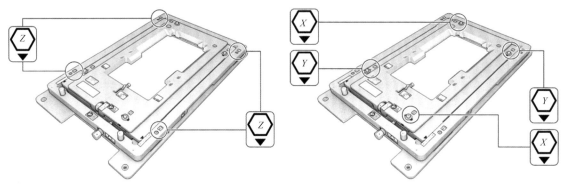

图 10-9　QA platform 测量平台位置锁定示意图

（五）校准分析软件（STW）

STW 校准软件可直接读取 MVIC 拍摄的带有钨球模体的平片，通过预设的图像处理算法，自动寻找钨球位置中心，计算不同照射野角度的图像，确定照射野等中心、QA 床值以及 MRI 影像与 MV 中心等数值，如图 10-10 所示。通过上述软件的自动分析，可给出 X、Y、Z 和三个不同方向角度的旋转误差，精准地实现 QA 工具及影像中心的校准工作。

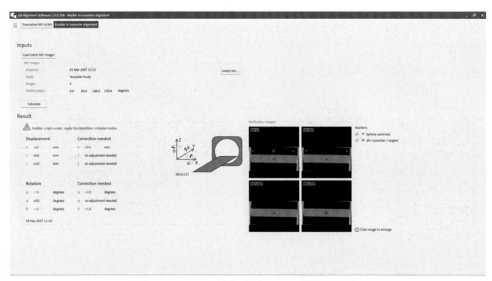

图 10-10　STW 软件分析 MVIC 照射野平片

（六）"靴形"水箱（一维水箱）

Unity 配有输出量校准的专用"靴形"水箱，其结构如图 10-11 和图 10-12 所示，水箱是聚丙乙烯材料玻璃制作并做了等效水，理论上在机架角度等于 0°、90°、180°、270°的四个方向上，电离室有效测量点到水箱表面的等效深度均为 10cm。为了实现水箱的精准摆位，摆位时"靴形"水箱利用专用的支架固定，通过左右滑动刻度尺实现水箱的水平方向移动，同时通过增减垫片的形式升降水箱的位置。每次摆位均通过 MVIC 拍片的形式确定电离室位置，电离室利用带有钨球的固定杆代替。通过摆位钨球进行精准摆位，保证电离室有效测量点位于加速器等中心处。

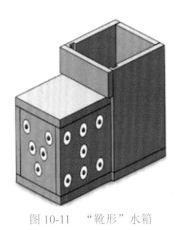

图 10-11　"靴形"水箱

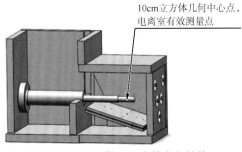

10cm立方体几何中心点，电离室有效测量点

图 10-12　"靴形"水箱内部结构

第三节　Unity 数据采集

Unity 跟常规加速器一样，需要精准测量束流的物理特性以及各种影响因子，在 Monaco 计划系统中进行数据模型拟合，放疗物理数据采集需要大量射线出束，为避免对后线圈有损伤，须取出后线圈，如图 10-13 所示。

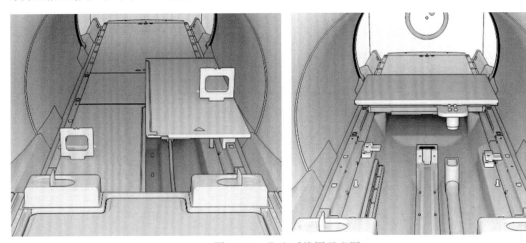

图 10-13　取出后线圈示意图

一、MR 兼容的三维水箱摆位

（一）水箱箱体摆位

由于 Unity 没有光野，因此无法类比传统加速器进行摆位。为了实现水箱的精准摆位，需要使用 EPID 配套使用软件 MVIC 对预设的钨球进行拍片，通过 STW 软件进行分析以确定水箱的位置（图 10-14）。同样，设置探头的初始位置也需要通过 MVIC 对放置在电离室支架上的钨球进行拍片来确定，然后根据不同探头的有效测量

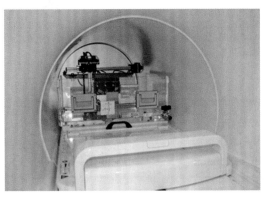

图 10-14　MR 三维水箱摆位示意图

点的位置进行微调，如图 10-15 所示。一般推荐使用德国 PTW Beamscan-MR。

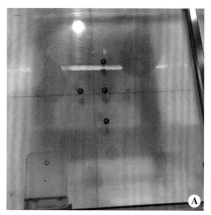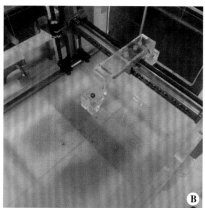

图 10-15　通过钨球调整水箱和探头位置
A. 摆位水平方向与进出床位置的变化；B. 摆位上下方向的位置变化

（二）测量探头有效测量点

　　一般推荐使用德国 PTW Semiflex 型 3D 电离室（31021）和宝石探头（60019）（图 10-16）对 Unity 进行束流物理数据采集，PTW Semiflex 型 3D 探头测量 5cm×5cm 及以上照射野并进行数据采集，宝石探头采集 5cm×5cm 以下的照射野数据，其有效测量点如图 10-17 所示，根据测量探头在水面处的剂量学拐点表现（图 10-18）来调整探头有效测量点到水面的位置。

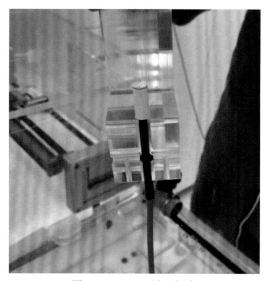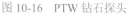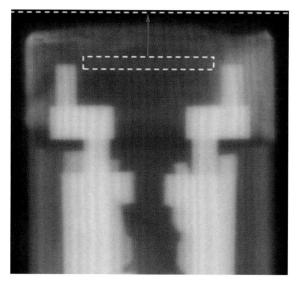

图 10-16　PTW 钻石探头　　　　　　　　　图 10-17　探头有效测量点

　　根据 Raaymakers 等关于磁场对加速器光子线束流的影响的研究，由于受到磁场洛伦兹力的影响，光子线束流在磁场下会产生偏移，如图 10-19 所示。O'Brien 等的相关研究证实了这一现象，并提出 Unity 1.5T 的磁场环境下 7MV FFF 光子线束流产生的偏移约 1.55mm，如图 10-20 所示。在磁场环境下采集光子选束流物理数据时，需要调整探头水平位置至距几何中心约 1.6mm 处，如图 10-20 所示。

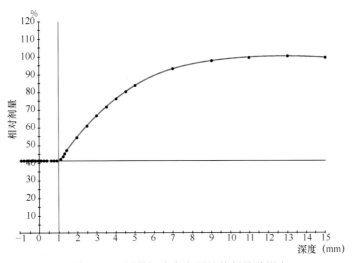

图 10-18 测量探头在水面处的剂量学拐点

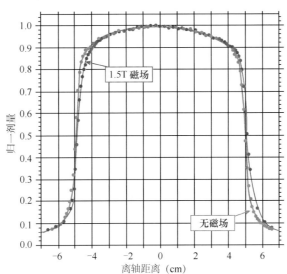

图 10-19 在磁场情况下光子束偏移示意图

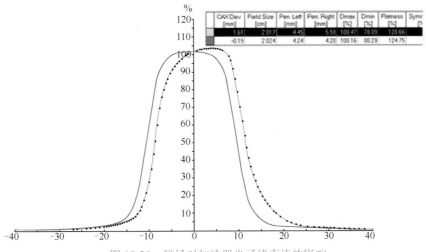

图 10-20 磁场对加速器光子线束流的影响

二、百分深度剂量（PDD）

因受 Unity 磁体孔径的限制，MR 三维水箱在 Z 轴测量 PDD 时深度只有 10cm 左右，因此，采集 Unity 物理数据时，需要另外在机架 270°时采集 PDD 曲线。在 Unity 1.5T 磁场环境下，采集 PDD 曲线，发现最大剂量点明显前移，这与射线穿过磁体硬化以及磁场对射线的影响有关，如图 10-21 所示。

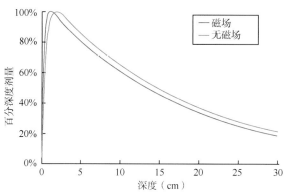

图 10-21　Unity 磁场环境下的 PDD 曲线

三、射束离轴比

在 Unity 1.5T 磁场环境下，采集射束离轴曲线时，发现 X 方向的离轴曲线明显偏离中心，这是由于磁场中次级电子偏转或回旋吸收的影响，如图 10-22 所示。

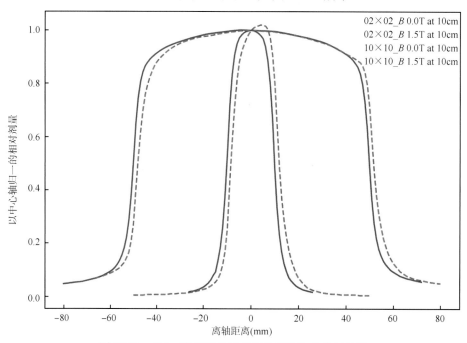

图 10-22　Unity 有无磁场环境下的离轴比曲线对比较

四、照射野输出因子

Unity 使用 7MV FFF 光子线无均整模式，且受磁场影响，相比常规直线加速器束流，Unity 射束中心轴上剂量并不平坦，因此测量照射野输出因子时，一定要再次检查测量探头的位置，确保探头位置偏差最小。

五、磁体穿透因子

Unity 结构决定，射束必须穿过冷却槽才能到达等中心治疗处，因此采集物理数据时，需要使用专用测量工具将带有平衡帽的电离室固定在等中心处测量射线不同角度穿过磁体冷却系统的穿透因子。为消除治疗床对射线的衰减影响，需移除治疗孔内的床架，只保留床板。

本操作是在 1.5T 磁场下，使用平衡帽在空气中测量剂量。Ahmed 等研究证实在介质和空气交界处会存在电子回旋效应（electro reback effect，ERE），如图 10-23 所示，故在空气中测量时必须要考虑磁场在不同介质中的影响。

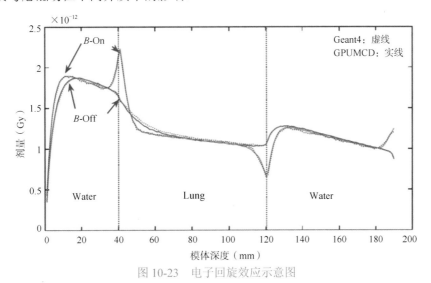

图 10-23 电子回旋效应示意图

O'Brien 和 Sawakichi 等的研究证明，当测量探头与平衡帽之间存在 0.2mm 的空隙时，将会有约 2% 的测量误差，如图 10-24 所示。

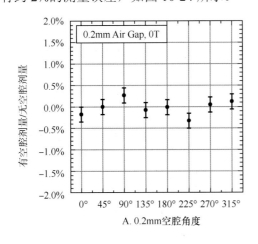

A. 0.2mm 空腔角度

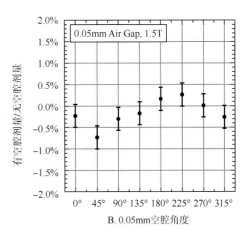

B. 0.05mm 空腔角度

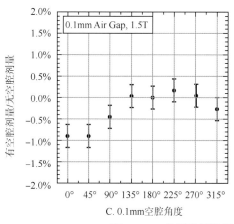
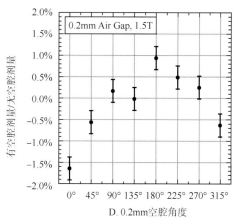

C. 0.1mm空腔角度　　　　D. 0.2mm空腔角度

图 10-24　有无磁场情况空气间隙对剂量影响的示意图

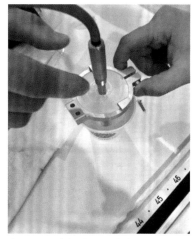

图 10-25　在探头和平衡帽之间注入水

磁场下使用平衡帽测量剂量时，需在探头和平衡帽之间注入水，如图 10-25 所示，以防止空气影响剂量测量的准确性。

六、治疗床等相关影响因子

Unity 磁体线圈是分开的，在射束通路上无绕组线圈的阻挡。分离的线圈通过一个固定位置的电缆导管连接，因而在穿过电缆导管的方向，射线会受到阻挡，如图 10-26 所示。计划系统将禁用穿过电缆导管的射束，并标记为⊗的区域，如图 10-27 所示。

Unity 只有 7MV FFF 一档能量，所需要采集的数据如表 10-2 所示。所有数据测量完毕后，交与厂家做数据拟合。

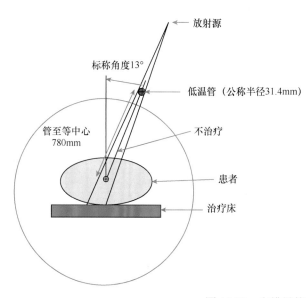
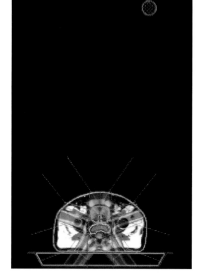

图 10-26　电缆导管

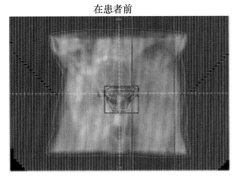
在患者前

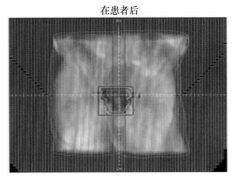
在患者后

图 10-27　计划系统禁用特定角度的射野

表 10-2　Unity 数据采集查验清单

Gantry= 0　SSD=133.5cm				
Field size	2cm×2cm	3cm×3cm	5cm×5cm	10cm×10cm	16cm×16cm
PDD	采集范围–0.5～103mm			
Profile（d_{max}）				
Profile（d=5cm）				
Profile（d=10cm）				

Ganty=270　SSD=133.5cm				
Field size	2cm×2cm	3cm×3cm	5cm×5cm	10cm×10cm	16cm×16cm
PDD	采集范围–0.5～303mm			
Profile（d_{max}）				
Profile（d=5cm）				
Profile（d=10cm）				
Profile（d=20cm）				
Profile（d=30cm）				

所有数据测量完毕后，交与厂家做数据拟合

第四节　Unity 输出剂量校准

一、"靴形"水箱摆位

　　Unity 配有输出剂量校准的专用"靴形"水箱，其详细结构在第二节中已介绍。关于电离室有效测量点的问题，请参考第二节三维水箱的设置，另有前沿研究表明，磁场对电离室侧向有效测量点也有微小影响。利用专用水箱摆位平台、电离室替代固定杆和 MVIC 进行"靴形"水箱的摆位。

二、Unity 输出剂量校准

　　Unity 使用 7MV FFF 光子线，选用 0.6cm³ 的 Farmer 型电离室和静电计进行吸收剂量测量。测量前需认真核对检定证书上的信息与所使用仪器是否一致，包括静电计型号、编号，电离室型号、编号、电离室刻度因子和灵敏因子及有效期。测量步骤如下。

　　（1）计算电离室水中吸收剂量因子 $N_{D,w}$，查找电离室的 K_{att}、K_m 因子以及极化效应、复合效应因子。

（2）根据磁场对电离室的影响，查找 P_Q、P_{cel} 因子及磁场修正因子。

（3）将"靴形"水箱和托架置于 Unity 床上，将电缆穿过磁屏蔽预留孔与电离室连接。

（4）将电离室固定在"靴形"水箱固定孔上；加满水，小心排出水箱中的气泡。

（5）调整 Gantry 角度为 0°，根据 MVIC 拍正交照射野片，观察电离室灵敏体积中心与图像中心的重合性，调整水箱位置，使电离室的有效测量点位于照射野等中心处，并记录床值，如图 10-28 所示。

（6）分别使用温度计和气压计（至少 5min）测量并记录水温和气压。

（7）静电计开机预热约 15min，选择电离室并输入温度和气压，检查无暗电流后，进行清零并测量环境辐射本底。

（8）加速器出束 100MU，静电计测量读数，连续记录 3 次，取平均值。

（9）根据 IAEA 第 398 号报告计算水中的吸收剂量，校准此深度处加速器的输出剂量（或推算最大剂量深度处加速器的输出剂量），引入磁场修正因子进行剂量修正，具体公式如下：

$$D_{W,Q,B} = M_Q \cdot N_{D,W,Q_0} \cdot k_{Q,Q_0} \cdot k_B$$

式中，$D_{W,Q,B}$ 为吸收剂量；M_Q 为经复合效应、极化效应和温度气压修正后电离室的读数；N_{D,W,Q_0} 为电离室对射线质为 Q_0 的光子束在水中吸收剂量的校准因子；k_{Q,Q_0} 是光子束射线质修正因子；k_B 为磁场修正因子，其值为 0.990。

（10）校准后再次进行测量，确认准确无误，激活该能量为临床使用模式，如图 10-29 所示。

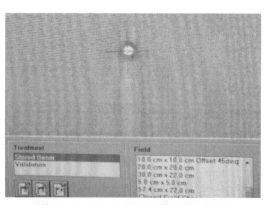

图 10-28 MVIC 拍片调整电离室位置

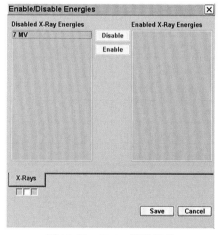

图 10-29 Unity 激活能量

三、MU 线性

（1）将"靴形"水箱和托架置于 Unity 床上，将电缆穿过磁屏蔽预留孔与电离室连接。

（2）将电离室固定在"靴形"水箱固定孔上；加满水，小心排出水箱中的气泡。

（3）调整 Gantry 角度为 0°，根据 MVIC 拍正交照射野片，观察电离室灵敏体积中心与图像中心的重合性，调整水箱位置，使电离室的有效测量点位于照射野等中心处，并记录床值。

（4）加载 Gantry=0，Field size=10cm×10cm 照射野。

（5）电离室静电计预热，设置偏压、输入校准因子，采集背景本底。

（6）分别设置 MU=2、3、5、10、50、100、500，出束，记录静电计相应读数。

（7）分析 MU 线性结果。

四、MR 影像中心与 MV 等中心一致性检测

主要目的是检查 MR 影像中心与 MV 等中心一致性，并给出具体的数据。

（1）按照摆位要求将 MRI 到 MV 等中心检测模体摆到指定位置，一般设定为照射野的中心，测试手册要求固定条位于卡尺 25 位置，模体摆放方向为 3 个小球在孔径外侧，4 个小球在孔径内侧，床值设置为 205.6。

（2）固定照射野选择 MR 到 MV 等中心测试例，进行出束。

（3）5min 内进行相同体位、相同模体磁共振扫描。

（4）如图 10-30 所示，加载最近的 MRI 影像和 MVIC 影像进行比对。

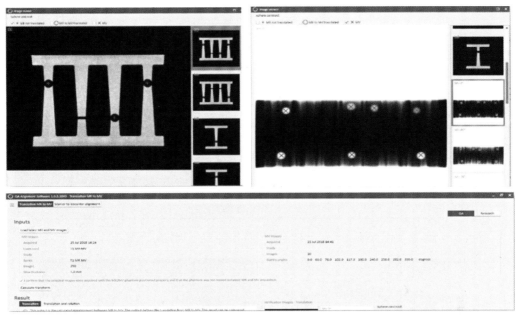

图 10-30 MR 影像中心与 MV 等中心一致性检测

第五节 Unity IMRT 计划验证

一、二维剂量验证

QA platform 支持磁共振专用二维矩阵测量工具，通过专用支架可将二维矩阵测量设备的测量平面置于 Unity 的等中心处，可用于设备检测和计划平面剂量测量。常用设备有 IC Profiler 和 Stra Check。二维平面剂量验证步骤如下。

（1）将磁共振兼容的二维矩阵测量设备与 QA platform 的支架进行固定，如图 10-31 所示。

（2）将固定好的二维矩阵测量设备平稳放置在 QA platform 的固定卡槽内，如图 10-32 所示。

（3）将 QA platform 和二维矩阵测量设备一起置于 Unity 等中心，并使用 MVIC 拍片验证测量位置是否准确。

（4）将已校准的二维矩阵设备进行连线，测量放疗计划的二维剂量（一般测量冠状平面），并保存剂量文件 A。

（5）计划系统中生成 QA 计划，找出测量平面，并输出剂量文件 B。

（6）在剂量分析软件中，导入剂量文件 A 和 B，进行剂量分析，并生成 QA 报告。

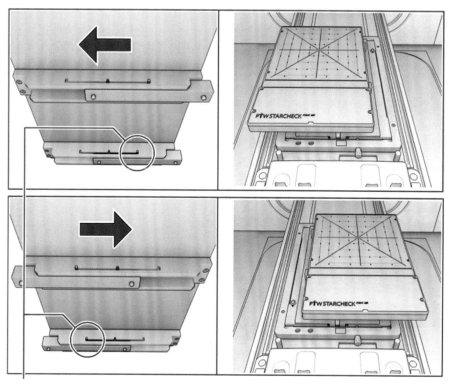

图 10-31　固定二维矩阵测量设备与 QA platform 支架

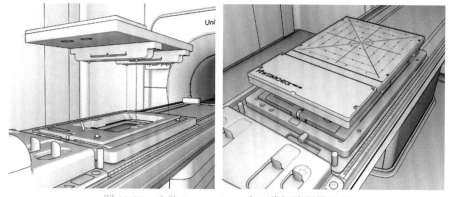

图 10-32　安装 QA platform 和二维矩阵测量工具

二、三维剂量验证

QA platform 支持 ArcCheck 等三维测量工具，通过专用支架可将三维测量设备的测量中心置于 Unity 的等中心处，如图 10-33 所示。可用于测量调强计划的三维剂量，从而验证计划准确性。三维平面剂量验证步骤如下。

（1）使用等中心校准模体，调整 QA platform 至位置误差最小并记录床值，详见本章第一节 QA platform 的使用方法。

（2）将磁共振兼容的三维验证设备平稳放置于 QA platform 上，与组件组合后进行固定，如图 10-33 所示。

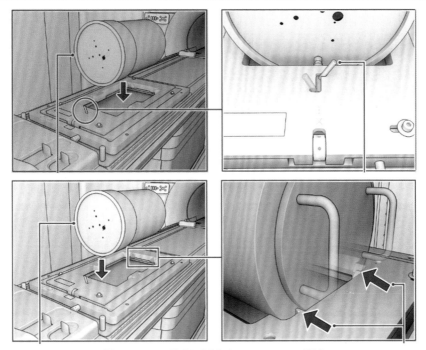

图 10-33　三维验证设备与 QA platform 固定

（3）调整三维验证设备角度与水平，如图 10-34 所示。

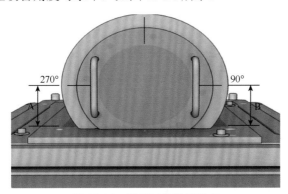

图 10-34　微调三维验证设备

（4）将验证设备进行连线，须将磁共振专用线缆与设备连接，然后再与常规线缆连接，将固定好的 QA platform 和三维验证设备置于 Unity 等中心处，如图 10-35 所示。

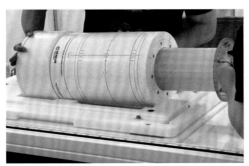
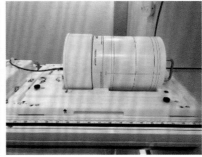

图 10-35　ArcCheck MR 摆位示意图

（5）执行计划，测量三维剂量，并保存剂量文件 A。

（6）计划系统生成 QA 计划，并输出三维剂量文件 B。

（7）在剂量分析软件中，导入剂量文件 A 和 B，进行剂量分析并生成 QA 报告。

注意：QA 时务必确认磁共振安全，未经确认不能对验证设备进行磁共振影像扫描。

三、端到端测试

利用 AAPM TG119 号报告测试例头颈病例在 IROC 头部模体上（图 10-36）进行端到端的剂量测试。利用 Monaco5.40 计划系统设计上述测试例的静态 IMRT 计划并按照实际机架角度进行投照，使用 ArcCheck MR 进行剂量验证，并分析验证结果。

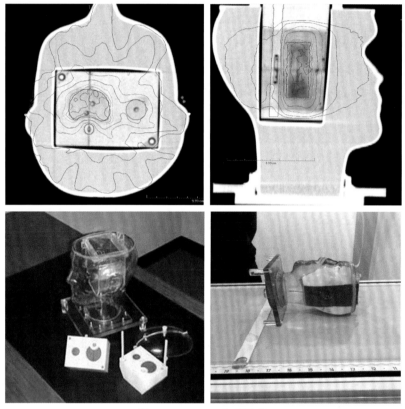

图 10-36　IROC 头部模体

头颈部测试例包括 PTV1 和 PTV2 两个靶区，在 PTV1 和 PTV2 分别放置热释光片，在 PTV1 的横断面和矢状面以正交的方式插入两张 EBT3 胶片。使用计划系统设计静态 IMRT 计划，依照临床治疗流程实施放疗，分析 TLD 和胶片测量结果。同时分析 ArcCheck MR 验证结果。

参 考 文 献

Ahmad, Sarfehnia A, Paudel MR, et al, 2016. Evaluation of a commercial MRI Linac based Monte Carlo dose calculation algorithm with GEANT4[J]. Med Phys, 43(2): 894-907.

O'Brien D J, Sawakichi G O, 2017. Monte Carlo study of the chamber-phantom air gap effect in a magnetic field[J]. Med Phys, 44(7): 3830-3838.

Raaymakers B W, Raaijmakers A, Kotte A, et al, 2004. Integrating a MRI scanner with a 6 MV radiotherapy accelerator: dose deposition in a transverse magnetic field[J]. Physics in Medicine & Biology, 49(17): 4109.

第十一章　IMRT 计划剂量验证

第一节　IMRT 计划设计的基本原理

自 20 世纪 90 年代，调强放射治疗（intensity-modulated radiation therapy，IMRT）概念产生以来，随着放疗技术的快速发展，目前放疗已经全面进入以多叶准直器（MLC）为基础的调强放射治疗时代。IMRT 的概念受到 X 射线断层 CT 成像的逆原理的启发：当 X 射线穿过人体后，其强度分布反比于组织厚度与组织密度的乘积，反向投影后可形成组织的影像。因此使用类似强度分布的高能 X 射线，绕人体照射（固定野或旋转野），在照射野部位也会得到类似的强度分布。IMRT 必须满足的条件是：在单个照射野内诸点的输出剂量能按照要求的方式进行调整；所有野的合成效果要使靶区内和靶区边界所有位置剂量相同。从概念上讲，补偿器和楔形板也可以被称为强度调制器，它们比现代计算机控制的强度调制系统（如动态多叶准直器）要简单得多，一般被称为二维的 IMRT 技术。

IMRT 临床实施至少需要两个系统：①治疗计划系统，也称为 TPS。该系统可以计算若干个来自不同方向的非均匀强度照射野，以最大限度增加对肿瘤区域的照射剂量，同时将重要正常结构的剂量降到最低；②具有射线强度调节功能的放射治疗系统，能够实现按计划设计的非均匀强度照射。在实际临床使用之前，这些系统都必须经过严格的测试验收和临床调试。

一、IMRT 计划设计

IMRT 的原理是从若干个不同的方向（或连续的弧度）用非均匀强度的射线治疗患者。这些射线经过优化后，可向肿瘤靶区提供高剂量输出，同时向周围正常结构提供接受的低剂量输出。治疗计划设计过程是将每个照射野分成大量的小照射野（也称子野），并确定其注量或权重的最佳设置。优化过程涉及反向设计和计算子野的权重或强度，以满足整个计划预设剂量的分布标准。逆向计划设计方法可分为两大类，即解析法和迭代法。

解析法获得的剂量分布是根据数学中的反投影法反演实现。实际上，这是一个 CT 反向的重建算法，利用一维强度函数重建出二维图像。如果假设剂量分布是点剂量核和核密度卷积的结果，则与其相反的逆过程也是可能的，即通过期望剂量分布反卷积剂量核，获得患者体内的核密度或注量分布。然后这些注量可以投射到照射野上，创建成入射野的强度分布。解析法存在的问题是，与 CT 重建不同，在不允许负的子野权重的情况下，不存在可以产生所需剂量分布的入射强度的精确解。这个问题可以通过将负权重设置为零来避免，因此产生的剂量分布与预期剂量分布会存在偏差，故一些算法被设计成同时包含解析和迭代过程。

迭代法是通过对给定数量照射野的子野权重根据优化技术迭代更新调整，以最小化代价函数（cost function，CF）值定量地表示与期望目标的偏差。例如，CF 可以是最小二乘法函数的形式：

$$C_n = \left[\left(\frac{1}{N} \right) \sum_r W(\vec{r}) \left(D_0(\vec{r}) - D_n(\vec{r}) \right)^2 \right]^{\frac{1}{2}} \tag{11-1}$$

式中，C_n 是第 n 次迭代的代价函数；$D_0(\vec{r})$ 是某个点 $\vec{r}$ 的期望剂量；$D_n(\vec{r})$ 是同一点的计算剂量；$W(\vec{r})$ 是不同结构对代价函数贡献的权重（相对重要性）系数；N 是所有的剂量点数。因此，对于靶区，代价函数是期望（处方）剂量和实现剂量之间的均方根差。对于指定的危及器官，代价函数是零剂量（或可接受的低剂量值）和实现剂量之间的均方根差。总代价函数是基于靶区和危及器官的各自权重的代价函数总和。

优化算法试图在每次迭代中降低总的代价函数，直到达到所需的目标或接近预期的剂量分布。二次方的代价函数[如公式（11-1）所示]只有一个最小值。然而，当优化来自不同方向的所有照射野权重以达到全局最小值时，相同的代价函数可能存在多个局部最小值。因此，迭代过程中，有时需要接受更高的代价函数以避免陷入局部极小值。

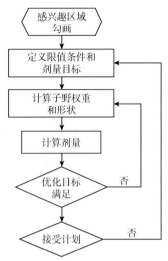

图 11-1　IMRT 计划设计过程示意图

IMRT 计划设计是常规计划设计的逆过程，称为逆向计划设计，基本的流程如图 11-1 所示。①首先在 CT 图像上确定患者的解剖特性，即感兴趣区域（OAR，包括靶区和危及器官）。②定义靶区的剂量目标和 OAR 的剂量限制，统称为剂量目标函数。放疗实践中使用物理和生物两种目标函数，物理目标函数包括剂量体积直方图（DVH）剂量参数，如最大/最小剂量、平均剂量、一定体积的剂量、一定剂量的体积、剂量均匀性/适形性等；生物目标函数包括等效均匀剂量（EUD）和生物等效剂量（BED）等。根据 TPS 软件不同，用户可能需要在继续优化强度分布和计算产生的剂量分布之前，提供其他数据（如射线能量、照射野方向、迭代次数等）。③利用 TPS 优化算法来计算子野权重和形状，通过迭代求解一个与目标差异最小的结果。④用 TPS 剂量算法计算三维的剂量分布。⑤计划设计者使用 DVH 参数并在 CT 图像的三维切面上观察等剂量线来评价剂量分布是否满足需求。从图 11-1 上可以看出逆向优化计划设计一般要进行若干轮，直到剂量分布满足临床需求，其本质是一个"试错"过程，相对费时费力，其结果受设计流程中的若干相关因素（如设计者自身经验、可用时间等）的影响。

为了提高计划设计效率，引入"自动化"计划设计是一个较好的解决方案。从 20 世纪末开始，就有研究者尝试使用特定计划参数、自动选择照射野等进行部分环节的自动计划设计。现在 TPS 内均可以建立计划模板，模板包括剂量处方信息、照射野布置、计划设计和优化相关参数、优化目标函数等，使用模板可以节省很多计划设计者需要手动输入设定参数的时间，完成计划设计的部分自动化。近 20 年来利用机器学习（machine learning，ML）算法进行自动计划设计的相关研究逐渐成为放射物理学研究的一个发展方向。随着人工智能（artificial intelligence，AI）热潮的兴起，利用 AI 中的深度学习（deep learning，DL）框架，进行剂量预测和自动计划设计的研究是近几年的一个热点领域。

二、IMRT 计划实施

在设计出临床可接受的 IMRT 计划后，每个照射野的强度分布（或通量图）通过电子数据的方式传输到治疗设备，该设备需要配备适当的硬件和软件，具备执行设计好的调强照射野的能力。TPS 和加速器系统应精确整合，以确保放射治疗的执行效率和精准性。由于整个过程的"黑匣子"性质，IMRT 的实施必须要有严格的验证和质量保证程序。

根据实施方式的不同，IMRT 可以分成两大类，即固定野调强放疗和旋转调强放疗。固定臂架角度的 IMRT 又可根据强度调节方式不同分为静态步进方式（step and shoot）、动态滑窗（sliding window）和补偿器方法。静态步进方式计划由多个照射野组成，每个照射野被细分为一组具有均匀强度水平的子野。子野由 MLC 形成，并以堆栈排列方式依次执行，无须额外干预。在 MLC 叶片移动以创建下一个子野的过程中，加速器不出束。每个子野的剂量合成产生了 TPS 计划所设计的强度调制照射野。如图 11-2A 所示，展示了一维强度调制的方法，其中一对 MLC 叶片占据若干静态位置，由此定义的每个静态子野的辐射以离散的强度间隔（用虚线表示）执行。在这个例子中，10 个独立的子野被堆叠在一个被称为 "close-in" 技术的叶片设置序列中（图 11-2B）。如图 11-2C 所示，显示了另一种称为 "叶片扫描" 的子野设置方式。这两种子野设置是等效的，需要相同数量的 MU。事实上，如果 N 是叠加的子野数目，那么已经证明有 $(N!)^2$ 可能的同等叶片设置。二维强度调制通过多个由整个 MLC 组成的不同大小和形状的子野组合来实现。从工程和安全角度来看，静态步进式 IMRT 的优点是易于实施，可能的缺点是加速器需要频繁在几分之一秒内进行 "关闭"（叶片运动）和 "出束"（叶片静止）切换，对加速器的稳定性要求较为严格。

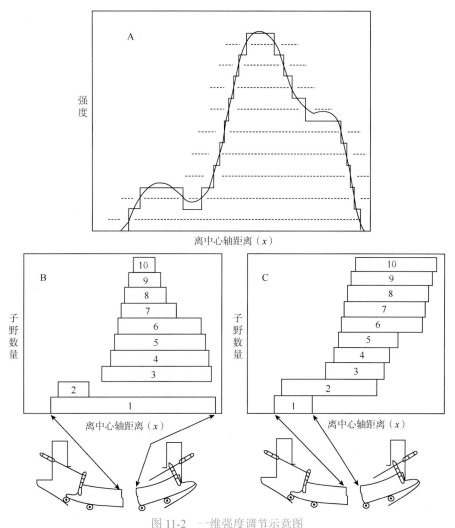

图 11-2　一维强度调节示意图

A. 一对叶片在不同的静态位置形成的一维强度；B. 10 个子野用静态技术堆积产生 A 中的强度分布；C. "叶片扫描" 技术形成 A 的强度分布

动态滑窗技术中，相对的叶片组合同时单向地运动，每一个叶片的运动速度随时间变化。叶片之间缝隙保持开放的时间允许野内不同点具有不同强度的辐射。动态 MLC 的叶片由电机驱动，能够以每秒 2cm 甚至更快的速度移动。在叶片运动中，由特定计算机精确地监控每一个叶片位置。

二维补偿器出现在使用 MLC 作为调强工具之前，在 TPS 优化出每个照射野的强度分布后，需要根据每个野的强度分布进行补偿器制作，患者 IMRT 治疗每个照射野时要把对应的补偿器放在治疗机的挡块托盘处。因每个照射野都需要使用补偿器，这给模体制作和摆位带来诸多不便，同时补偿器作为一种滤过器，也会影响原射线的能谱分布，目前补偿器方式的 IMRT 已基本被淘汰。

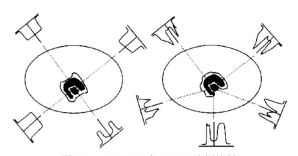

图 11-3   3DCRT 和 IMRT 计划比较
左边 3DCRT 照射野只能通过楔形板或挡块形成相对简单的不规则等剂量分布，而右边 IMRT 通过野内强度调节每个照射野均可形成高度不均匀的剂量分布，最终合成一个高度适合靶区形状的剂量分布

旋转臂架 IMRT 根据臂架旋转可以分为三种方式：顺序（sequential or serial）、螺旋断层调强（TomoTherapy）、容积调强放射治疗（VMAT）。TomoTherapy 使用专用二进制 MLC，叶片状态只有打开或关闭两种状态。顺序断层调强中照射野衔接是一个无法回避的问题，而螺旋断层调强通过臂架连续旋转和床面持续运动，照射野衔接问题得到了解决。VMAT 技术要求臂架能够变速运动，在臂架运动中剂量率可调，叶片可连续运动。

相比于三维适形放射治疗（3DCRT）计划，IMRT 复杂程度更高，可以形成更适合靶区形状的剂量分布，这也是 IMRT 的主要优势之一。如图 11-3 所示，IMRT 计划每个照射野均可以形成非均匀的野内剂量分布。随着放疗技术的发展，使用外挂式或额外设备实现的 IMRT 方式逐渐淡出人们的视野，目前 IMRT 的实现主要是以治疗机内置 MLC 为主。

第二节   IMRT 剂量验证的必要性

（一）计划设计和治疗实施中的不确定性

调强放射治疗（IMRT）的计划设计和实施过程受许多误差及不确定因素影响。就治疗计划而言，误差来源包括 MLC 端面构造、MLC 凹凸槽效应、叶片/准直器的穿透、准直器/MLC 半影、小野输出因子、机头反散射和离轴剂量的建模，还可能包括剂量计算网格大小的选择以及非均匀性修正的使用等。精确的 TPS 计算模型对于减少 IMRT 计划中的不确定性至关重要，也是后续确保患者计划质量保证（QA）时计算和测量之间具有良好一致性的根本。

治疗设备的不确定性也影响 IMRT 剂量执行的准确性。这些不确定性包括：MLC 叶片位置误差（随机误差和系统误差）、MLC 叶片速度加速/减速、机架旋转稳定性、治疗床运动稳定性和光束稳定性（平坦度、对称性、输出量、剂量率、小 MU 子野）等。此外，MLC 和加速器设计中的差异和限制，包括治疗机头设计及加速器/设备的使用年限也会影响 IMRT 执行准确性。

患者 IMRT QA 中的其他不确定性源自测量过程本身和用于解释 QA 结果的分析工具。在操作过程中应该正确、规范执行每一个步骤，并正确使用软件的各个功能。

（二）IMRT 剂量验证的背景与重要性

治疗设备和 TPS 的验收和调试，以及制定和实施一套综合的质量保证程序是 IMRT 投入临床使用前必须完成的工作。AAPM 关于 IMRT 临床实施的报告描述了治疗系统和治疗前的质量保证内容，也包括不同 IMRT 计划和实施系统标准计划的准确性结果。2010 年《纽约时报》的一系列文章向公众展示了在患者治疗计划改变后，不进行 IMRT QA 的严重危害。美国放射肿瘤学会（ASTRO）和 AAPM 在 2011 年发表了一份关于 IMRT 中必须考虑的安全因素的综合白皮书，其中明确规定治疗前验证是确保患者安全的必要条件。

除物理测量验证之外，也有其他的方法可用于验证，如独立计算机核算和日志文件分析方法。美国放射学会（ACR）、ASTRO、AAPM 强烈建议将患者 IMRT QA 视为临床治疗过程的重要部分。

尽管有学者对患者 IMRT QA 的价值存在争议，特别是独立计算方法是否可以取代物理测量的问题，但基于测量的患者 IMRT QA 方法是目前使用最广泛的手段，也是大多数 IMRT QA 程序的核心要素。在许多放射治疗中心，患者的 IMRT 计划制定并经临床医师批准后，通常会进行 QA 测量。物理测量的流程通常是将 IMRT 计划移植到一个均匀模体上，保证患者计划参数不变（不同臂架角度的 MU、MLC 序列信息等），然后在模体上执行该计划，比较测量剂量与计算剂量的差异，根据本中心的误差标准接受或拒绝两种剂量之间的偏差。如果两种剂量一致性可以接受，那么计划执行剂量将在临床可接受的误差范围内。这种模体测量计划并未考虑算法非均匀性校正、子野错误或患者摆位误差。同时，医学物理师需要详细了解用于评估测量剂量分布和计算剂量分布之间一致性方法的细节（如如何实施 γ 评估），并制定合理的评估误差限值，否则很难有信心来评估这些误差限值是否适合临床。

综上，目前 IMRT QA 被认为是检验 IMRT 计划剂量计算准确性和发现放射治疗中临床相关错误的一个重要过程，其目的在于确保患者安全和治疗剂量准确性。国内部分医院已经将患者 IMRT 计划治疗前的物理测量验证作为患者治疗流程的一部分，并将其列为收费项目。

第三节   IMRT 计划的剂量验证方法

一、验证方法分类

常见针对患者 IMRT 计划验证方式可分为物理测量验证、独立计算软件核算和治疗机器运行日志文件分析三种方法。每种方式均有其优缺点，见表 11-1。其中物理测量验证最为常见，在临床应用中被广泛使用，需要使用特定的测量设备和分析软件。独立计算软件核算需要特定的剂量计算方法，分为 MU 核算和 3D 剂量核算，采用独立的计算机核算可能会引入计算模型和 TPS 模型之间的系统偏差，需要仔细评估。日志文件分析方法存在很多优点，如省时省力，可以在患者 CT 上重建 3D 的执行剂量分布，能够进行每次的治疗剂量重建验证等；但目前也存在对其准确性的疑问：首先，记录在日志文件中的机器运行各项参数是否真实和准确？已经有一些文献报道日志文件中的信息无法准确反映实际的机器行为；其次，基于日志文件的方法依赖于剂量计算算法来估计剂量，所以该算法的精确度是否足够？最后，治疗实施中的一些重要信息，如照射野 Profile 和射线能量等，目前没有记录在日志文件中，而这些因素的变化可能会对实际执行的剂量产生重大影响，而目前日志文件无法检测记录到这部分参数信息。因此，在临床应用日志文件重建的 IMRT QA 之前，还需要进一步研究其局限性。

表 11-1   IMRT QA 的方式及其优缺点

项目	物理测量验证	独立软件计算核算	基于日志文件分析
基本要求	专用的测量设备，特定的分析软件	独立的剂量计算软件	日志文件获取，剂量重建算法
优势	测量发生在实际治疗前；除了计划本身，还可能发现流程累积误差	节省物理师时间；不占用治疗设备机时；可能提供 3D 的体积剂量和 ROI 的剂量	节省物理师时间；不占用治疗设备机时；可以获取每一次治疗的重建剂量信息
缺点	需要占用物理师和治疗设备时间；测量设备的校准很重要；验证测量设备本身与患者几何形状和密度差异大；γ 分析方法对误差来源相对不敏感	计算模型的准确性很重要，且其可能和 TPS 模型存在系统偏差；没有考虑治疗设备的实际运行状态	验证一般发生在患者 IMRT 后；日志文件本身的准确性如何保证？剂量重建算法的准确性很重要
临床应用	常见	不常见	不常见

IMRT 计划 QA 方法根据验证提供的具体信息可以分为点剂量验证、二维平面剂量验证和三维剂量验证三种方式。

二、点剂量验证

在 IMRT 开展的初期，主要是进行计划的点剂量验证。在 TPS 中将 IMRT 计划移植到 QA 模体上（一般为水模体或等效固体水模体），计算感兴趣点的绝对剂量 D_{plan}，然后将探测器放在该模体中相应的位置执行计划测量，得到测量剂量 D_{meas}，两者之间差异为：

$$\delta = (D_{meas} - D_{plan}) / D_{plan} \times 100\% \tag{11-2}$$

在临床中，一般会用计划内的最大剂量 D_{max} 或处方剂量 D_p 来代替上式的分母 D_{plan}，这样计算的剂量差异与临床的高剂量更相关。常用的测量工具是小体积电离室，如 $0.125cm^3$ 的指型电离室，在模体内完成对治疗计划单个或者多个点剂量的验证。测量验证点需要在剂量分布梯度较小的区域。采用小体积电离室的目的在于降低剂量梯度对测量的影响，但值得注意的是小体积电离室由于灵敏度问题，需要修正漏电流对测量结果的影响。半导体等小体积探头也可进行点剂量验证。半导体探头灵敏度高，且不受电子平衡条件的约束，在小野较多的复杂 IMRT 验证中具有优势。但半导体探头在测量低能光子时存在过响应现象，且灵敏度随照射累积剂量会产生变化，同时半导体探头也存在一定的角度依赖性，在使用时需要修正并定期校验。

采用小体积电离室进行绝对点剂量验证是调强技术验收和测试的重要内容之一，而绝对剂量测量点要选择在高剂量区且相对平坦（剂量梯度小）的位置，以减少摆位误差对测量的影响。点剂量验证的优点是实现了单个点绝对剂量的精确测量，但是这种方法只是实现了单个或几个点的剂量测量验证，无法实现覆盖整个放疗计划照射范围的验证。目前随验证设备的发展，IMRT 的验证已经实现面或容积测量。

三、二维平面剂量验证

等剂量曲线通常用于描述剂量分布，是由一系列具有相同剂量值的特定点组成，点之间的空间距离称为空间分辨率。空间分辨率的大小对剂量显示和剂量评估价均有影响。一般假设被比较的两种剂量分布分别为"参考"剂量和"被评估"剂量，比较方法见公式（11-2）。IMRT 计划中需要注意的是在剂量梯度比较大的区域，微小位置偏差就能够引起较大的剂量差异，因此 Van Dyk 等引入了距离差异（distance to agreement，DTA）参数来描述两种剂量分布之间的距离。Harms 等科学家定义 DTA 为被评估剂量分布内与具有和参考剂量分布内该点相同剂量的最近点的距离。

目前用综合考虑剂量偏差 δD 和距离偏差 DTA 的 γ 值计算的方法来评价两种剂量分布差异，γ 值可以计算为：

$$\gamma(\vec{r}_R) = \min\{\Gamma(\vec{r}_E, \vec{r}_R)\} \forall \{\vec{r}_E = 1, \cdots, p\} \tag{11-3}$$

式中，p 是被评估剂量分布 D_E 内点的总数量（与空间分辨率有关），Γ 的计算公式为：

$$\Gamma(\vec{r}_E, \vec{r}_R) = \sqrt{\frac{r^2(\vec{r}_E, \vec{r}_R)}{\delta r^2} + \frac{\delta^2(\vec{r}_E, \vec{r}_R)}{\delta D^2}} \tag{11-4}$$

式中，δD 是剂量偏差阈值；δr 是 DTA 阈值。γ 值在 0 到 1 之间表示两种剂量分布的差异在剂量差异和距离差异标准以内。以一维为例，按照上述的计算公式可以得到，如果被评估剂量内存在一点落在以参考点为中心，以 δD 和 δr 为长、短半轴的椭圆/球内（包括边界），则该参考点的 $\gamma \leqslant 1$。一维的 γ 值计算示意图如图 11-4 所示，根据公式（11-4），被评估剂量分布 D_E 内的 r_R 点 γ 计算结果大于 1，r_E 点 $\gamma < 1$，r_{E1} 点 $\gamma = 1$，根据公式（11-3）计算出参考点 r_R 处的 γ 值计算结果 < 1。

一般用 γ 通过率（gamma passing rate，GPR）来报告被评估剂量分布的验证结果：

$$GPR = \frac{参考剂量内 \gamma \leqslant 1 的点的数量}{参考剂量内点的总数量} \times 100\% \qquad （11\text{-}5）$$

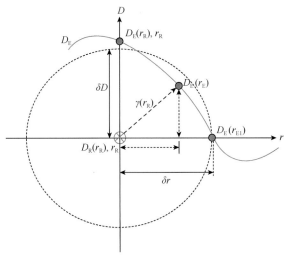

图 11-4　γ 值计算方法示意图（1D）

Y 轴代表剂量 D，X 轴代表距离 r，原点位置的交叉点表示参考剂量分布内的某参考点，蓝线是被评估剂量分布，蓝线上间隔点代表了被评估剂量的分辨率

　　严格按照计算公式得到的 γ 值称为局部绝对 γ 值，而在临床应用时一般用全局绝对 γ 值，即在公式（11-2）计算剂量偏差 δD 时用计划内最大剂量 D_{max}（或处方剂量 D_p）来代替分母的 D_{plan}，这么处理的原因在于临床更关注高剂量，其结果是剂量偏差 δ 会比其局部值小。根据上述计算公式，可以明显看到被评估剂量的空间分辨率对计算结果有影响，经验表明被评估剂量的空间分辨率应不超过距离差异 DTA 的 1/3，如 DTA 标准设为 3mm 时，被评估剂量的空间分辨率最好为 1mm，由于 TPS 剂量计算分辨率一般为 3mm，因此需要插值。因被评估剂量分布空间分辨率比较大而造成 γ 值计算结果偏大的现象如图 11-5 所示。另外一般还设置剂量阈值 TH，即小于 TH 以下的剂量点不参与 γ 计算，一般 TH 设置为最大剂量（信号）的 10%。因此 γ 值和 GPR 均可以认为是 δD、DTA、TH 三个参数的函数，在报告剂量的验证结果时均应明确。

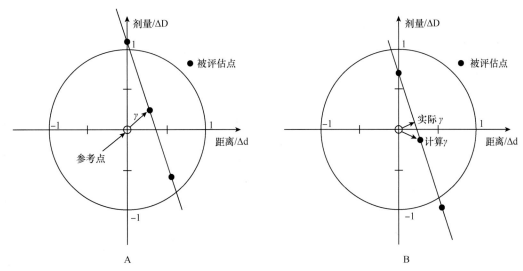

图 11-5　被评估剂量空间分辨率较大时引起的 γ 值计算偏差示意图

A. 是正确的 γ 计算；B. 是由于被评估剂量空间分辨率低引起的 γ 计算结果偏高

　　平面剂量验证的设备，包括单平面（如 Film、MapCheck、MatriXX 等）和正交平面阵列（如 Delta4）以及柱面阵列（如 ArcCheck）探测器，其共同点都是测量模体内某一深度的平面剂量分布与计划计算剂量分布的偏差，使用上面介绍的 γ 值和 GPR 来报告验证结果。

　　平面剂量验证最早是使用胶片测量法。测量胶片由于其空间分辨率高、人体组织等效性好、便于长久保存等特点，被广泛应用于临床计划验证。早期使用的 XV2 和 EDR2 剂量胶片由于测量结果受曝光和冲洗条件影响较大，且处理过程烦琐，需要一套严格的质控程序保证测量结果的准确性，因此逐渐被免冲洗的放射性铬胶片（EBT2 和 EBT3）所取代。免冲洗的 EBT 剂量胶片的有效原子序数分别约为 6.84 和 6.73，更接近人体有效原子序数 7.3。EBT 剂量胶片的能量依赖性较弱，但测量精确度受胶片扫描条件和方法影响。为了获取灵敏度相对较高的剂量图像，目前对于 EBT 剂量胶片的扫描多采用单通道红光扫描，或多通道彩色扫描仪扫描后提取红光通道图像的方法，推荐三通道剂量法，以保证数据完整性和剂量精确度。总体而言，剂量胶片测量方法在探测器里具有最高的空间分辨率，因此具有不可替代的作用，常用于对其他验证设备的 QA 或在其他验证设备存在不足时作为替代方案而使用，但其处理过程相对耗时，且对操作人员要求极高，这影响了其在临床上的大规模应用。

　　两维平板阵列因其操作简单、性能稳定，是目前临床上最常用的计划验证和 QA 设备。常用的两维平板阵列有两类：半导体探测器和电离室探测器。这些 QA 设备在进行临床测量验证前须完成探头辐射响应一致性和绝对剂量刻度的校准。两种常见 2D 平面探测阵列的参数比较如表 11-2 所示，在实际临床使用时如果用实际角度测量，还要考虑探头对射线入射方向的响应。

表 11-2　两种常见平面探测阵列物理参数

参数	MapCheck2	MatriXX Resolution	参数	MapCheck2	MatriXX Resolution
探头类型	P 型半导体	电离室	探头数量	1527	1521
探头体积	0.019mm^3	16mm^3	探测面积	32.0cm×26.0cm	25.3cm×25.3cm
探头间距	7.1mm	6.5mm			

注：表格内数据来源于设备厂家官方网站

　　电子射野影像系统（electronic portal imaging device，EPID）是一种非晶硅半导体探测器，通常集成在加速器机臂上，其空间分辨率在等中心处小于 1mm，具有良好的剂量响应特性、重复性和长期稳定性。目前 EPID 用于两维平面剂量主要有两种方式：一种是正向的剂量计算方法，利用相应算法计算出计划验证时 EPID 板应获取的剂量分布图，然后与实际测量结果比较分析；另外一种是逆向剂量重建，采用逆向重建算法重建模体中的任意位置两维剂量分布，并与 TPS 计算的剂量分布进行比较分析。

　　治疗前患者计划的验证测量方式主要有：真实合成（ture composite，TC）、逐野垂直照射合成（perpendicular field-by-field，PFF）、垂直照射合成（perpendicular composite，PC），如图 11-6 所示。这三种方法均存在优势与不足，见表 11-3。

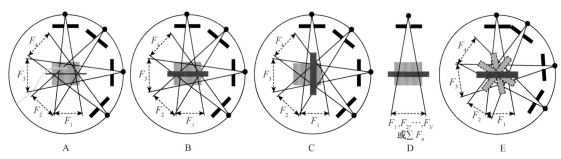

图 11-6　IMRT 计划验证常用的测量方式

A. 电离室 IC 和冠状面胶片放在模体内用 TC 方式测量；B. 冠状面 2D 阵列放置在治疗床上用 TC 方式测量；C. 矢状面 2D 阵列探测器放置在床面上用 TC 方式测量；D. 2D 阵列探测器放置在床面上臂架角度归零垂直照射合成（PFF）；E. 2D 探测阵列固定在治疗机头上实际角度垂直照射合成（PFF 或 PC）

表 11-3　TC、PFF 和 PC 三种测量方式的优势与劣势比较

测量方式	优势	劣势
真实合成（TC）	考虑了臂架、准直器、床、MLC 等位置精确度和床面衰减影响；测量的平面剂量分布与患者计划的平面剂量分布比较接近；只需分析一个感兴趣平面	不是每个射野的每个部分都被探测到，有的照射野的一部分可能没有照射到探测器，图 11-6C
逐野垂直照射合成（PFF）	全部照射野均被测量到；PFF 可能更严格，因每个野的剂量分布都是高度调制的，剂量及其位置的微小差异会导致分析大的差异	γ 计算结果与实际 3D 的测量和计算差异结果相关性较差；对于这种方法的测量失败结果的分析要慎重
垂直照射合成（PC）	每个野的全部照射范围都包含在单个图像中；如果单独获取每个野的剂量图像，然后将其相加，则可以使用 EPID	可能会掩盖一些剂量误差来源，如单个野的散射区域和剂量误差可能会被其他野的剂量叠加所掩盖；VMAT 的剂量率随机架位置变化的误差；测量的剂量分布与患者的剂量分布无关，临床上不易解释

四、三维剂量验证

三维剂量验证可分为直接测量剂量分布和基于测量重建剂量分布两种。直接测量剂量方法，如三维凝胶剂量计和 PRESSAGE 剂量计，用于在三维高分辨率体积中提供 IMRT/VMAT 的剂量测量工作。近年来三维凝胶剂量计已经开始进入临床应用，国外已经报道了若干个测试结果。虽然凝胶聚合物作为真正的三维剂量计具有功能多样性，但这种技术仍存在局限性，包括凝胶稳定性、凝胶制造、系统校准、辐照后凝胶读数处理，以及不可重复使用等。这些限值因素使得三维凝胶剂量计无法广泛应用于临床放射治疗的质量控制工作。

具有非平面几何结构的探测器阵列，利用配套的分析重建软件可以将其测量的数据转换重建为三维剂量分布。从而可以开展与临床治疗更相关的剂量比较，包括所有结构的剂量分布比较和 DVH 参数的比较分析，即比较测量重建的剂量分布与 TPS 计划的剂量分布。目前几种商用的三维剂量重建方法如下。

1. 正向计算算法　该方法将测量数据视为通量图，使用 CT 数据和正向算法（如笔形线束扫描或 Collapsed cone）重建计算患者的三维剂量。测量数据可以来自 EPID 或探测器阵列。根据探测器响应，对测量数据进行校正，然后将其用作正向剂量的输入通量图，在患者 CT 图像上进行计算。该操作需要一个独立的剂量计算平台，也可使用 TPS 本身来完成，从而可以消除 TPS 和独立计算平台之间剂量计算算法差异可能导致的误差。但是将 TPS 剂量计算算法用于测量重建计算会掩盖 IMRT 建模误差或算法本身限制导致的偏差。

2. 计划剂量扰动（PDP）法　使用模型中测量剂量和 TPS 计算剂量之间的差异来修正 TPS 计算的剂量，并可以在患者解剖结构中创建修正后的 3D 剂量分布。这种方法不同于正向剂量计算算法，它依赖于测量以创建扰动矩阵，用于修正 TPS 生成的计划。这些测量数据可以由二维和三维阵列获得。

3. 模体中三维剂量重建　此种方法是将二维探测器阵列嵌入到模体内并使模体按要求旋转，使得阵列始终垂直于射束中心轴。测量结果根据一定条件重建三维剂量分布。此种重建算法需要根据系统给定的 PDD 进行拟合调试。

4. 患者分次剂量测量为基础的重建　这是一种基于 EPID 测量的方法。在患者接受放射治疗的同时，利用 EPID 采集数据重建每次治疗时患者的实际接受剂量。EPID 采集透过患者的射线，然后进行反卷积校正（如 EPID 响应和来自患者散射）和反向投影计算，就可以在患者体内重建出 3D 剂量分布，并与每次的治疗计划剂量进行比较。

5. 基于计划执行日志文件重建三维剂量方法　该方法通过计划执行日志文件提取治疗相关的参数，然后使用特定剂量算法在患者计划 CT 上重建该次治疗时的三维剂量分布。此种方

法提供了一种可评估患者体内三维剂量分布的方法，同时也可评估治疗时由于 MLC 等运动误差导致患者体内剂量分布改变的影响。但是由于这种方法是基于计划运行记录文件，易受到加速器本身质控精确度的影响，因此并不能总是反映加速器的实际治疗情况，其应用的前提是治疗设备的机械与剂量学参数的校准精确度在临床要求范围之内。

目前成熟的商用三维剂量验证系统主要有 Delta 4、ArcCheck 和 OCTAVIUS 等。前两者采用 P 型半导体探头，Delta 4 的探头分布在两个正交平面上，可以称为 X 形平面剂量验证，而 ArcCheck 的探头是分布在同心圆平面上，称为 O 形平面剂量。OCTAVIUS 系统采用电离室探头，分布在一个平面上，测量时该平面内嵌在配套模体内并随模体旋转，故可称为旋转型平面剂量。这些系统一般提供两种计划验证分析方法：一是提供针对测量的平面剂量分析功能（2D 方式，其中 ArcCheck 系统是把圆柱面展开成平面）；二是利用测量到的面剂量结果，通过配套软件和 TPS 输出的 DICOM 文件（一般包括 CT Images、RT Structures、RT Plan 和 RT Dose）重建成三维剂量，进行三维剂量分析。三种系统的基本参数如表 11-4 所示。还有一种三维剂量验证系统是上文提到的 EPID 系统，该方法利用 EPID 采集的通量图在模体内重建二维或三维剂量。该测量方法与 OCTAVIUS 系统测量原理类似，须时刻保持加速器垂直照射探测平面。

三维剂量验证系统的主要优势在于提供了更多的测量剂量信息，如可提供感兴趣区域的测量信息以及三维剂量的 γ 通过率。根据公式（11-3）和（11-4），三维 γ 值相对更准确，被评估剂量不再局限于二维平面内。

表 11-4　几种三维剂量验证系统参数比较

指标	ArcCheck 参数	Delta 4 Phantom+参数	OCTAVIUS 1500 参数
探头类型	P 型半导体	P 型半导体	电离室
探头体积	$0.019mm^3$	$0.04mm^3$	$58.1mm^3$
探头间距	10mm	5mm（中心区域），10mm（外围）	10mm（水平/垂直），7.1mm（对角线）
探头数量	1386	1069	1405
探头分布	圆柱面	冠状面和矢状面	平面
最大探测面积	21cm×21cm	20cm×20cm	27cm×27cm
系统尺寸/重量	27cm×43cm/16kg	22cm×71cm/26～29kg	30cm×46.7cm/6kg
2D 剂量分析	圆柱形剂量展开成 1 个平面剂量	2 个正交平面	1 个平面剂量
3D 剂量分析	测量剂量+3DVH 软件重建	测量剂量+软件重建	探测平面固定在圆柱模体内随机架旋转测量+软件重建

五、基于过程的容差限值和干预限值

IMRT QA 和控制过程都会产生一定误差，一方面是由于人为因素，另一方面是由于 IMRT 病例的复杂性，如头颈部和前列腺 IMRT 病例之间的强度调制差异。IMRT QA 过程中应考虑到所有误差源，包含人为和病例特异性等具体因素。因此对于分析结果应当设置参考限值以评估是否满足临床要求和安全保证。干预限值（action limits，AL）被定义为在不对患者造成伤害的情况下，允许质量指标偏离的量，以及在需要采取临床行动干预时定义的极限值。容差限值（tolerance limits，TL）定义为一个过程正常运行的边界，即仅受随机误差的影响。超出容差限值的结果（或向这些限值具有超过临界的趋势）提示系统偏离了正常运行的要求。通过设置基于过程的 AL 和 TL 值，可以解释 IMRT QA 中各个因素带来的误差影响。

AL 应设定为最低水平的过程性能，即 IMRT QA 测量结果超出此 AL 值则可能会对患者造成负面的临床影响。TL 指 IMRT QA 结果误差允许的范围。一个失控的结果（即超出 TL 限值）可以作为放疗进程正在改变的警告。如果 IMRT QA 测量结果超出了 TL 范围，但在 AL 范围内，则由医学物理师决定是否采取干预行动。

AL 来源于两类：①由临床研究结果和专家共识界定和指导的通用限值；②由本中心实践经验界定和指导的本地限值。对于任何 QA 测量，最好使用通用限值，或至少存在专家之间的共识，因为其与疗效直接相关，通过回顾性数据的汇总统计可以得到这些值。治疗机输出量的 AL 就是一个很好的通用限值，因为治疗结果和输出之间有直接的对应关系。超过本地的 AL 不一定会对患者造成伤害，但从保护患者利益的角度出发，最好将过程的性能保持在这些限值范围内。患者的 IMRT QA 就是以这种方式设定的 AL 的一个例子。本地限值可能因不同的医疗机构或病例类型而异，因为这些限值来源于本地的设备以及本地物理师的实践经验。

当通用限值不适用时，可以利用统计进程控制（statistical process control，SPC）的方法来计算 IMRT QA 的 AL 值，这种方式确定的 AL 与使用的流程、设备和机构本身的特异性有关，可以计算为：

$$\Delta A = \beta \sqrt{\sigma^2 + (\overline{x} - T)^2} \tag{11-6}$$

式中，ΔA 是干预限值的上下界差异，也可以写成 $\pm A/2$；T 是流程目标值；σ^2 和 $\overline{x}$ 是流程的标准差和均值；β 是常数，一般建议取 6.0。如果目标 T 比较明确，如点剂量差异（目标为 0%）或 GPR（目标为 100%），则 T 应该用这些明确值；如果目标本身不是很清楚，可以近似用平均值来估算代替，此时公式（11-6）根号里面后一项就为 0 了，相当于把 AL 范围变小了，AL 变紧。

在 SPC 计算中，过程平均数 $\overline{x}$ 和方差 σ^2 是根据过程中未显示失控行为的一段时间内的 IMRT QA 测量结果计算而来的。如果过程中有失控，则必须识别并消除导致失控过程行为的原因，并继续监视该过程，直到显示出累计大约 20 例未失控的 IMRT QA 测量值。然后，将 IMRT QA 测量值的 I-chart 图的控制图极限用作 TL。I-chart 是一种根据进程统计计算的上限和下限（称为控制限值，CL）和中心线的图（图 11-7），I-chart 是一种非常有用的统计工具，可帮助识别任何显示异常（失控）过程行为的 IMRT QA 测量值。当任何一项 IMRT QA 测量值超出控制上限或下限即表示该结果为失控过程行为。IMRT QA 测量值应近似均匀分布在中心线。使用以下公式计算 I-chart 图的中心线 CL、控制上限（UCL）和控制下限（LCL）：

$$中心线CL = \frac{1}{n}\sum_{i}^{n} x \tag{11-7}$$

$$控制上限(UCL) = 容差上限(UTL) = CL + 2.66 \times \overline{mR} \tag{11-8}$$

$$控制下限(LCL) = 容差下限(LTL) = CL - 2.66 \times \overline{mR} \tag{11-9}$$

$$\overline{mR} = \frac{1}{n-1}\sum_{i=2}^{n}|x_i - x_{i-1}| \tag{11-10}$$

$$干预上限(UAL) = CL + \frac{\Delta A}{2} \tag{11-11}$$

$$干预下限(LAL) = CL - \frac{\Delta A}{2} \tag{11-12}$$

式中，x 是一个病例的 IMRT QA 的结果；n 是测量的总数量；$\overline{mR}$ 是移动范围。

根据 SPC 的计算公式可以发现 TL 范围（上下界限）一般要比 AL 的范围小，即 AL 要比 TL 敏感度小，见图 11-7，这有利于临床工作的实际开展。

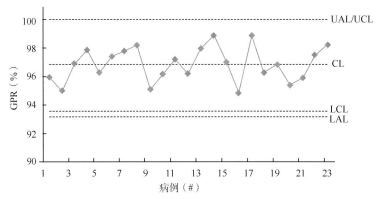

图 11-7　基于 SPC 的容差限值和干预限值示意图

根据 UCL、LCL 和 UAL、LAL 范围容易判断患者的 IMRT 计划质量保证结果是否可以接受

第四节　IMRT 计划验证实例分析

本节内容以某 1 例鼻咽癌患者的实际 IMRT 计划为例，展示 2D 平面剂量验证的主要流程及结果分析，并讨论此过程中的注意事项。计划系统为 Eclipse，验证设备为 MapCheck2，以下简称 MP2，配备蓝色固体水模体；MP2 可以固定在蓝模体内放置在治疗床面上，进行 IMRT 计划 2D 平面剂量验证。测量步骤如下。

（1）把测量验证设备 MP2 及其配套蓝模体当成患者，对其进行模拟定位，在模体左右和上方的十字线标志处放置铅点，然后行 CT 扫描，CT 扫描参数和患者模拟定位 CT 扫描相同，重建层厚为 3mm 或更小。

（2）扫描后 MP2 模体的 CT 图像传输并导入到 Eclipse 内，设置为测量验证 QA 模体，并做必要的相对密度修正。

（3）把患者的放疗计划移植到验证模体上（图 11-8），检查确认移植计划的照射野中心点位置为 MP2 模体进行 CT 定位时设置的标记位置。选择使用实际角度进行测量验证，不需要角度系统归一到特定位置，然后进行移植计划的剂量计算。

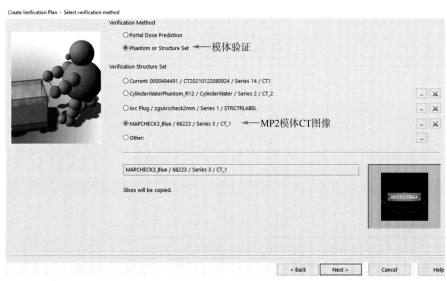

图 11-8　使用 MP2 模体创建 QA 计划

（4）选取冠状面上探测器探头所在的平面（如图 11-9 左下图冠状面，鼠标左键单击确认

选中了该平面），以 DICOM 输出该平面的剂量，注意使用绝对剂量，并插值为 1mm 的空间分辨率，见图 11-10。

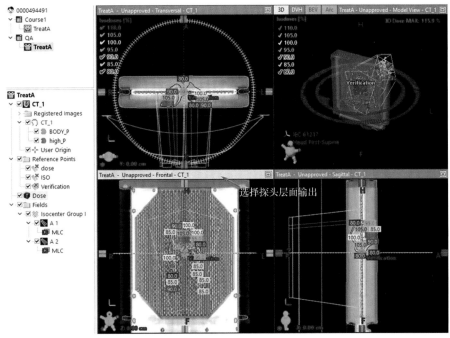

图 11-9　选择探测器所在冠状面（左下角）的计算剂量进行平面剂量输出

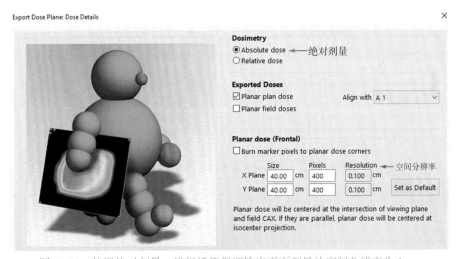

图 11-10　使用绝对剂量，进行插值保证输出平面剂量的空间分辨率为 1mm

（5）在加速器上根据 MP2 验证模体上的标志进行摆位，在网络系统内调出该患者的治疗计划，准备用 QA 模式实施该患者的治疗计划。

（6）打开测量软件，选择阵列校准文件，绝对剂量刻度文件，进行本底测量（一般软件运行后会自动进行一定时间的本底信号测量）；然后在 QA 计划执行前开始记录，QA 计划执行完成后结束测量并保存该计划实施的测量结果，推荐用患者 ID 为测量文件命名，见图 11-11。

（7）在分析软件的右侧窗口打开该计划的 QA 计划输出的平面剂量，如图 11-12 所示。需要注意的是根据使用分析软件的不同，测量结果和 TPS 计算结果要在相应的窗口打开，尤其是某些软件在比对操作时要注意顺序，以免造成分析结果错误。

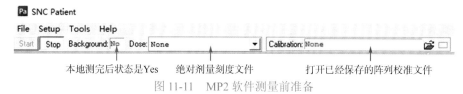

图 11-11　MP2 软件测量前准备

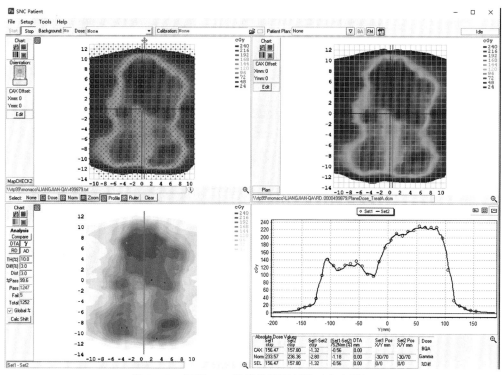

图 11-12　打开 TPS 计算的平面剂量（右上图）

（8）在软件的左下角窗口中设置剂量偏差标准 ΔD（如 3%）、DTA 标准（如 3mm）、剂量阈值 TH（如 10%），选取绝对剂量，全局归一模式进行 γ 值计算，如图 11-13 所示，可以看到本例计划的 γ 通过率为 99.6%。

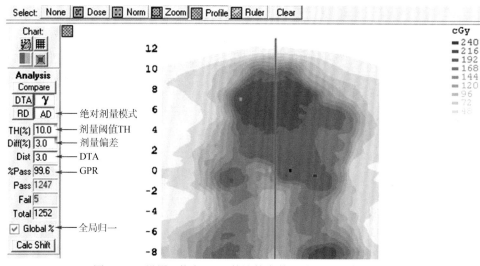

图 11-13　设置 γ 值和 GPR 的计算参数，进行 QA 结果计算

（9）记录 γ 值的通过率 GPR，如果结果在本中心的容差限值内，该计划测量验证通过，可以用于临床患者的治疗；如果 GPR 结果偏低，则需要寻找原因，如重新摆位测量或重新计划等，直到该患者的测量验证结果在本中心的 IMRT QA 的容差范围以内。

第五节　IMRT QA 相关建议和验证失败分析

每个单位应使用已发表的 IMRT QA 数据和本中心的临床经验制定符合本中心实际的 IMRT QA 的指南或建议，设置 IMRT QA 的容差限值和干预限值。这需要对 IMRT QA 结果的深入文献综述，对广泛应用调强放射治疗 QA 实施和评价方法的详细分析，以及研究提高验证方法有效性和准确性的操作细节。需要指出的是，在一台治疗机应用于临床治疗前，物理师需要对 TPS 和 IMRT 实施设备进行端到端的 QA 验证测试，以及针对患者的验证 QA，以评估患者接受 IMRT 计划照射后的剂量准确性。根据上述结果定义容差、干预限值和通过/失败标准，以评估 IMRT QA 验证的结果能否接受并用于临床治疗。

（一）IMRT QA 相关建议

（1）尽可能用接近临床实际情况的状态来进行 IMRT 计划验证，如果条件允许尽可能用仿真人体模体，模仿人体几何形状和密度信息。验证测量时尽可能用患者治疗计划的实际机架角度，验证设备的角度依赖性对测量结果的影响要在测量时进行考虑和修正。

（2）建议用绝对剂量模式来分析计算测量剂量、TPS 剂量和 γ 值的计算结果。

（3）建议使用全局剂量归一，即计算全局 γ。全局 γ 比局部 γ 值更具有临床意义，并且全局归一剂量应该选择计划内的最大剂量 D_{max} 或处方剂量 D_p。

（4）设置一定剂量阈值（如 10%）以降低剂量区域对最终 GPR 的影响。

（5）IMRT 计划验证的一般容差限值建议：3% δD，2mm DTA，10% TH，GPR≥95%；干预限值为：3% δD，2mm DTA，10% TH，GPR≥90%（AAPM TG218 建议值）。但目前很多单位也采用 3%、3mm 的标准，也可以根据自己设备的特性，利用上文 11.3.4 节内的 SPC 方法设计自己单位的容差限值和干预限值。

（6）GPR 给出的是统计信息，不包含位置信息，临床需要关注 γ 值大于 1 的点的位置，评估其可能带来的影响。

（7）IMRT 中的特殊照射技术（如立体定向外科 SRS）对位置的精确度要求更高，并且照射区域小、剂量梯度大，此时分析 γ 时可以设置高的位置要求，使用相对较宽松的剂量标准，如 δD 5%，DTA 1mm，TH 20% 等。建议使用专门的 SRS/SBRT 测量验证工具。

（二）IMRT 验证失败分析

在 IMRT QA 结果无法通过上述干预限值下限时，即认为验证失败物理师应该进行必要的分析，寻找原因，并提供解决方案。一般需要审核核对的项目如下。

1. 摆位和照射野　模体的摆位；验证计划核对，网络系统内的计划版本与 TPS 内确认计划的一致性；验证当天的照射野平坦度、对称性数据和输出量与基准数据的一致性；低 MU 的稳定性；测量设备的稳定性、准确性；对于 SRS 等计划，验证照射野大小、探头分辨率；全局归一的剂量值的大小。

2. IMRT QA 软件　校准文件和剂量刻度文件的正确选择；测量文件和计划文件的正确处理；γ 值计算时，δ、DTA、TH 等参数的设置。

3. MLC　基准 MLC 照射野的测量数据是否改变；叶片到位精确度；叶片间和叶片的穿射；备份光栅 Jaw 的跟踪位置。

4. TPS　IMRT 计划的复杂程度；计划内小野的总数，包括狭长野；计划总跳数 MU；TPS

计算模型针对小野的计算准确性；TPS 内 MLC 剂量特性；最小 MU；最小子野面积；剂量计算网格的一致性；QA 设备的 CT 值与电子密度转换。

　　上述部分条目在 TPS 临床验收和治疗机试运行中已经进行了确认和测试。如果是因为计划复杂程度过高，应该考虑在满足临床目标的前提下重新设计相对简化的计划，如减少计划总 MU、子野数量，以及计划设计时 TPS 内相关参数的选择。如果是测量设备不合适，如对 SRS 计划，靶区直径 10mm 左右，采用 7mm 间距的探测阵列来进行测量可以获得的测量点数量较少，用 GPR 计算百分比不是很明智，此时应该选择空间分辨率更高的验证设备进行测量。

参 考 文 献

Agnew A, Agnew C E, Grattan M W, et al, 2014. Monitoring daily MLC positional errors using trajectory log files and EPID measurements for IMRT and VMAT deliveries[J]. Physica Medica, 59(9): N49-N63.

Bogdanich W, 2010. As Technology Surges, Radiation Safeguards Lag[N]. New York: The New York Times.

Bogdanich W, 2010. Radiation Offers New Cures, and Ways to Do Harm[N]. New York: The New York Times.

Bortfeld T, Bürkelbach J, Boesecke R, et al, 1990. Methods of image reconstruction from projections applied to conformation radiotherapy[J]. Physics in Medicine & Biology, 35(10): 1423-1434.

Brahme A, 1988. Optimization of stationary and moving beam radiation therapy techniques[J]. Radiother Oncol, 12(2): 129-140.

Breen S L, Moseley D J, Zhang B, et al, 2008. Statistical process control for IMRT dosimetric verification[J]. Medical Physics, 35(10): 4417-4425.

Carrasco P, Jornet N, Latorre A, et al, 2012. 3D DVH-based metric analysis versus per-beam planar analysis in IMRT pretreatment verification[J]. Medical Physics, 39: 5040-5049.

Ezzell G A, Burmeister J W, Dogan N, et al, 2009. IMRT commissioning: multiple institution planning and dosimetry comparisons, a report from AAPM Task Group 119[J]. Med Phys, 36: 5359-5373.

Ezzell G A, Galvin J M, Low D, et al, 2003. Guidance document on delivery, treatment planning, and clinical implementation of IMRT: Report of the IMRT subcommittee of the AAPM radiation therapy committee[J]. Medical Physics, 30(8): 2089-2115.

Gérard K, Grandhaye J P, Marchesi V, et al, 2009. A comprehensive analysis of the IMRT dose delivery process using Statistical Process Control (SPC)[J]. Medical Physics, 36(4): 1275-1285.

Harms W B, Low D A, Wong J W, et al, 1998. A software tool for the quantitative evaluation of 3D dose calculation algorithms[J]. Medical Physics, 25(10): 656-661.

Miften M, Olch A, Mihailidis D, et al, 2018. Tolerance limits and methodologies for IMRT measurement-based verification QA: Recommendations of AAPM Task Group No. 218[J]. Medical Physics, 45(4): E53-E83.

Moran J M, Dempsey M, Eisbruch A, et al, 2011. Safety considerations for IMRT: Executive summary[J]. Practical Radiation Oncology, 1(3): 190-195.

Nelms B E, Zhen H, WA Tomé, 2011. Per-beam, planar IMRT QA passing rates do not predict clinically relevant patient dose errors[J]. Medical Physics, 38: 1037-1044.

Pawlicki T, Whitaker M, Boyer A L, 2005. Statistical process control for radiotherapy quality assurance[J]. Medical Physics, 32(9): 2777-2786.

Stasi M, Bresciani S, Miranti A, et al, 2012. Pretreatment patient-specific IMRT quality assurance: A correlation study between gamma index and patient clinical dose volume histogram[J]. Medical Physics, 39(12): 7626-7634.

Van Dyk J, Barnett R B, Cygler J E, et al, 1993. Commissioning and quality assurance of treatment planning computers[J]. International Journal of Radiation Oncology Biology Physics, 26: 261-273.

Webb, S, 1991. Optimization by simulated annealing of three-dimensional conformal treatment planning for radiation fields defined by a multileaf collimator[J]. Physics in Medicine & Biology, 36(9): 1201-1226.

Yu, C X, 1995. Intensity-modulated arc therapy with dynamic multileaf collimation: an alternative to tomotherapy[J]. Physics in Medicine & Biology, 40(9): 1435.

Zhen H, Nelms B E, Tome W A, 2011. Moving from gamma passing rates to patient DVH-based QA metrics in pretreatment dose QA[J]. Medical Physics, 38(10): 5477.

第十二章　肿瘤放射治疗相关政策法规

第一节　肿瘤放射治疗技术标准介绍

技术标准是保证相关操作活动达到一致性的主要依据，而对"标准"的定义在过去的100多年里发生了很大的变化。GB/T 20000.1—2002《标准化工作指南 第1部分：标准化和相关活动的通用词汇》中对"标准"的定义是："为了在一定范围内获得最佳秩序，经协商一致制定并由公认机构批准，共同使用的和重复使用的一种规范性文件。标准宜以科学、技术的综合成果为基础，以促进最佳的共同效益为目的。"而在 GB/T 20000.1—2014《标准化工作指南 第1部分：标准化和相关活动的通用词汇》中对"标准"的重新定义为："通过标准化活动，按照规定的程序经协商一致制定，为各种活动或其结果提供规则、指南或特性，供共同使用和重复使用的文件。"并有三项注释："注1：标准宜以科学、技术和经验的综合成果为基础。注2：规定的程序指制定标准的机构颁布的标准制定程序。注 3：诸如国际标准、区域标准、国家标准等，由于它们可以公开获得以及必要时通过修正或修订保持与最新技术水平同步，因此它们被视为构成了公认的技术规则，其他层次上通过的标准，诸如专业协（学）会标准、企业标准等，在地域上可影响几个国家。"

对比"标准"的新旧定义，有三大变化：①强调了标准产生的方式，需经过标准化活动；②细化了规范性文件的目的，提供规则、指南或特性；③不再限制批准机构必须为公认的。这个变化反映我国强化了标准化体系的深化改革，改变了标准化的格局。标准化体系制度的制定主体由以往的政府转变为市场。

标准具备四个方面的基本特征：①需经标准化活动产生；②需按程序协商一致制定；③在一定范围内提供规则、指南或特性；④供共同和重复使用。

国际范围内标准分为不同层级，分别是国际标准、区域标准、国家标准、行业标准、地方标准、团体标准和企业标准。国内将标准分为五级，即国家标准、行业标准、地方标准、团体标准和企业标准。根据标准的约束性划分，可以分为强制性标准和推荐性标准。

一、标准的层级

（一）国际标准

国际标准指由国际性标准化组织制定并在世界范围内统一使用的标准。国际原子能机构（International Atomic Energy Agency，IAEA）、国际辐射单位与测量委员会（International Commission on Radiation Units and Measurements，ICRU）、国际辐射防护委员会（International Commission on Radiological Protection，ICRP）、世界卫生组织（World Health Organization，WHO）、国际标准化组织（International Standardization Organization，ISO）和国际电工技术委员会（International Electrotechnical Commission，IEC）属于制定肿瘤放射治疗相关国际标准的组织。

（二）区域标准

区域标准指在世界一定地理范围内的国家代表组成的区域标准组织，制定在本区域内统一和使用的标准。欧洲放射肿瘤学会（European Society for Therapeutic Radiology and Oncology，ESTRO）和北欧临床物理学会（Nordic Association for Clinical Physics，NACP）属于制定肿瘤放射治疗相关区域标准的组织。

（三）国家标准

国家标准指由国家官方标准机构或国家政府授权的有关机构批准、发布，并在全国范围内统一和使用的标准。国家标准在全国范围内适用，其他各级标准不得与之相抵触。国家标准可以参考国际标准和区域标准制定。

（四）行业标准

行业标准指由一个国家内某一行业的标准机构制定，并在该行业内统一和使用的标准。行业标准是对国家标准的补充及细化，是专业性、技术性较强的标准。行业标准的制定不得与国家标准相抵触，新的国家标准公布实施后，相应的行业标准即行废止。

（五）地方标准

地方标准指由一个国家内某行政区域标准机构制定，并在行政区内统一和使用的标准。地方标准是指对没有国家标准和行业标准而又需要在省、自治区、直辖市范围内统一工业产品的安全、卫生要求所制定的标准，地方标准在本行政区域内适用，不得与国家标准和标业标准相抵触。新的国家标准、行业标准公布实施后，相应的地方标准即行废止。

（六）团体标准

团体标准指由一个国家内某一团体制定的标准。团体组织按照团体确立的标准制定程序自主制定发布，由社会自愿采用。团体标准必须与相关的国家、行业标准保持一致，必须与上级机构保持一致。

（七）企业标准

企业标准指由一个企业（包括企业集团、公司）的标准机构制定，并在本企业内统一和使用的标准。企业标准是指企业所制定的产品标准以及对在企业内需要协调、统一的技术要求和管理、工作要求所制定的标准，是企业组织生产、经营活动的依据。在肿瘤放射治疗领域，企业生产的设备具有大型化、复杂程度高、精确度要求高等特征，企业需要制定相关企业标准以保证产品质量。

二、肿瘤放疗质控标准体系及发展方向

放射治疗（放疗）是放射肿瘤学家安全使用限定剂量治疗疾病的一种手段，尤其是可用于治疗恶性肿瘤。通过加速器以及放射源产生如 X 射线、γ 射线、电子束或重离子束等射线，制定放疗计划，在正常组织损伤较小情况下治疗恶性肿瘤，既保证了患者生存率，又可确保其生存质量。此外，放疗还可通过肿瘤区放置或植入放射源及静脉注射放射性核素药物等方式来实现。放疗与手术、化疗是肿瘤综合治疗的三大手段，70%的恶性肿瘤患者在治疗中需要接受放疗。根治性治疗是放疗的主要任务，但也不可忽视其姑息治疗的作用，如止痛、止血及打通肿瘤压迫或阻塞的管道。与手术结合，术前和术后放疗还可起到提高手术切除率和降低术后复发率的作用。与化疗配合，序贯放化疗是肿瘤综合治疗的重要组成部分；同步放化疗可提高放疗敏感性，多种肿瘤临床治疗中显著提高了局部控制率和患者生存率。

放疗专业包括放射物理、放射生物和临床放射肿瘤学三个亚专业。各个亚专业紧密联系，各专业的快速发展共同推动了放疗的发展，在放疗技术、生物基础、肿瘤综合治疗模式等方面均取得了较大进步。医学影像及计算机技术等交叉学科的发展也促进了更多新技术在该专业的

应用，如 PET/CT、fMRI、立体定向放射治疗、调强放射治疗、图像引导放疗、螺旋断层放疗，而放射生物的发展为临床个体化放疗方案的制定提供理论依据。质子、重离子放疗具备物理和（或）生物优势，可更好地实现肿瘤根治及保护正常组织的目的。

放射治疗质量控制是指为保证放疗整个过程中各个环节符合质量保证要求所采取的一系列必要措施，是放疗质量保证体系的重要内容。严格执行质控措施，落实现有标准并不断改进，达到提高放疗水平的目的：减少放射治疗流程中模拟定位、计划设计、治疗实施等环节中的不确定度，从而提高治疗准确性和疗效；减少事故和错误发生可能性，及时发现治疗流程中的安全隐患，避免医疗事故发生；保证不同放疗中心标准统一，有利于多中心临床循证研究和临床经验分享。

目前，已有不少国家或国际组织、机构，发布了一系列与放疗质量保证和质量控制相关的报告/指南，对放射治疗流程中各个环节，需要达到的标准、放射治疗装置及其辅助设备的性能，给出了详细建议，有力推动了世界各国开展放疗质量保证和质量控制工作。

我国卫生主管部门高度重视放疗的质量保证和质量控制工作。卫生部于 1995 年和 2006 年先后颁布了《放射治疗卫生防护与质量保证管理规定》和《放射诊疗管理规定》，明确指出医疗机构应当采取有效措施，保证放射防护、安全与放射诊疗质量符合有关规定、标准和规范的要求。针对各类医用辐射，国家卫生健康标准委员会制定了一系列有关辐射防护和质量保证的国家和行业标准，以便更好地指导实际工作。这些法规和标准的认真贯彻实施是加强放疗质量保证的重要基础。为进一步加强肿瘤放疗管理，规范肿瘤放射诊疗行为，各省市相继成立了放疗质控中心，承担放疗质量管理与控制工作，并制定了各省市的放疗质控标准。

然而，已颁布的国家标准、行业标准存在如下问题：①内容仅覆盖了少数医院临床质控的基础性工作中涉及的指标；②中国没有专门机构为临床质控制定标准，临床质控标准稀缺；③存在大量空白，质控指南未形成体系；④发布规范、规程的机构规格较低，发布数量少，影响小，临床质控工作主要参考国外标准。本小节将首先介绍肿瘤放疗质控标准体系国际和国内的现状，然后介绍我国肿瘤放疗质控标准体系建设的发展方向，最后介绍全国放疗质控专家委员会及其工作。

（一）肿瘤放疗质控标准体系现状

1. 国际现状　西方发达国家，尤其是美国，已建立了相对完善的质控标准体系。国际肿瘤放疗质控标准发布组织、发布数量和起始年份见表 12-1（截至 2020 年 11 月）。其中，美国 AAPM 的标准最为系统、全面，涵盖了放疗设备技术的方方面面。

表 12-1　国际肿瘤放疗质控标准发布组织、发布数量和起始年份

组织名称	已发表数	起始年份	组织名称	已发表数	起始年份
AAPM	175	1980	ESTRO	11	1994
ICRU	67	1964	ASTRO	56	2011
IAEA	59	1967	IEC	12	1993

2. 国内现状

（1）发布国家标准、行业标准的标准委员会：国内发布射治相关国家标准、行业标准的委员会主要有两家：一是全国医用电器标准化技术委员会放射治疗、核医学和放射剂量学设备分技术委员会，二是放射卫生标准专业委员会。这两家标准委员会发布标准的数量和起始年份见表 12-2（截至 2020 年 11 月）。

表 12-2 国内肿瘤放疗质控国家和行业标准发布组织、发布数量和起始年份

组织名称	发布生效的标准数	起始年份
全国医用电器标准化技术委员会放射治疗、核医学和放射剂量学设备分技术委员会	60	1980
全国放射卫生标准专业委员会	22	1996

（2）标准委员会各有职责：全国医用电器标准化技术委员会放射治疗、核医学和放射剂量学设备分技术委员会由国家药品监督管理局监管，负责范围包括放疗设备、核医学设备和放射剂量仪器等领域的标准化工作。该标准委员会制定标准的目的是为放射性相关医疗器械上市注册提供技术依据。

全国放射卫生标准专业委员会由国家卫生健康委员会筹建，负责核和辐射相关的放射卫生防护标准，核和辐射突发事件及事故的卫生应急准备与处置标准，放射工作人员职业健康监护标准，职业性放射性疾病的诊断标准，放射诊疗设备质量控制检测标准，辐射检测、监测标准，放射防护设施与防护器材等标准。该标准委员会制定标准的目的是为辐射安全评价提供依据。

（3）缺少肿瘤放疗临床质控标准体系：技术标准体系是指一定范围内的技术标准按其内在的联系形成的科学有机整体。它是引领行业健康、快速发展的统一、协调、科学、完整的技术纲领。然而，现行标准体系不能满足肿瘤放疗质控需求。表 12-2 中所列的已发布国家标准、行业标准的机构，发布标准的内容仅覆盖医院临床基础性质控工作的少数指标，临床质控标准稀缺。虽然一些机构已开始制订质控指南，一些专家组也已制定了一些共识，但由于发布规范、规程的机构规格较低，发布的数量少、影响小，仍存在大量空白。目前，临床质控工作主要参考国外的标准。

（二）肿瘤放疗质控标准体系的建设者

肿瘤放疗质控标准体系的建设有赖于行业专家广泛参与和无私奉献，标准体系的建设者需要更多的专业机构，学术团体深入研究，例如：①放射医学相关的国家肿瘤质控中心，如国家肿瘤质控中心；②全国性放射医学相关的行业学会/协会、中华医学会放射肿瘤学分会、中国生物医学工程学会医学物理分会；③临时的专家组，如 Varian SBRT 协作组、Elekta IGRT 协作组、中国北方肿瘤放射治疗协作组。

国家肿瘤质控中心是国家卫生健康委员会（国家卫健委）医政医管局直接领导下的国家级质控中心。主要职能有：严格按照国家和国家卫健委有关法律法规、规章制度和技术规范要求，健全组织机构，建立规章制度，规范工作流程，制定工作方案，牵头制定并修订常见肿瘤规范化诊治指南和临床路径，统一肿瘤规范化诊治质控标准，构建和完善质控信息平台，开展信息化质控工作，收集全国各级医院肿瘤诊疗信息并整理、统计、分析和评价，向国家和国家卫健委报告全国肿瘤规范化诊疗的相关情况，为国家肿瘤防治政策的制定提供支持和保障。

为了提高我国肿瘤放疗水平、改善患者生存率和生活质量，国家癌症中心/国家肿瘤质控中心成立了放疗质控专家委员会，专家委员会由全国各地的肿瘤放疗专家组成，中国医学科学院肿瘤医院作为全方位开展肿瘤临床诊治和基础研究的国家标志性肿瘤专科医院，是放疗质控专家委员会挂靠单位。

（三）肿瘤放疗质控标准体系建设的展望

1. 我国标准化的发展展望 我国标准化体系和管理体制形成于 20 世纪 80 年代，长期以来将标准分为国家、行业、地方和企业标准四级，前三项标准均由政府部门组织制定、批准发布，但由于存在制定周期长、不能及时针对实际需求做出调整的问题，导致目前肿瘤放疗领域

标准体系缺位。

（1）团体标准的自发形成期：为适应实际需求变化，尽快制定出与需求相适应的标准，学会、协会、企业或研究机构自愿联合，共同起草制定出一种共同认可和重复使用的标准，被称为团体标准。这些团体标准在促进技术革新、规范临床应用、引领行业发展中发挥了非常积极的作用，逐渐成为现有标准体系的有益补充。

（2）团体标准的法定地位确立：2017年11月4日发布，自2018年1月1日起施行的《中华人民共和国标准化法》第二条规定："本法所称标准（含标准样品），是指农业、工业、服务业以及社会事业等领域需要统一的技术要求。标准包括国家标准、行业标准、地方标准、团体标准和企业标准。国家标准分为强制性标准、推荐性标准，行业标准、地方标准是推荐性标准。强制性标准必须执行。国家鼓励采用推荐性标准。"《国家标准管理办法》中规定："强制性国家标准的代号为'GB'，推荐性国家标准的代号为'GB／T'。"国家标准是五级标准体系中的主体。中华人民共和国国务院授权中国国家标准化管理委员会（Standardization Administration of China，SAC）履行行政管理职能，统一管理全国标准化工作。新标准法中增加了团体标准，将原有的四级标准体系变更为五级标准体系。

2. 肿瘤放疗质控标准体系建设的发展方向　《中华人民共和国标准化法》为肿瘤放疗质控标准体系建设指明了大方向。国际已实行的团体标准实践表明，只有源于实际需求的标准才有实用价值，才能存活、发展。肿瘤放疗质控标准体系建设应该借鉴此思路，以临床应用为主导，根据实际需求，探索发展团体标准，通过团体标准积累经验，借鉴先进的团体标准的管理方法、增强团体标准的适应性，为建立政府主导制定的标准与团体自主制定的标准协同发展、协调配套的新型标准体系注入新思路。

预计国家在相关技术法规上将积极采用或引用优秀的团体标准，因此，肿瘤放疗质控优秀的团体标准有机会优先上升为国家标准，扩大机构影响力，增加优秀团体竞争力，并可能参与国际标准制订、修订。

第二节　全国放疗质控专家委员会及其质控体系

（一）全国放疗质控专家委员会简介

为了使国内外肿瘤规范化诊治成果惠及全国，引领和推动全国肿瘤规范化诊治工作开展，规范指导临床诊疗行为和培养肿瘤专业人才，提高我国肿瘤放疗水平、改善患者生活质量和生存率。国家癌症中心/国家肿瘤质控中心放疗质控专家委员会于2016年4月24日在北京成立，专家委员会由全国各地的49名委员组成，由李晔雄教授担任主任委员，戴建荣、邓小武、郭小毛、郎锦义、王平和张福泉教授担任副主任委员。

WHO关于"指南"的定义为："由WHO制定的任何包括推荐意见的临床实践指南以及卫生保健政策，告诉指南使用者如何在具体临床情况下单独或协同做出最佳临床决策，指南提供了不同的干预措施，有助于改善患者健康及促进资源的有效利用。"美国医学研究所发布的权威报告中"指南"的定义为："临床实践指南是针对患者特定临床问题，基于系统评价形成的证据，并对各种备选干预方式进行全面利弊平衡分析后提出的最优指导意见。"澳大利亚国家健康与医学研究委员会对"指南"的定义中强调，指南是一系列非强制性原则或推荐意见的汇总，除非政府或专业机构将其法规化。我国国家标准GB/T 1.1—2009《标准化工作导则　第1部分：标准的结构和编写》中指南的定义是："给出某主题的一般性、原则性、方向性的信息、指导或建议的文件。"

结合上述各方指南的定义，考虑到全国放疗质控专家委员会服务于临床工作的宗旨，来自全国各地的49名临床经验丰富的肿瘤放疗专家，共同建立了肿瘤放疗质控标准体系中的临床实践指南体系。按照《中华人民共和国标准化法》中标准的层级分类，团体标准是我国在标准化领域的新策略，是建立市场主体在标准体制改革中主导地位的重要途径。团体是指具有法人资格，且具备相应专业技术能力、标准化工作能力和组织管理能力的学会、协会、商会、联合会和产业技术联盟等社会团体。因此，全国放疗质控专家委员会现阶段发布的指南属于团体标准。

（二）全国放疗质控专家委员会的工作职责

全国放疗质控专家委员会秘书处负责委员会的日常工作，其主要职责如下：

（1）协助委员会建立指南体系，组织指南征集、立项、中期评审和发布，提出年度计划。

（2）协助委员会了解国内外有关标准的工作动态和发展趋势，收集、整理与肿瘤放疗相关的国内外标准资料。

（3）根据委员会工作安排，了解各起草单位的工作进度，并做好协助工作。

（4）协助组织开展已发布指南的宣传贯彻、解释、技术咨询和服务工作，收集对指南的反馈意见；联系、协调相关单位对与本专业相关的指南提出意见和建议。

（5）筹备委员会会议，起草与保管委员会文件。

（6）负责委员会的其他事宜。

秘书处的工作流程：

1. 指南征集   委员会每年发出征集通知，征集周期约 2 个月，项目周期 2 年；征集通知除发送给委员会委员外，还会发布在国家癌症中心/国家肿瘤质控中心网站。

2. 指南立项   征集之后，秘书处将申请书提请放疗质控专家委员会的委员投票，根据投票结果立项。立项通知发出后，申请单位即可组织开展相关工作。

3. 中期汇报   在 2 年的项目周期中，申请单位须提交中期汇报，秘书处提请委员会委员评审。

4. 初稿提交   申请单位需按要求提交指南初稿，秘书处提请委员会委员和外请指南项目领域的专家评审。

5. 修改稿形成   申请单位须逐条回复专家意见，并在指南中做相应修改，形成修改稿。

6. 发布意见征集   秘书处提请委员会委员和外请指南项目领域的专家审核修改稿并进行发布投票，根据投票结果准备指南发布。

7. 发布前稿件审核   标准格式，专家审核指南格式，出版编辑审核稿件出版格式。

8. 指南发布   委员会择期发布指南；发布的指南可在国家癌症中心/国家肿瘤质控中心网站下载。

9. 指南刊出   指南发布后，将择期在肿瘤放疗领域核心期刊《中华放射肿瘤学杂志》刊出。

（三）全国放疗质控专家委员会的放疗质控指南体系

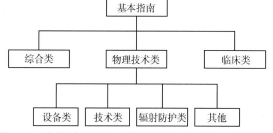

图 12-1　全国放疗质控专家委员会的放疗质控指南体系

全国放疗质控专家委员会已建立成熟的肿瘤放疗指南征集、立项、评审和发布制度，是肿瘤放疗标准体系建设的专业团体力量。全国放疗质控专家委员会正在建设的放疗质控指南体系如图 12-1 所示，其包括基本指南和普通指南，基本指南在内容上是质控指南体系的根本指南，是制定指南的依据，普通指南的内容都必须符合基本指南的规定。指南分为综合类、物理技术类和临床类。综合类指南包括政策和管理指南、资源和文档管理指南等。物理技术类指南细分为设备类、技术类、辐射防护类和其他，具体涉及治疗机、成像系统、模拟机、治疗计划系统、放疗管理系统等的物理、技术、机械和几何参数控制、质控仪器及工具的质量控制、设备故障和改进以及设备和剂量测量的审计等。临床类指南包括患者转诊/治疗处方、治疗方案、沟通、治疗计划、治疗的终止/取消、放射事件和事故、治疗的质量控制、随访和临床审计等。

（四）体系的初步建设情况

截至 2022 年 3 月，委员会已发布指南 15 项（表 12-3），通过中期评审指南 15 项（表 12-4）。此外，2022 年立项指南 12 项（表 12-5）。

表 12-3　全国放疗质控专家委员会已发布指南

编号	申请项目名称	申请人	申请单位
1	放射治疗质量控制基本指南	李晔雄	中国医学科学院肿瘤医院
2	医用电子直线加速器质量控制指南	戴建荣	中国医学科学院肿瘤医院
3	后装治疗机的质量控制和质量保证	郎锦义	四川省肿瘤医院·电子科技大学医学院附属肿瘤医院
4	螺旋断层放疗系统的质量保证	曲宝林	解放军总医院第一医学中心
5	调强放疗剂量验证实践指南	杨瑞杰	北京大学第三医院
6	放射治疗记录与验证系统质量控制指南	付庆国	广西医科大学附属肿瘤医院
7	小野剂量学临床实践指南	柏森	四川大学华西医院
8	基于水吸收剂量校准因子的高能光子束和电子束吸收剂量测定指南	郎锦义	四川省肿瘤医院·电子科技大学医学院附属肿瘤医院
9	基于电子直线加速器的肿瘤立体定向放射治疗物理实践指南	戴建荣	中国医学科学院肿瘤医院
10	体表光学图像引导放疗质量控制指南	吴永忠	重庆大学附属肿瘤医院
11	CT 模拟机质量控制指南	朱小东	广西医科大学附属肿瘤医院
12	淋巴瘤靶区勾画和计划设计指南	李晔雄	中国医学科学院肿瘤医院
13	乳腺癌术后放疗靶区勾画和计划设计指南	李晔雄	中国医学科学院肿瘤医院
14	鼻咽癌靶区勾画和计划设计指南	易俊林	中国医学科学院肿瘤医院
15	直肠癌靶区勾画和计划设计指南	金晶	中国医学科学院肿瘤医院

表 12-4　全国放疗质控专家委员会已通过中期评审指南

编号	申请项目名称	申请人	申请单位
1	放射治疗计划系统质量保证指南	杨瑞杰	北京大学第三医院
2	基于电子束术中放射治疗系统的质量控制与质量保证	王培	四川省肿瘤医院·电子科技大学医学院附属肿瘤医院
3	MRI 模拟定位物理实践指南	戴建荣	中国医学科学院肿瘤医院
4	后装放射治疗流程的质量控制	郎锦义	四川省肿瘤医院
5	全身照射技术实践指南	傅深，李左峰	泰和诚医疗集团
6	开展区域内放射治疗远程质量保证的实施指南	吴永忠	重庆大学附属肿瘤医院
7	基于 EPID 与 MLC 运行日志文件的在线剂量验证的临床实践指南	倪千喜	湖南省肿瘤医院
8	Calypso 电磁实时追踪系统质控实践指南	何侠	江苏省肿瘤医院
9	放疗器官运动管理指南	陈明	中科院大学附属肿瘤医院（浙江省肿瘤医院）
10	肿瘤放射治疗质量安全评价标准体系的构建	陈传本	福建省肿瘤医院
11	原发三叉神经痛放射外科治疗靶区定义和计划设计指南	潘隆盛	解放军总医院第一医学中心

编号	申请项目名称	申请人	申请单位
12	非小细胞肺癌靶区勾画指南	朱广迎[1]，毕　楠[2]	[1]中日友好医院，[2]中国医学科学院肿瘤医院
13	蕈样霉菌病螺旋断层放射治疗的实践指南	夏云飞	中山大学肿瘤防治中心
14	肢体软组织肉瘤放射治疗靶区勾画与计划设计规范	金　晶	中国医学科学院肿瘤医院
15	基于直线加速器的脑转移瘤立体定向放射外科技术规范研究	李　光	中国医科大学附属第一医院

表 12-5　全国放疗质控专家委员会 2020 年立项指南

编号	申请项目名称	申请人	申请单位
1	磁共振加速器的质量控制指南	戴建荣	中国医学科学院肿瘤医院
2	O 型直线加速器临床调试及质量控制指南	邱　杰	北京协和医院
3	医用重离子加速器质量控制指南	王小虎	中国科学院近代物理研究所
4	低能 X 射线术中放疗系统物理实践指南	王　伟	天津医科大学肿瘤医院
5	超声引导放射治疗物理实践指南	倪昕晔	南京医科大学附属常州第二人民医院
6	kV-CBCT 图像引导放疗临床应用实践指南	朱　骥	浙江省肿瘤医院
7	在体剂量验证的质量控制指南	王　颖	重庆大学附属肿瘤医院
8	放射治疗数据审核质量保证实践指南	龚　卿	美中嘉和医学技术发展集团股份有限公司
9	临床试验的放射物理实践指南	黄晓延/陈明	中山大学肿瘤防治中心
10	放射治疗全流程管理数字化平台建设实践指南	袁智勇	天津医科大学肿瘤医院
11	头颈部软组织肿瘤靶区勾画和计划设计指南	张江鹄	中国医学科学院肿瘤医院
12	口腔癌靶区勾画和计划设计指南	王静波	中国医学科学院肿瘤医院

　　由表 12-3～表 12-5 中所列指南项目而知，全国放疗质控专家委员会建设中的肿瘤放疗质控指南体系结构清晰，比世界上许多其他国家都完善，为保证和提高放疗质控水平提供了技术保障。

参 考 文 献

国家技术监督局, 1990. 国家标准管理办法[M]. 北京: 国家技术监督局.

赫捷, 王绿化, 李晔雄, 等, 2018. 放射治疗质量控制基本指南[J]. 中华放射肿瘤学杂志, (4): 335-342.

中国标准化研究院, 深圳市华测检测技术股份有限责任公司, 冶金工业信息标准研究院, 等, 2002. 标准化工作指南 第 1 部分: 标准化和相关活动的通用术语[S]. 北京: 中华人民共和国国家质量监督检验检疫总局, 中国国家标准化管理委员会, 28.

中国标准化研究院, 深圳市华测检测技术股份有限责任公司, 冶金工业信息标准研究院, 等, 2014. 标准化工作指南 第 1 部分: 标准化和相关活动的通用术语[S]. 北京: 中华人民共和国国家质量监督检验检疫总局, 中国国家标准化管理委员会, 28.

中国标准化研究院, 中国电子技术标准化研究所, 中国标准出版社, 等, 2009. 标准化工作导则 第 1 部分: 标准的结构和编写[S]. 北京: 中华人民共和国国家质量监督检验检疫总局, 中国国家标准化管理委员, 84.

Garritty C M, Norris S L, Moher D, 2017. Developing WHO rapid advice guidelines in the setting of a public health emergency - ScienceDirect[J]. Journal of Clinical Epidemiology, 82: 47-60.